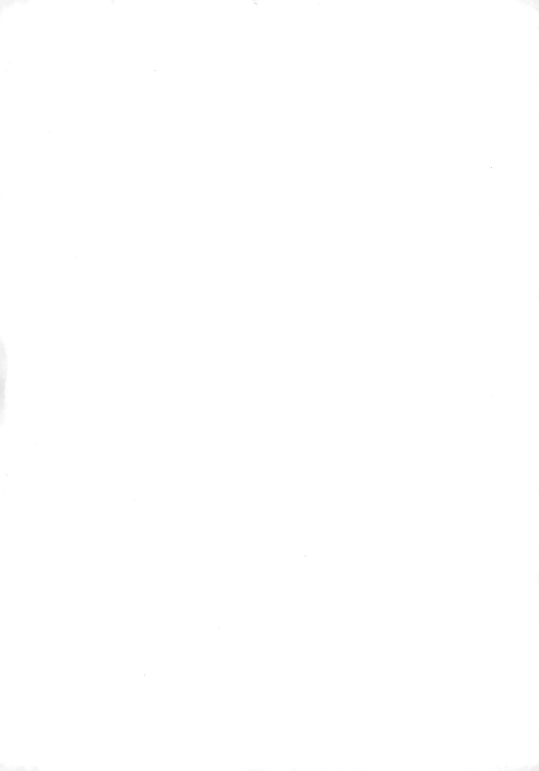

教養の健康科学

高井　茂 [著]
中井　定

創 成 社

序　文

　本書は理工系大学一般教養のスポーツ・健康科学講義用テキストとして作成したものですが，一般向け健康・スポーツ・病気予防に関する解説書としても活用いただけると思います。現在，日本は世界に類を見ない速さで「超高齢化社会」に突入しておりますが，一方で高齢化が原因の諸問題にも遭遇しており，国の先行きが見にくい状況にあります。

　国民の健康に関しては，厚生労働省が「健康日本21」政策を推進させ，健康寿命延伸を第1目標に掲げ，メタボやロコモなどの積極的な予防対策を打ち出し，近年その成果が現れ始め，中高年者の健康と意識が改善されつつあります。しかし，若い世代の体力低下や意識不足の改善が見られず，将来が危惧されております。

　今後日本人の健康寿命を延伸する上で大切なことは，若い頃からの健康づくりと健康教育の充実であります。少なくとも自己管理によって予防が可能な生活習慣病や身近な感染症やストレスに対しては，国民一人一人が正しい知識を身につけることが大切です。その観点から，本書は，先の「現代人の病気と健康」を全面改訂して体育・スポーツ編を加えて作成しました。1～3章で現代人に特に多い病気と予防，4～5章では，心の健康にとって大切なストレス，6～7章では体育・スポーツに関して解説しております。

　医療技術が進歩し，最新科学とのコラボレーションが進む一方，ガン，生活習慣病，認知症などの治療においては，運動・食事・休息の効果が改めて見直されております。治療と運動・食事はますます一体化してゆくと思います。適度の運動は，血流を促進して体中の細胞に栄養と酸素を供給して自身の免疫や治癒効果を高めます。ますますボーダレス化する世界の中で日本の次代を担う若者の健康を願いつつ執筆いたしました。

　最後になりますが，本書の作成に関してお世話いただいた創成社の塚田・西

iv ——◎

田様にこの場を借りてお礼申し上げる次第です。

2017年3月

著者　高井　茂

目　次

序　文

第1章　日本人の健康と病気 —————————————— 1
第1節　日本人の健康と寿命 ……………………………………… 1
第2節　現代人の体の悩み ………………………………………… 13

第2章　現代人のかかりやすい病気 ————————— 29
第1節　ガ　ン ……………………………………………………… 29
第2節　血液・血管系の病気 ……………………………………… 63
第3節　その他日本人がかかりやすい病気 ……………………… 86
第4節　目・耳・頭の病気 ………………………………………… 113
第5節　心と体の病気 ……………………………………………… 125
第6節　難　　病 …………………………………………………… 137
第7節　薬の知識 …………………………………………………… 139

第3章　感　染　症 ——————————————————147
第1節　人類と感染症のかかわり ………………………………… 147
第2節　感染症の制圧 ……………………………………………… 152

第4章　ストレスと健康—ストレスに関する基礎知識——175
第1節　ストレス社会の現状 ……………………………………… 175
第2節　心と身体の関係 …………………………………………… 179
第3節　他者とのかかわりに重要な対人認知 …………………… 181
第4節　ジョハリの窓—人間関係を理解するモデル— ………… 184

第 **5** 章 ストレスと健康 2
　　—ストレス軽減のための方法——————————189

第 1 節　ストレスをためやすい人の特徴と，
　　　　そのような人のストレスコーピング ……………… 189

第 2 節　身体から心への影響を応用した，
　　　　簡便で効果的なリラクセーション法 ……………… 192

第 3 節　運動療法 ……………………………………………… 198

第 4 節　注目されているうつ病の治療法 ………………… 200

第 5 節　行動療法 ……………………………………………… 201

第 6 節　その他の簡単に実行できるストレス対処方法と，
　　　　そのメカニズム …………………………………… 205

第 7 節　問題のあるストレス解消方法 …………………… 212

第 8 節　恋愛における脳内の反応とストレス …………… 217

第 **6** 章 身体観の変遷 ——————————————221

第 1 節　古代の身体観から学校体育まで ………………… 221

第 **7** 章 健康と運動 ———————————————235

第 1 節　運動の効用 …………………………………………… 235

第 2 節　運動の科学 — 1 …………………………………… 249

第 3 節　運動の科学 — 2 …………………………………… 275

第 4 節　赤血球の機能と体内での鉄動態
　　　　—貧血および鉄欠乏状態という病態を理解するために— … 283

参考文献　299
索　　引　303

第1章　日本人の健康と病気

第1節　日本人の健康と寿命

（1）超高齢化社会と健康

　我が国の平均寿命は長年にわたって世界一の水準を維持しており，男79歳，女86歳となっている。65歳以上の人口が全人口の7％を超えると高齢化社会といい，14％を越えると超高齢化社会と呼ぶが，日本では2004年にすでに65歳以上人口が19.5％に達し，高齢化は今後も続くと予想される（総務省統計局「推計人口」）が，これは世界に類を見ない急速な変化でもある。100歳以上の長寿者も統計を取り始めた1963年には153人であったが，81年には1,000人を超え，98年には1万人を突破し，2014年（厚生労働省調査）には5.8万を数えるようになった。しかし，平均寿命の延びが必ずしも豊かな高齢社会を保障するものではない。一方でここ数年間の健康寿命延伸の停滞が医療・介護現場でのさまざまな問題を新たに生み出しているのも事実であり，国を挙げた取り組みが急務である。

　世界的長寿の国を築き上げてきた主な理由の1つは我が国の先進医療の進歩にある。出生時の死亡数が激減し，病人の延命治療も格段に向上したことが寿命の伸びの大きな要因であるが，単に平均寿命だけから現代日本人の健康状態が良いと断定するにはやや無理もある。今，日本では子供の体力低下の問題が深刻になりつつあり，また成人の生活習慣病の増加も危機的状況になっている。さらに高齢者医療や高齢者介護も社会問題となり，人材確保のために近年は外国人介護士を国内で養成する取り組みまで始まっているのが現状である。

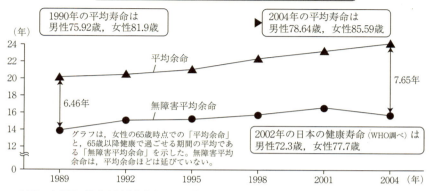

　この国内状況を改善するのが国の責務のはずだが，国に多くを期待することはできないのが現状である。したがって，個人の努力と心がけによる健康対策が最重要であることは疑いないところである。普段からの健康管理によって誰もが「死ぬまで元気」な高齢者を目指すことが超高齢社会の理想である。もちろん，本当に「死ぬ間際まで元気でいる」ことはできないのであるが，死の少し前までなら，日常生活の中で他人の手助け無しに身の周りのことを行える体力と頭脳を保つことは個人の努力によって実現したいものである。

　日本人の健康寿命は平均寿命より少し低いものの2001年までは順調に伸びてきた。2004年頃に男女とも停滞傾向を示したが，その後も緩やかに伸びている。ただし，その差が改善される兆しは見られない。この約10年の期間は十分自立した生活ができていないことを示している。高齢化社会のなかでの現実は，元気な高齢者は減少し，一方で入院・介護によって延命している高齢者が減少していないことを示唆している。これが国民総医療費増大という新たな問題を起こし国家財政の悪循環の1つの原因にもなっている。超高齢化時代を生きる国民の1人として健康寿命を延ばすことは次代の若者の負担軽減のためにも価値ある行動といえる。

（2）日本人の年代別死亡原因

　第２次世界大戦終戦以後日本人の生活水準は一気に向上した。その結果日本人の死亡原因になる病気も変化した。戦前は栄養不足が原因であったが，戦後は栄養過多と生活の変化が原因となった。その結果，戦後から最近までの間の日本人の死亡原因は１位がガンであり，２・３位が心臓・脳卒中である。日本人では30歳代後半から同様の傾向が80歳代頃まで続く。そして高齢者が発症すると死の危険性が大きくなる肺炎が第４位であるが，加齢による体力・免疫力低下により単なる風邪などから肺炎を起こして死亡するというケースが多いのが理由である。ところが，ここ数年はその肺炎が死亡原因の３位に数えられるようになり注視されている。これが超高齢化社会に伴う予測された結果であろう。もう１つの理由はCOPD患者数増加である。患者の９割が喫煙者と考えられているCOPD（慢性閉塞性肺疾患）では重篤な症状の場合に肺炎を併発して死亡することが多い。超高齢化に伴い死亡原因の順位は入れ替わったが，本質部分が変わったわけではない。今も，ガンが１位で心臓・脳を合わせた血管

図表１−２　死因で見た死亡率の推移

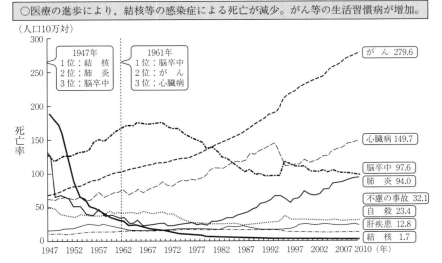

（注）2010年は概数値である。
出所：厚生労働省大臣官房統計情報部「人口動態統計」。

図表1-3　死因で見た死亡率の推移

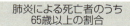

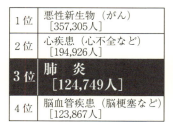

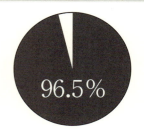

出所：厚生労働省「人口動態統計」（確定数）2011年より作図。

障害が2番目に要注意であることには変わりはない。

　年間3万人程度にも達する自殺者数も現代の重大な社会問題として継続している。学校でのいじめ問題，会社でのいじめ問題，ストレス，仕事の失敗，高齢者の病気，孤独生活などあらゆる年代でさまざまな原因での自殺者数は少なくならない。今後は，認知症と介護にまつわる諸問題が増えるなかで個人と社会の関係希薄化の犠牲者の増加も危惧される。

(3) 健康づくり運動「健康日本21」

　厚生労働省では，すべての国民が健やかで豊かな生活を送れる活力ある21世紀社会の構築を目的として，「健康日本21」を立ち上げ，2000年よりその第3次国民健康づくり対策が推進中である。

　「健康日本21」の特徴は，壮年期死亡の減少，健康寿命の延伸，個人生活の質の向上のために，これまでの早期発見・早期治療という2次予防のみならず，1次予防（健康をより強化し病気発症前に予防する）の重視，健康づくりのための社会全体の環境整備，健康に関する多様な情報提供，個人個人のライフステージに応じた健康への取り組みの推進などを基本方針としたことである。

　2003年には「健康日本21」を中核とする国民の健康づくりや疾病予防をさらに積極的に推進する法的基盤を整備するために「健康増進法」が施行された。

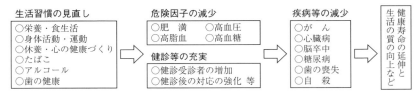

図表1－4　健康日本21（厚生労働省）の概要

その基本的内容は以下のごとく。
(1) 国が健康づくりに関する全国的な目標や基本的方向を示すための基本方針を策定する。
(2) 地方公共団体においては，地域の実情に応じた健康づくり推進のための健康増進計画を策定する。
(3) 医療保険の保険者，老人保健事業を実施する市町村，学校などによる健康診査などを個人が生涯に渡る健康づくりに一層活用できるよう，共通の健康診査の指針を定める。

　主な具体的項目としては，日頃からの生活習慣見直しのための栄養に関する情報や指導，有酸素運動を中心とした運動習慣づくりの奨励，休養，ストレス解消の大切さの啓蒙，アルコール，タバコに関する注意などが挙げられている。特に栄養については具体的数値なども示されている。
　2008年からは，ガン，心臓病，脳卒中，糖尿病などの生活習慣病の1次予防重視に基づき4つの危険因子の減少を目指した「特定健康診査」（いわゆる

「メタボ検診」）がスタートした。さらに，超高齢化時代に伴い健康寿命の延伸を目指したロコモティブシンドローム予防指導や噛むことの健康効果のための歯の健康指導も重要項目に挙げられている。年間3万人を越える自殺者対策としての社会全体の取り組みも盛り込まれている。しかしながら，このような国家的取り組みがかならずしも十分機能しているとはいえず，多種多様の生活を営む人々が共存する複雑な現代高齢化社会は今後も多くの難題を抱えつつ推移するのであろう。

（4）メタボリックシンドローム

メタボリックシンドロームの目的は生活習慣病の1次予防である。1次予防とは病気になる手前でくい止めること。従って，健康診断でメタボと判定された時点ですでに病気というわけではない。ただし，放置すると重大な病気にかかる可能性が高いという警告である。まだ病気ではないがこれ以上は危険域ですよという1次予防の意識を正しく認識させたいという意図が込められている。これによって国民の生活習慣病予防効果を上げ，国民の健康年齢延伸を達

図表1－5　メタボリックシンドローム

内臓脂肪蓄積に加え，脂質異常症，高血圧，糖尿病，もしくはそれらの前段階を重複してもっている状態が**メタボリックシンドローム**です

メタボリックシンドロームの判定基準

おへその高さの腹囲
- 男　性　85cm以上
- 女　性　90cm以上

腹囲は服を脱いで測る

＋

下記の3つのうち2つ以上に当てはまる

脂質	中性脂肪値　150mg/dℓ以上 かつ／または HDLコレステロール値　40mg/dℓ未満
血圧	収縮期血圧　130mmHg以上 かつ／または 拡張期血圧　85mmHg以上
血糖	空腹時血糖値　110mg/dℓ以上

出所：「日本内科学会雑誌」，2005年。

第1章　日本人の健康と病気　◎—— 7

成し，結果的には国民医療費も削減することが国のねらいである。

　特定健診の特徴は「肥満」が前提条件になっていることである。肥満＋脂質異常，高血圧，高血糖のうち2つ以上の項目でメタボ該当者を判定する。メタボと判定された人はその後に健康指導を受けることが求められる。肥満が前提になっているのは内臓脂肪に理由がある。内臓脂肪の過剰蓄積は体内にさまざまな悪い物質を分泌し，それが生活習慣病の原因となることが医学的に証明されているからである。肥満の判定基準の数値が男女で異なるのは，女性より男性のほうがメタボになりやすい体質で，同じ胴回りで男女比較すると皮下脂肪の多い女性より男性のほうが平均的に内臓脂肪は多いからである。

　以上の理由で肥満の人の場合の各数値が肥満でない人よりも厳しく設定されている。たとえば高血圧の基準は，肥満でない人では収縮期が140㎜Hg以上であるが肥満の人ではそれより厳しい130㎜Hg以上となる。このように肥満を生活習慣病の根本原因と想定し，国民的肥満解消を健康目標にして1次予防を推進するのが特定健診の基本的な考え方である。ただし，近年の調査によると65歳以上の高齢者に限っては，痩せ過ぎ（BMI値19以下程度）より，少し小太り気味（ただしBMI値29以下）のほうが日常生活において元気で身体的にも免疫力的にも衰えが少ない傾向もわかってきた。したがって，行き過ぎた食事制限や減量の危険性も警告されている。

▐ 子供のメタボリックシンドローム

　一部であるが，我が国のメタボ問題は子どもにおいても深刻な状況が報道されている。肥満の子供が30年前に比べて約3倍に増えており，平成18年度文部科学省や厚生労働省の調査では，最近の子どもの100人中1～2人はメタボリックシンドロームと診断され，さらにメタボと診断されなくても内臓脂肪の蓄積が多い将来のメタボ予備軍児童が目立っているという。

子供のメタボ診断基準
　　腹囲80㎝以上 もしくは 腹囲≧身長×1／2
　　　かつ，以下の項目のうちの2つ以上があればメタボと診断する

血清脂質	血　圧	血糖値
中性脂肪120mg／dl以上	収縮期　125mmHg以上	空腹時
かつ／または	かつ／または	100mg／dl以上
HDLコレステロール 40mg／dl未満	拡張期　70mmHg以上	

　予防・改善策の基本は規則的な生活指導と正しい食育・運動習慣である。夫婦共働き世帯の子どもは，1人での食事と管理されない間食によって脂肪や糖質の摂り過ぎが目立っている。学校給食では安易なおかわりによる食べ過ぎ，家庭での大人の不規則な食事習慣に合わせた結果による肥満。日常的な運動不足，テレビ・ゲーム時間なども広い意味で子どものメタボの原因と考えられる。

（5）ロコモティブシンドローム

　メタボリックシンドロームほどは注目されていないが，今後の高齢化社会では，ロコモティブシンドロームも重大な問題になる。加齢・骨粗鬆症に伴う脚・腰などの痛みの悪循環や運動不足などに伴う筋力低下・神経系の衰えによるバランス能力の低下などが相互に重なって，骨・軟骨・関節・筋肉などの運動器全体の機能低下が起き，将来的に歩行障害や寝たきり・要介護になる可能性が高い状態をロコモティブシンドローム「運動器症候群」と呼んでいる。ある調査（NHK「今日の健康2009.4」より）によると，ロコモティブシンドロームに該当する可能性のある人が全国に約4,700万人（変形性関節症：膝で2,530万人，腰で3,790万人，骨粗鬆症：約1,700万人）いると推計されている。70歳以上では95％以上の人がロコモであろうと考えられている。65歳以上の要介護の原因のうちメタボから脳卒中や後遺症発症以外で要注意なのは，高齢による体力の衰弱，骨折・転倒のケースである。このケースは男性に比べて骨粗症リスクの高い女性で多い。現在，最も効果的な対策は若い頃の女性の骨量を増大させることと考えられている。

　生涯を通してロコモを予防するためには，運動に加えて日頃から良い姿勢を保つ生活の励行が重要である。日常生活のなかで気がついた時にマメに姿勢を見直し，何時も良い姿勢に戻す習慣をつけることが望ましい。それは身体への

不自然な負荷を軽減し、加えて姿勢を保つのに必要な骨と筋肉を強化する。良い姿勢では体じゅうの細胞に十分な血液が行き渡り、結果として栄養と酸素が十分に供給されて細胞自身が元気になる。

　将来、ロコモ兆候が現れ始めた場合、対策としては治療と運動療法の併用が基本である。薬物療法によって関節の痛みを抑えつつ、適切な栄養と運動による肥満解消・骨粗鬆症予防がロコモの進行を遅らせることが基本になる。特に肥満は、膝痛・腰痛を伴って変形性関節症など加速させて悪循環のキッカケとなる。

　また、「年だから」というあきらめの気持ちも悪循環をさらに加速させる。誰にも加齢は訪れるが、高齢者の体力は特に個人差が大きく、年令がいくつであろうと過ごし方次第で健康の度合いは天と地ほどの違いが出るもの。加齢による体の変化を正しく認識し、その上で無理なく安全な運動習慣を維持することがメタボ・ロコモを抑制し個人の生活の質を格段に高める秘訣といえる。

　運動器は図のようにさまざまな機能が連携しており、それらの一つひとつが良好な状態を維持していることが重要である。膝が痛みだすと痛いほうをかばって歩くので姿勢や動きに悪影響を及ぼし、結果的に運動不足で体力まで低下

図表1－6　運動器とは

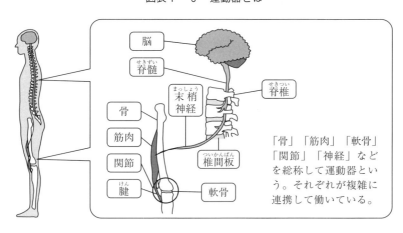

出所：日本整形外科学会「ロコモパンフレット2010年度版」より作図。

する。運動不足は脳刺激の減少も伴って脳・神経系機能の衰えにつながる。中高年者では，体の1か所がダメになるとそれをかばっているうちに身体バランスを崩し，結局全体が低下する悪循環に陥り，最後には自立した生活ができなくなることが多い。高齢化社会ではロコモ対策はメタボ以上に深刻な問題といっても過言でない。

COLUMN　簡単なロコチェック

┌─────────────┐
│　　ロコチェック　　│
└─────────────┘
片脚立ちで靴下がはけない
家の中でつまずいたり滑ったりする
階段を上るのに手すりが必要
横断歩道を青信号で渡りきれない
15分くらい続けて歩けない

上記のうち，1つでも当てはまれば

◆◆◆ ロコモティブシンドローム ◆◆◆

●骨・関節・筋肉などの機能の低下
●生活の自立度の低下

簡単なロコチェック（日本整形外科学会，2010）

「高齢者の骨折は寝たきり・介護への一丁目」

　高齢者の骨折は治りが悪く，治療が長引きその間に体力も衰えてしまい，結果として寝たきり・介護の悪循環へ進むことが多い。主な原因は転倒であるが，場所は屋外ではなく家のなかが意外に多い。運動機能の衰えに加えて家のなかという油断が怖い。骨粗鬆症がさらに症状と回復力を悪くする。高齢者の場合は鍛錬のほかに日頃からの注意とバリアフリー化など生活環境改善による安全対策も併せて考えるべきである。

骨折しやすい主な部位

・腕の付け根（上腕骨付近）

・背骨（回復後も身長が低くなってしまう。）

・手首（転倒時に手を付く）

・足の付け根（入院期間も長くなる）

第1章　日本人の健康と病気　◎── 11

　特に大腿骨骨折では現在でも手術以外の治療法がなく，結果的に寝たきりのケースが最も多い。また，認知症やうつ病，パーキンソン病などは転倒リスク高める要因なので日頃から家族も注意を払うべきである。

（6）日本人の食事の課題

　日本人の食事で過剰が指摘されるのは食塩と脂肪である。特に日本食には食塩が多く，脂肪は食の欧米化に伴い増加した。脂肪で要注意なのは肉類以外の食品にも多く含まれる飽和脂肪酸の取りすぎである。また，食物繊維・カリウムの摂取不足も指摘されている。塩分・脂肪過剰どちらも体にとっては高血圧の原因であり，結果的に動脈硬化を促進して生活習慣病のリスクを高める。最近注目されている「糖質制限食」では，糖質の制限と一緒に食物繊維の摂取不足が起こることが危惧される。誤った糖質制限食のために食物繊維まで不足した結果，腸の状態を悪くして病院を訪れる患者が増えているとの報告が散見される。現時点で日本糖尿病学会では，長期間の糖質制限食については，その効果・安全性が不確定との理由で奨励していない。また，女性の骨粗鬆症対策としては，特に若い頃からのカルシウムの摂取と運動が奨励されている。高齢者の粗食・低栄養も問題になっておりタンパク質の適正量の摂取が強調されている。タンパク質不足は免疫力低下や血管組織の強度に悪影響を及ぼす。最近の報道が目立つ高齢者の大動脈解離による死亡などはその1例といえる。また，子どもの体力・精神（情緒）の健康問題の原因として環境因子以外に食生活（カルシウム不足など）が指摘されている。

　このような状況を鑑み，我が国では国民の健康維持を図るため「日本人の食事摂取量基準」として1日当たりのエネルギー摂取量と栄養素の摂取量の目安を定め，さらに5年ごとに見直しも行っており，新たな見直しに基づく改訂版は2015年4月に発刊された。

　今回の改定の特徴は，食塩摂取量が今までより少し厳しくなったことと，エネルギーに関する管理指標を今までの食物のカロリー計算ではなく，一定期間内の体重の増減とBMIで管理することにしたことである。食塩は日本人の食

生活と関わりが深く減塩対策が思うように進んでいないこととWHOの目標値との差が大きいという2つの理由でやや厳しくなっている。カロリー計算による体重管理は理論的には良いのだが実施の難しさを考慮して今回の改正では，定期間内の体重増減とBMIで行う方が簡単で現実的と判断された。

図表1－7　2015年度改定された日本人の食塩摂取目標値

●食塩摂取量の目標値（1日当たり）

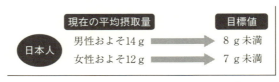

出所：平成27年度「厚生労働省白書」。

図表1－8　健康維持のための理想的なBMI

BMIの理想的な基準
（日本人の食事摂取基準2015年版）

年　齢	目標とするBMI（kg/m²）
18〜49歳	18.5〜24.9
50〜69歳	20.0〜24.9
70歳以上	21.5〜24.9

BMIの基準は，年代によって少し異なる。この範囲内にとどまれば，健康的な体格。

BMIの計算のしかた

体重（kg）÷身長（m）÷身長（m）

出所：平成27年度「厚生労働省白書」。

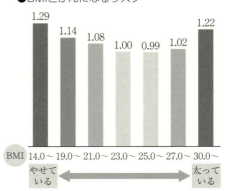

(Inoue M. et al. Cancer Causes Control, 2005)

BMI30以上と21未満で，がんになるリスクが高くなっている。一般に，BMI25以上が肥満とされているが，中高年におけるがんの場合は，25以上30未満ではリスクは高くならなかった。

第1章　日本人の健康と病気　◎——13

第2節　現代人の体の悩み

(1) 首の痛み

　脊椎上部の1～7番目までの部位を『首』と呼ぶ。その細い首に頭（4kg）と両腕（2.5kg）の約10kgもの重さがかかり、しかも前後左右にさまざまな動きが要求される。これが現代人の約70％もが苦しんでいる肩こりや首の痛みの原因になっている。脊柱内は脳と同じ中枢神経が走り、それが足の末端まで通っているので首で何か異常が発生すると首だけでなくその先の内臓から手足の末端まで何かの症状が発生することになる。5・6番目あたりに最も負担がかかりやすく障害も起こりやすい。従って、5・6番目で何か起こると手や親指に痛みやしびれが起こりやすくなる。他にも首が痛む原因はさまざまなものがあるので、原因を明らかにすることが先決である。

　長期の痛みは、筋肉を固くし血流を悪化させる原因になり、さらに脳が痛み

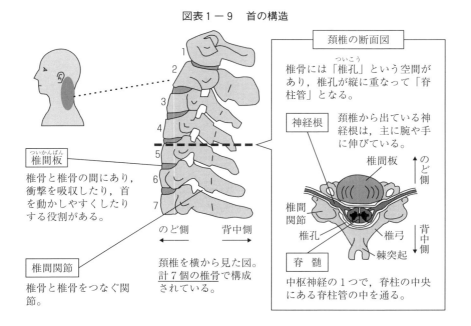

図表1－9　首の構造

を感じることに敏感になってしまい，いわゆる「痛みの悪循環」が起こりやすくなる。しかし，このケースは背景に特別な病気が潜んでいなければそれほど心配なものはない場合が多い。原因が悪い姿勢や血行障害などの生活習慣によるものであれば，正しい姿勢保持と適度の運動によって十分改善が可能である。ただし，以下のような場合は要注意な原因が潜んでいることがあるので放置せずに医療機関を受診すべきである。

　安静で痛む：腫瘍（ガンの転移），化膿性脊椎炎（ばい菌感染），骨折
　手のしびれを伴う痛み：椎間板ヘルニア，頚椎症，脊柱靭帯骨化症など
　手足両方のしびれを伴う痛み：脊髄腫瘍，脊柱靭帯骨化症（日本人に多い）

　首の障害で最も多いのは頚椎症と椎間板ヘルニアである。頚椎症は主に加齢とともに増加する症状であり，椎骨がすり減って変形したり，固くなったり，こすれて痛む高齢者に多い病気である。ヘルニアは，何らかの衝撃が原因で椎間板（軟骨）が変形したり中の髄核が飛び出し神経を刺激するために痛みが起こる病気である。ヘルニアの場合は加齢だけでなく，激しい衝撃の伴うスポーツなどで若い人にも起こる病気である。ヘルニアは通常手術によって取り除くが，手術しなくても自然吸収することもあるので3～6ヶ月は保存療法で様子をみて治療することもある。50～60代以降に多くみられる脊柱靭帯骨化症は，靭帯が何らかの原因で厚く固くなって神経を刺激することで痛む病気であるが

図表1－10　椎間板ヘルニア

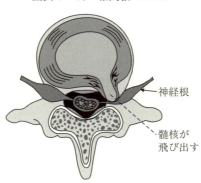

加齢に伴って増加する。

■ 日頃からの首の障害予防

- 首の急激な後屈動作に要注意（椎骨の重なりが強くなりすぎで危険，10度で3倍の負荷）
- 血流を悪くさせないために首や肩を冷やしすぎないこと
- 首に過度の重い負荷をかけないこと（運動の場合は徐々に重くする）
- 深酒で不自然な姿勢で寝ると首を痛めやすい。痛みを悪化させる原因にもなる

　首や肩コリで手足のしびれや歩行障害（歩けない）などの症状がある場合は裏に別の病気が潜んでいる可能性があるので念のために医療機関を受診すべきである。特に排尿障害が起きたら尿毒症の心配があるので一刻も早く医療機関に行くべきである。

　軽度であれば生活指導，姿勢指導，運動療法などで改善が期待できるが，改善が見られなければ薬物療法，装具療法，理学療法（物理療法）も併用することになる。それでも改善されない場合には手術療法になる。また，手術せずに特殊な注射を使って神経ブロックして痛みだけを取り除いて首の動きを良くすることによって症状を改善するペインクリニックという治療もある。この治療は，首以外のさまざまな部位での慢性的な神経障害や原因がはっきりしない痛みの場合に特に有効な治療法といえる。

■ 首の体操を行うときの留意点

　運動前の準備体操では首を痛めないようにゆっくり行うのが基本。首のストレッチ（10秒程度）の場合は手で頭を固定しながら行うアイソメトリックが望ましい。特に急激な首振りや急激な後屈運動は構造上無理がかかるので避けるべきである。首の緊張をほぐしたい場合は，リラックスして首を少し傾けて筋肉を緩めておいて，傾けた逆側の肩をゆっくり前後に10回程度ずつ大きく回すような運動が適当である。首の強いスイングなどは十分な準備運動後でなければ逆効果になる。

(2) 肩の痛み

　肩は人体の中で最も大きく複雑な動きをする関節で，その割に構造的に重なりが浅く痛めやすい関節でもある。動き方によっては簡単に脱臼や炎症などが発生しやすく，激しいスポーツを行う場合には十分な準備運動と終了後のケアーが大切である。

　主な肩の障害としては，加齢・運動不足に伴う血流不足が原因で発生する五十肩（40代でも60代でも），けん板断裂，石灰性けん板炎などがある。若い人では肩の酷使（オーバーユース）によるいくつかのスポーツ障害が知られている。また，直接生命にかかわる病気ではないが，重い肩こりは何をするにもうっとうしく，日常生活における質の低下を招き，結果的に個人の人生に多大な損失を与える。

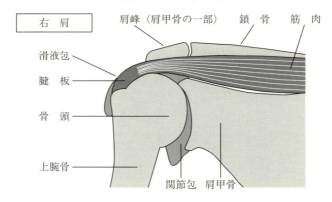

図表1－11　肩の構造

加齢や運動不足によって関節包が硬く縮まって肩関節を締めつけたり，滑液包が骨や腱板に癒着したりして，肩が動かしにくくなる。

①　五十肩〔肩関節周囲炎〕

　突然に激しい痛みを伴って発症し肩を動かすこともできなくなるのが五十肩である。高齢と血流不足が原因とされているが詳しい原因は解明されていない。肩関節を中心に発生した炎症が拡がってゆくのが症状であるが，その後放っておいても一定期間で自然に治癒する。多くの場合急性期に激しい痛みがあるの

でその際には医療機関で治療するべき。現在は治療法が確立されているので医師の治療を受ければ心配な病気ではない。また，呼び方が違うだけで四十肩も症状は同じある。五十肩は早い人では30代で発症する場合もあれば，遅い人で60代の場合もあり，まったく発症しない人も少なくない。

②　けん板断裂

　動作が少し鈍くなった50〜60歳代に多い肩の障害である。転倒の際や転倒を回避するときのとっさのかばい手の動作による肩への衝撃などで起こることが多い。加齢によってけん板組織がもろくなっているのが元々の原因である。肩の障害の約10％程度であり決して多くはないが，老人肩と思って放置すると手術が必要になることがあるので要注意である。普通，けん板の障害の場合は痛む角度〔30〜120度〕がある。肘を90度に曲げて肩の付け根を押してみて，強い痛みがあるかが目安である。

〔基本的な治療法〕

ⅰ　保存治療　消炎鎮痛薬，局所麻酔薬，ステロイド薬などの薬物治療

ⅱ　根治治療　完全に切れている場合は手術（直視下手術，内視鏡下手術）

③　石灰性けん板炎

　一般に，肩の運動が不足がちな人に多く発生するので血流・酸素不足が石灰沈着の環境促進になっていると考えられているが，はっきりした原因はわかっていない。安静時も痛みがある場合や，石灰の塊が盛り上がって痛みが大きくなるときは消炎治療が必要である。

④　肩こり

　肩こりは運動不足や長い時間の同じ姿勢による疲労によって肩甲挙筋や僧帽筋などの肩周辺筋群の血行悪化により老廃物が溜まることが主原因である。現代人の身体の悩みということでは女性1位，男性2位に挙げられる身近な症状である。中高年に多い症状だが現在では10〜20代から始まることも珍しくない。重症化すると肩全体の張りや身体のだるさまで引き起こし単なる肩こりか

ら重大な生活の質の低下を招くことも少なくない。しかし，肩こりは裏に重大な病気が潜んでいないかぎり特に心配ない症状である。予防・改善には首・肩周囲を大きく動かす運動と背骨のS字を正しく保つ姿勢を保つことで血流を良くすることが効果的である。特にパソコン作業では無意識のうちに背中を丸めた姿勢を取りやすいので要注意である。また，女性は加齢に伴って骨粗鬆症のリスクが高くなり，これがさらに肩こり重症化の原因にもなっている。

〔肩こり予防・改善運動の一例〕
・肩の上下運動：直立姿勢で息を吸いながら肩を上げる（肩甲骨をよせる感じ）。リラックスして息を吐きながら下げる。
・肩回し運動：腕だけでなく肩・肩甲骨から大きく前後に回す
・背中さすり体操：手を後方で組んで上下動する。できる限り上まであげる。
・軽めのバーベルやダンベルを使っての体操は血流促進に効果的である。しかし，重すぎるウエイトは肩を痛める原因になるので要注意。
・スイミングでは腕・肩の運動が主体であり肩こり改善には抜群に効果的である。ただし，同じ泳ぎばかり繰り返すとかえって疲労が蓄積する場合があるので，種目をチェンジしながら行う。

図表1－12　肩こりの原因

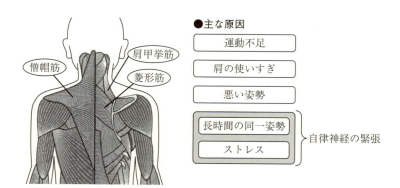

▌体操してはいけない場合

　動かさない状態でも痛みがある場合や熱を持っている場合は，先に整形外科・内科を受診すべきである。痛みや腫れ・熱がある場合や放散痛（肩以外の内臓や頚椎からの痛み）の場合は，頚椎症（肩・腕にいく神経があるので痛みが発生することがある）や内蔵の病気（心臓・肺・肝臓・胆のう・すい臓など）の可能性があるので注意が必要。

（3）腰の痛み

　4足歩行から2足歩行へ進化する過程で，直立姿勢を保つためにヒトの背骨はS字カーブを描くようになったと考えられている。同時に姿勢が悪いとS字部位に不自然な負荷を与えるために腰痛が発生しやすいという弱点も備わってしまったようだ。

　脊柱のことを通常背骨と呼んでいるが，その脊柱の下部の5つの部分を腰椎といい，この周り全体を腰と呼ぶ。腰は身体動作の中心であり「要」となっていて，スポーツ動作においても特に重要な部位である。脊柱の骨の一つひとつを椎骨という。椎骨の腹側は柱の役割を担う椎体，背中側は関節の役割をしている椎弓，間にあるクッションの役割をするのが椎間板である。背骨のなかを馬尾といわれる中枢神経が走って足まで通じているので，腰で障害が起こると神経も障害されて，結果として足に痛みやしびれが発生する。

　厚生労働省の調査では60歳以上の体の痛みで最も多いのが腰痛である。また，現代人の身体の悩みでは男性の1位，女性の2位が腰痛である。特に肥満の人の腰には大きな負担がかかる。バランスを取るためにお腹を突き出し後ろに反りかえる姿勢になると，さらに大きな負荷がかかるという悪循環が起こる。従って肥満解消が予防・改善の第一対策である。肥満でなくとも，筋力が低下した高齢者や女性で骨粗鬆症由来の圧迫骨折による猫背姿勢が原因の腰痛も要注意である。この場合は適度な運動と栄養摂取により原因になっている病気の除去が改善のポイントになる。特に女性の場合，予防対策として適切なカルシウム摂取と運動によって若い頃の骨密度を高めて骨粗鬆症を予防しておくことが有効である。

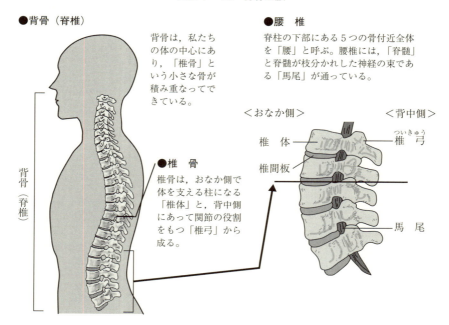

図表1−13　背骨と腰

　一般的に腰痛の場合も裏に病気がない単なる慢性腰痛の場合には本人の苦しみ以外にそれほど重大な心配がないことが多く，そのような場合は正しい姿勢の保持，腰周囲の筋力強化によって改善可能である。運動や栄養が大切なことは当然であるが，長時間同じ負荷のかかる腰に対しては日頃からの良い姿勢を維持することがより重要といえる。したがって日頃から腹筋を働かせてお腹をへこませ胸を張った良いS字姿勢を維持している人に腰痛など起こらない。
　最近の研究から慢性腰痛は体の問題のだけでなく心理的要因と深くかかわっていることが明らかになった。一度腰痛を経験すると痛みへの過度な恐れから身体を動かすことを止めてしまうことが多く，それが筋肉を固くし血流を低下させ，結果として腰痛が悪化するという悪循環のメカニズムの原因となっていることが医学的に判ってきた。このような慢性腰痛の治療には現在は安静ではなくむしろ積極的な運動の活用が基本となっている。

図表1-14 痛みの悪循環

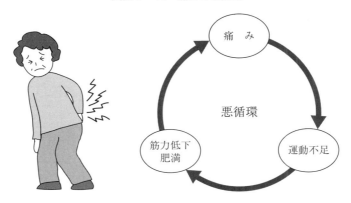

▌慢性腰痛の運動療法の基本例

① 大きな負担や疲労による腰痛にはストレッチ体操が有効
② 筋の低下や衰えが原因の場合は筋力強化が必要。特に高齢者や女性で大切。
　　〔腰を支える大切な4つの筋肉〕
　　1　腹直筋（腹筋）　　腹筋運動（30回程度）
　　2　脊柱起立筋（背筋）　　背筋運動（20～30回程度）
　　3　大臀筋（背筋を下から支える筋）
　　　　　　　腹ばいで膝を少し浮かせる程度交互に上げる（10回程度）
　　4　腸腰筋（腰・背骨・大殿筋をつないで安定させる大切な筋）
　　　　　　　仰向けで股関節を意識して前後運動をする（10～20回程度）
　　但し，以下の場合無理しないこと（必ず医師に相談する）
　　　・動かなくても痛みのある場合
　　　・足腰にしびれがある人
　　　・腰の手術をした人
③ 骨格のバランスの崩れが原因の場合は矯正運動，ストレッチにより左右対称をめざすことが効果的である。姿勢の偏り，同じ運動・作業が深く関わっているので，そのことも見直し改善すべである。

一方，腰痛の原因にもさまざまあり，安静時でも痛む場合のように別な病気が潜んでいる可能性がある場合はまず原因になる病気の治療が先決である。多くは何らかの原因で椎骨や椎間板が変形し神経が圧迫され刺激されて痛むことによるものであり，軽度の場合は生活指導や運動療法で改善が期待できる。医療機関では，患者の希望を取り入れて医師が治療法を選択していくが，症状に応じて薬物療法，装具療法，物理療法（理学療法）が施される。保存的治療法が限界の場合は手術を選択することもある。また，特殊な注射によって痛みだけを取り除くことで改善がみられ結果として動けるようになり，積極的な運動によって改善を期待するペインクリニックという治療も有効な選択肢である。

▌ぎっくり腰

その瞬間，本人は体内での振動音のようなギクッという音を聞くという。年齢に関係なく発生し，繰り返してクセになる人もいるが，その度に悪化するものではない。詳しいメカニズムはわかっていないが，長い間の同じ姿勢により筋肉が固くなったところに突然の不自然な力が加わって起こることが多い。腰付近の肉離れのようなもので，首の寝違いと類似している。筋が固くなりやすい寒い時期に多発するので冬は急激な動作には要注意である。

COLUMN　加齢に伴うプレースタイルの見直し

　加齢とともに誰しも柔軟性が低下し椎間板クッション機能も衰えてゆくもの。特に，スイング系の動きや腰が逆反りする動作での無理は腰を痛める原因になることを知っておきたい。ゴルフなどでもコースではなく，練習場での張り切りすぎで腰を痛めるという話はよく聞く。オーバーユースとフォーム両方に原因があるだろう。テニスでも技術に体力が追いつかなくなっているのに無理をする。体が温まってくると多少痛みの感覚が軽減され，逆にオーバーユースの危険性が増すことも理解しておきたい。特に敏捷性，柔軟性要素は加齢とともに低下することは避けられないのだから，生涯スポーツを楽しむにはプレースタイルを時々見直すことも大切。

（4）股関節の痛み

　股関節の障害で多いのが変形性股関節症で日本に300〜400万人いると推定される。患者の多くは女性であり，主な原因は股関節の一部発育不良と先天性股関節脱臼とされている。それに加齢と肥満が加わって中高年の女性に多く発生する。したがって予防として大切なのは，子どもの頃からの正しい歩行習慣と運動である。長時間立っていたり歩いたりするときに股関節の痛みを感じることがこの病気の最初の症状であるが，この時点では自身で気がつかないことが多い。また一度痛み症状が出ると徐々に進行してゆくが，現時点では治療による完治が期待できない。したがって早期の段階での発見と適切な対処で悪化させないことが基本治療となっている。年齢や症状の程度によって治療方法がさまざまであるが，現時点では長期にわたって上手に付き合って行くことが必要な病気である。

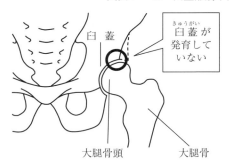

図表1－15　臼蓋形成不全

臼蓋の重なり部分が浅く，大腿骨頭を覆いきれていないため，丸の部分に負担が集中してしまう。

▌気をつけたい特徴的症状
・最初は階段の上り下りで痛み，常に痛みだし付け根以外も痛み出す
・動きが悪くなり，あぐら，靴下の着脱が難しくなる
・歩行の際左右に揺れる（筋力・活動性の低下で徐々に揺れが大きくなる。）
　　　　男性より中高年の女性に多く見かけられる歩きかた。

〔進行を遅らせる予防対策〕

・洋式スタイル　ベット，ソファー，イスで負担軽減

・長時間の激しい運動をさける

・運動靴の使用（柔らかく幅広ソールで安定）

・足の長さが異なる場合は特注の靴，もしくは中敷を工夫，杖使用

〔医療機関では保存療法が基本〕

・薬物療法　外用薬，内服薬

・温熱療法（血流効果）　腫れ熱がある場合は行わない

・運動療法　周囲の筋肉強化で関節を安定させることで炎症痛みを抑えるの
　　　　　　が目的。
　　　　　　プールは脚部に負担が少ないので理想的。ただし，水圧による
　　　　　　心臓の負担が多少大きくなる。平泳ぎは股関節と膝関節に負担
　　　　　　が大きく運動としては不向き。関節の構造からすると脚を後方
　　　　　　に上げる動作が効果的。

　痛みが弱くても進行を食い止めるために医師が手術をすすめることもある。
症状に応じて手術法は関節軟骨除去，骨部分移植，人工関節などが選択される。

（5）ヒザの痛み

　ヒザは体全体を支えて一生涯重労働に耐える関節である。現在日本でヒザの
痛みに悩む人は，軽い人も入れると約2,500万人いる。そのなかで最も多いの
が中高年女性に多い変形性ヒザ関節症である。歩行の際に膝が外側にずれるの
を感じる人はすでに膝の変形が始まっている兆候なので　早めの対策が必要で
ある。

　若い頃のヒザはアイススケートの１／10の摩擦といわれるほどの滑らかさ
を保っている。加齢とともに関節軟骨がすり減り関節液の働きも低下し膝の
潤いも低下する。しかも軟骨組織には血管が無く少量の細胞があるだけで栄養
と酸素はヒアルロン酸などを含む関節液（グルコサミンは体内でヒアルロン酸に変
化する）から補給しているにすぎないので，ほんの少し障害が起こっても回復
に時間がかかる。したがって，膝の障害は予防が特に大切なのである。また，

図表1-16　膝の痛み

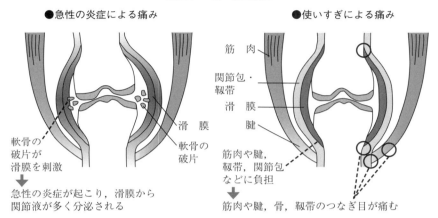

若い人でもスポーツを行う前に準備運動で十分にヒザに弾力と潤いを持たせることが重要である。

変形性ヒザ関節症とは

　加齢とともに軟骨のすり減り，その断片が関節液に散って滑膜を刺激し軟骨を破壊する物質をつくり，そのヤスリ作用のために最終的に骨と骨が直接あたって痛みが増す病気（骨には痛みの受容体がある）である。この病気は女性に多いがホルモンか生活習慣か原因は不明である。肥満と筋力不足が大きな要因なので体重を減らすことも重要である。また，O脚では内側に過度の体重がかかり内側の関節軟骨の磨耗が原因になるので，予防として足底板での矯正が有効である。以下の症状が始まった時は要注意である。
　(1)　動作の始まりに痛みを感じる
　(2)　起きる際にこわばる感じ

　この早期段階で治療すれば十分な改善が期待できるのだが，現実には本人に自覚がない場合が多い。膝の症状でも，安静のみを続けていると関節の可動範囲が狭くなって悪循環に陥るというのが現在の医学的考え方であり，少しくら

いの痛みがあってもヒザ周囲の筋肉,大腿四頭筋などを強化する方が改善のために良いとされている。特に早期の場合は運動療法によって筋肉を鍛え，関節液・軟骨細胞を活性化させる（運動刺激が効果的）ことが一般的になっている。ただし，痛みや炎症が極度に強い場合は一旦運動を中止して休養することも基本である。また心臓や肺に病気のある人は運動療法が可能かどうか医師に判断してもらう必要もある。膝に水が溜まるという症状に対しては，抜いても再度溜まるが，抜かないと他の臓器に悪影響するので現在の治療法では一般的に水を抜く方がよいとされている。

運動療法：運動は精神的にもプラス効果が大きいのでできる範囲で継続すべきである。
・イスに座って，足の上げ下げでヒザ周囲の筋肉と大腿四頭筋を働かす。足首を手前に曲げるとさらに強くなる。負荷を大きくするために重りを使用することもある。
・仰向けでの脚部挙げ運動で大腿四頭筋と股関節を同時に鍛える。

運動療法が十分できない場合は対処療法としてさまざまな保存療法が用いられる。
・薬物療法　外用薬，内服薬，関節注射（ヒアルロン酸を直接打ち込む）
・物理療法（温熱,冷却）血行促進
・装具療法　足底板，サポーター
　＊杖は体重の10％軽減できる（悪い方の反対側へ突くように持つ）

保存療法で限界がきたなら手術が選択されるが，関節切除（小さい場合），人工関節（変形が大きい場合）のほかに軟骨を採取・増殖後，再び入れてやる再生医療も今後期待されている。

（6）ペインクリニック
痛みの原因は首や肩・腰・膝のほかにも腹痛・頭痛やガンによるものなどさ

第1章　日本人の健康と病気　◎── 27

まざまであるが，大きくは「体のキズ」「神経の障害」「心理的要因」の3つに分けられる。また，治療によって元の病気のキズが回復したのに痛みだけが解消されず残る場合がある。そのようなことが起こるのは，痛みの原因が何であるのか治療中に正しく診断されていない場合に多い。また，痛みの原因が1つではない場合も少なくない。痛みが障害やキズ以外の脳・精神的なところからきていることもある。さらに痛みが妨げになって治療が思うようにできないケースもある。ペインクリニックとは，特に「痛み自身」をターゲットにして治療する診療科である。病気自身ではなく，先ず痛みを緩和することによって元になっている病気に迫ろうという治療法であり，主に麻酔科の医師によって以下のような薬物療法や理学療法，神経ブロック，心理学療法などさまざまな治療法が行われている。痛みを緩和することから元々の病気の改善につながることも少なくない。

▍痛みの診断

　問診・視診・触診・神経学的視診や血液検査，画像検査などによって痛み診断が行われるが，特に大切なのが問診である。それゆえに患者は問診の際に「どこがどのくらい痛むか，発作的，持続的，ズキズキ，ヒリヒリ，ピリピリ・・・どのように痛むのか」を詳しく伝えることが非常に大切なのである。

▍痛みの主な治療

　・薬物療法：これが治療の基本であり，さまざまな薬が使われる。

　　　　非ステロイド系抗炎症薬（一番多く使う）

　　　　筋弛緩薬（痛みによる筋肉が張りを緩和する）

　　　　ステロイド薬（炎症が強い場合の強力な薬）

　　　　抗うつ薬，抗けいれん薬，医薬用モルヒネ（精神的安定とリラックスのため）

　・神経ブロック

　　　　レントゲンで目標を確認しながら局所麻酔薬や神経破壊薬（伝達を抑える）を正確に炎症部位に注射する治療法。注射部位は主に3ヵ所。

　　　　硬膜外ブロック

神経根ブロック

つい間板ブロック

・光学療法（理学療法）：熱くない程度のレーザーを使う。

・心理学療法：認知行動療法やカウンセリングによって脳や精神の痛みや痛みの悪循環を治す

第2章　現代人のかかりやすい病気

第1節　ガ　　ン

（1）日本人のガン

　80歳までに男性は3人に1人，女性は5人に1人はガンになるといわれ，また生涯にわたって男性は2人に1人，女性は3人に1人はガンになるといわれている。日本人の主要死因別病気をみると1980年頃までは脳卒中が1位でガンは2位であったが，1981年以降は脳卒中を抜いてガンがトップになった。以後ガンが1位で2位・3位が脳卒中と心臓病の状態が続いている。

　高齢化に伴い4位の肺炎と3位が入れ替わる可能性もあるが，死亡原因のトップがガンと動脈硬化であることに変わりない。この度発表された2015年の国立ガン研究センター推計によればガンによる我が国の死亡者数は37万9,000人で，主な発症要因に以下の3つが挙げられている。

　1　高齢化：ガンも老化の1つ，加齢は主な要因の1つ
　2　食の欧米化：高カロリー・高脂肪食が影響する
　3　検査精度の向上：小さなガンでも発見されるのでガンと診断される人の
　　　　　　　　　　数が増えた

　味噌，醤油，塩を使う日本食の問題点は塩分過剰となりやすいことである。その塩分過剰摂取との関係が深いとされてきた胃ガンが従来から日本人のガン発症トップを占めている。しかし2015年の報告では大腸ガンがわずかながら

胃ガンを抜いてトップになった。大腸ガンが増えている主な原因には食の欧米化が挙げられる。ただし，患者数で比較すれば大腸ガン，肺ガン，胃ガンの上位3つ各々13万人程度でほとんど差は無い。最近の研究により胃ガンの主な原因はピロリ菌であることが明らかになり，胃ガンの予防対策は少し変化しつつある。一方，死因件数でみると，男性では肺ガン，女性では大腸ガンが第1位となっている。肺ガンの主な原因には喫煙，そして早期発見の難しい部位のため進行ガンが多いことが挙げられる。女性の大腸ガンでは便秘，そして検査への抵抗感から進行ガンが多いことが挙げられる。今，日本人の肺ガン患者数が特に多い理由は1960年代に20～30代だった喫煙者が高齢になって発症しているからであり，今後は減少が予想される。女性の大腸ガンについては，欧米と日本の女性の意識の違いも障害になっているというが，女性医師の増加や医療現場のさまざまな対策による環境改善が期待できる。超高齢化に伴って男性の前立腺ガンが増加し男性ガンの発症数ではトップになりつつある。婦人科ガンでは乳ガンと遺伝の関係が注視され，子宮頸ガンではワクチン効果と副作用

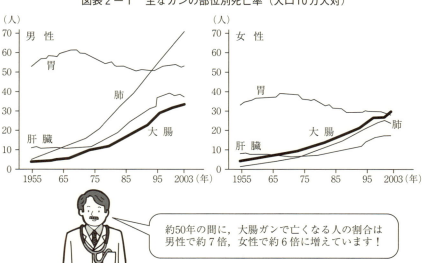

図表2－1　主なガンの部位別死亡率（人口10万人対）

約50年の間に，大腸ガンで亡くなる人の割合は男性で約7倍，女性で約6倍に増えています！

出所：厚生労働省「人口動態統計」。

図表2－2　栄養素摂取量の50年間の推移

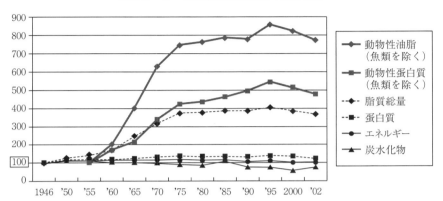

（注）1946年（昭21）＝100とする。ただし，動物性油脂と動物性蛋白質は1955年（昭30）＝100とする。
出所：平成14年「国民栄養調査結果」。

の問題が今後の課題として注目されている。

　わが国は，2007年6月に「ガン対策推進基本計画」を閣議決定し，総合的かつ計画的にガン対策に取り組んでいる。基本計画のなかで，日本においても当時十分な体制が整っていなかった「放射線療法と化学療法の推進」が重点課題の1つとされ，2011年度までを目標に全国すべてのガン診療連携拠点病院において放射線治療や化学療法に関する専門知識を有する医師・看護師・薬剤師や医療専門技術者治療体制の整備が行われた。

　婦人ガンの内の罹患率トップである乳ガンは，年間約35,000人が発症し，約1万人が死亡するといわれ，現在も増加傾向にあり65歳未満での女性ガン死亡順位1位になっている。これに対して政府は2004年度から市町村での乳ガン検診を充実するために「マンモグラフィ緊急整備事業」を推進してきた。さらに現在，子宮頸ガンなどを含み女性特有のガン全般についてのガン検診普及啓発と研究推進に取り組んでいるところである。

（2）ガン発症要因

ガンの種類・タイプはさまざまであり，その発症要因やメカニズムも複雑である。現在でも完全に解明されているわけではないが，主な要因として以下が挙げられる。

① 個人的要因

遺伝子異常：いわゆるガン遺伝子。これは誰でも持っているとされている。

加　　　齢：細胞の老化現象は発ガン原因の1つと考えられている。

食生活習慣：高カロリー・高脂肪食や好物や同じ食物ばかりも偏りは発ガンリスクを高める。

喫　　　煙：タバコには多くの発ガン成分が含まれ，さまざまなガンの原因。

飲　　　酒：アルコールは適量なら良いが過剰飲酒は発ガンリスクを高める。

ストレス：メカニズムは不明だが免疫力を低下させて発ガンリスクを高める。

運動不足：免疫力の全体的な低下につながり結果としてガンリスクが高まる。

図表2－3　ガンの原因

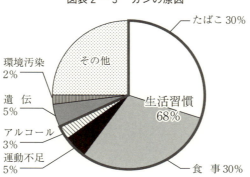

出所：ハーバード大学，1996年。

第2章　現代人のかかりやすい病気　◎── 33

② 生物的要因

ウイルス：肝臓ガンの90％は B型，C型肝炎ウイルスの感染から慢性肝炎，肝硬変を経て最終的にガン化したものと考えられている。ヒトパピローマウイルスは子宮頸ガン発症の主な原因

細　　菌：胃ガン患者の95％はピロリ菌に感染していたと報告されている。

＊子宮頸ガン予防対策としてのワクチン接種が原因と疑われる副作用の発生が報告されていて，今後の国の調査と対策が待たれる。

③ 物理化学的要因

放射線：放射能汚染など特殊な状況下や職業での被爆によりガンリスクが高まる。

薬　　品：身の回りの薬品，公害，大気汚染などさまざまな化学物質にも発ガン性がある。

食　　品：食品や栽培時の農薬などに含まれる発ガン性物質。同じ食品だけ食べていると摂取量が多くなりリスクが高まる危険性がある。

電磁波：高圧電線の近くに住む人に血液のガンリスクが高い，特に子どもが影響を受けやすいとの研究報告がある。ただし科学的に証明されてはいない。

紫外線：紫外線吸収により発生する活性酸素が遺伝子を損傷させ，皮膚ガンなどのリスクが高まる。

（3）ガンの種類と性質

　現在考えられている主なガン発生メカニズムとは「何らかのキッカケでDNAにキズがつき，それによって異常な細胞が作られるのがガン。キズが大きかったり，キズの修復能力が弱かったり，キズつけられる期間が長かったり，頻度が多かったりするとガンの種のようなものが発生し，その後ゆっくりと年単位の期間をかけて増殖・成長し臨床的な早期ガンになる」である。

　ガンは英語で「cancer」といい「カニ」を意味するラテン語に由来する。

また漢字の「癌」は「岩」を意味しているという。すなわち，ガンとは岩のように固くなった異常な細胞が正常細胞を押しのけてカニの足のように大きく広がってゆき，最終的に生物の体を滅ぼしてしまう病気として古い時代から恐れられてきたのではなかろうか。

ガンはヒトばかりでなく生き物の体のさまざまな部位に発生し，種類もタイプもさまざまであり，その上他の組織にまで転移する厄介な病気である。肉腫は内臓組織，骨，血管，筋肉などで，血液ガンは造血組織で，脳腫は脳・神経系で，ガン腫はヒフ上皮組織で発生する。ガンには良性と悪性のタイプがある。良性は一般に進行が遅く他に転移しにくく，検診でガンが疑われても初期では経過観察をし，その後状況に応じて手術することも可能である。胃や大腸のポリープなどではこのような対処も行われる。逆に悪性ではリンパや血液を介して他に転移する可能性が高く，完治が難しい場合が多い。悪性ガンには胃ガンの未分化型，肺がんの小細胞型ガン，血液のガンなどがある。また，進行ガンの場合は，転移したガンは元々発生した部位のガンの性質も持つことが多く，その部位に通常発生するガンとはタイプと治療方法が異なるので状況がより厳しくなってしまうことが多い。

（4）最近のガン治療

ガン治療の目覚ましい進歩に伴い，ガンの種類・進行度・タイプなどによるガン診断と治療の方法の細分化が一層進んだ。さらに医療装置と技術も進歩し，治療成績は飛躍的に向上している。また，従来は治療が難しいとされていたタイプのガンについても，治療技術の標準化が浸透し日本国内どこでもきわめて高度な治療が受けられる時代になっている。さらに一部の特殊なガン（希少ガン）についても，場所的には限定されるが日本国内において世界最高水準の治療が受けられる。

現在は「インフォームドコンセント」が浸透し，医師が患者の病状と治療法などについてリスクも含めて患者側に説明をして，その後で患者の希望などをも取り入れて治療方針を決定することが一般的になっている。それでも患者側に不安や疑問が残る場合には別の医療機関・医師に相談できる「セカンドオピ

第2章 現代人のかかりやすい病気 ◎—— 35

ニオン」の仕組みも整備され，大きな病院ではセカンドオピニオンを専門に扱う診療科などもみられるようになった。

① 手　術

放射線を含めさまざまな治療法が開発された今でも，ガンは手術で切除するのが基本であることに変わりはない。最近は患者の負担軽減が期待できる開腹によらない方法も開発されているが，当然ながらガンのタイプ・病期・部位などで厳格な諸条件がある。特に腹腔鏡下手術は開発されて時間が浅いために熟練した医師の数がまだ十分でない。高度な熟練技術が必要な上に開腹手術に比べて時間が長くなる欠点も残っている。また，開腹しないので緊急事態の処置の難しさも課題である。これらの手術は近年広く認知されるようになってきたと同時に重大な医療事故が散見されることも知られ，医療体制と現場を含めて医師の領域を超えて新たな医療課題が浮上してきたといえる。この現実のなかで，簡単な手術ではあるが，次代を担うロボット手術の開発も盛んに行われている。

開腹手術（直接眼で見て手術する。従来からの基本的な方法）

内視鏡手術（口や鼻から内視鏡を入れて手術。胃，大腸）

腹腔鏡手術（腹部に1cm程度の穴をあけて器具を入れ，モニター見ながら手術。胃，大腸……など）

胸腔鏡手術（同上。肺）

ロボット手術（通称：ダヴィンチ〔da Vinci〕）

＊その他，IT技術活用の遠隔治療なども僻地医療として開発が盛んである

② 物理学的治療法

▌放射線治療

最近の技術革新により治療成績が格段に向上し，ガンによっては開腹切除同等な成績も期待できるようになった。従来，放射線治療は進行したガンや痛み緩和治療と誤解されがちであったが，現在ではガンの根治治療としても用いられるようになっている。さらに治療装置やコンピュータ技術が進むことで放射

線がより狭い部位に限定的に照射できるようになり，副作用も格段に解消された。体にメスを入れない放射線は，体力的に手術が難しい患者，キズや損傷を加えたくない部位の治療にはむしろ優れた手段といえる。今後はさらに進歩して手術，抗ガン剤と併せて治療の1つの柱となると期待されている。

　放射線治療にはいくつかの異なる放射線が使われている。食道ガンや子宮ガンではエックス線，皮膚がんなどの比較的浅い部には電子線が使われている。また，体内のガンやその周辺に極小な放射線の線源を入れる小線源療法ではイリジュウムやヨードや金粒子から出るガンマ線がガン細胞を攻撃する。その他，体の深部のガンに対しては陽子線や重粒子線なども使われ始めている。重粒子線治療は骨，軟部腫瘍，頭頸部ガンや肺ガン・肝ガン・前立腺ガン・大腸ガン術後再発などの治療にも使われている。ただし，一方で今もガンの種類や部位によっては放射線が使えない場合もある。また，一般的な放射線治療は健康保険が適用され患者の負担も大きくはないが，最新の重粒子線の場合は，巨大で高額な機器を使う上に高度な専門知識を持つ医師や放射線物理士の数が十分でなく，治療を受けられる場所も限られ，患者の自己負担も大きいという課題が残る。

図表2－4　放射線がよく効くガン，効きにくいガン

よく効くガン	・悪性リンパ腫（ホジキン病，非ホジキンリンパ腫） ・セミノーマ（精上皮腫） ・ウイルムス腫瘍 ・多くの小児ガン ・白血病（特殊の場合のみ照射する） ・乳ガン ・未分化ガン
中等度に効くガン	・皮膚ガン・舌ガン・喉頭ガン ・子宮頸ガン・食道ガン・肺ガン ・陰茎ガン
あまり効かないガン*	・胃ガン・腎ガン・子宮体ガン ・膵ガン・甲状腺ガン・唾液腺ガン ・骨肉腫・悪性黒色腫

（注）＊放射線抵抗性ガンという。手術もできないほど進行した場合も，何とかなるよう，いろいろな照射法が研究されている。たとえば，術中照射，温熱療法との併用，重粒子放射線治療の開発など。

第2章　現代人のかかりやすい病気　◎―― 37

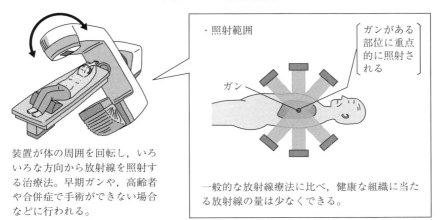

図表2－5　放射線治療

光線力学的療法

ガン細胞に集まる性質を持つ光感受性物質を体内に挿入するとガンの部位に集まってから光を出すのでガンの部分を特定できる。その部分のガンをレーザー光線で焼く方法であり、早期肺ガンや胃ガンなどに使用されている。

③　化学療法

抗がん剤と分子標的薬

抗がん剤にもさまざまなタイプがあり、ガンの種類に応じて多くの場合さまざまな組み合わせ処方がなされている。さらに、近年は分子標的薬の開発が盛んで実用化が急速に浸透している。分子標的薬は従来の抗ガン剤が全身に対して作用を及ぼすのに対してピンポイントでガンのみを攻撃する薬で、副作用も軽減されるのが特徴である。すでにいくつかのガン治療において実用化され成果もあげている。一方で効果が限定的であることや、稀ではあるが重い副作用のための死亡例も報告され、訴訟になるケースもある。特に日本では肺ガン治療の分子標的薬「イレッサ」にかかわる医療裁判が有名である。薬でガンが治療できれば身体の負担も一段と軽減される。分子標的薬の開発はガン治療の新たな時代の幕開けともいえる。

▌化学放射線療法

　抗ガン剤と放射線の組み合わせ治療を一般に化学放射線療法と呼ぶ。最近この治療法の進歩が目覚ましく，さまざまな組み合わせにより治療法の幅が広がってきている。例示すると，手術前に抗がん剤と放射線の組み合わせでガンをたたいてから手術するとか，手術後に取り残したガンを放射線と薬でたたくなどであり，従来は治療が難しいとされたガンの治療にも用いられるようになってきた。この分野も今後急速に研究・開発・実用化が期待できる。

（5）予防と早期発見

　どんなに医学が進歩しても絶対にガンにならないという予防法はないだろう。そもそも現代生活の中では発ガンリスクを完璧に排除することなど不可能である。とはいえ現時点でも多くの研究報告から科学的根拠に基づくガン予防法がいくつかわかっている。ただし，これだけではガン予防に十分とはいえず，さらなる科学的研究が必要である。

図表2－6　科学的に明らかなガン予防効果

		肺ガン	肝ガン	胃ガン 男性	胃ガン 女性	大腸ガン	乳ガン	食道ガン
生活習慣	喫煙	確実 ↑	ほぼ確実 ↑	確実 ↑		可能性あり ↑	可能性あり ↑	確実 ↑
生活習慣	飲酒		確実 ↑			確実 ↑		確実 ↑
生活習慣	運動					ほぼ確実 ↓		
感染		可能性あり ↑ 結核菌	確実 ↑ 肝炎ウイルス	確実 ↑ ヘリコバクターピロリ				
食品	野菜			可能性あり ↓				ほぼ確実 ↓
食品	果物	可能性あり ↓		可能性あり ↓				ほぼ確実 ↓
食品	加工肉					可能性あり ↑		
食品	塩・塩蔵品			ほぼ確実 ↑				
食品	緑茶				ほぼ確実 ↓			
食品	コーヒー		ほぼ確実 ↓			可能性あり ↓		

（注）現在の科学によって効果が説明できるガン予防法。
出所：NHK「きょうの健康テキスト」2011.8，p.103。

第 2 章　現代人のかかりやすい病気　◎── 39

ガンの1次予防として有効な事項

表により，予防効果が科学的に明らかになっている主な項目は以下のものである。

- 高塩分，高脂肪食を控え，食物繊維や野菜中心で，糖質，タンパク質，脂質の栄養バランスの良い食事習慣を保つ。
- 完全禁煙と適量のアルコールにとどめる。
- 食事，運動，休養の規則正しい生活で健康を保ち免疫力を高める。
- 趣味やプラス思考の心構えでストレスを少なくし心の健康も保つなどが望ましい。

図表 2 − 7　野菜・果物摂取とガン発生率比較

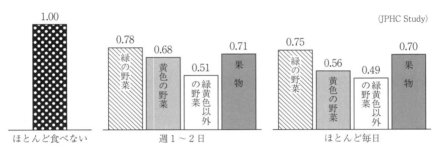

緑色の野菜，黄色の野菜，緑黄色以外の野菜，果物について，摂取の頻度と胃ガンの発生率を比較。「ほとんど食べない人」を基準にすると，「週1〜2日」「ほとんど毎日」摂取する人では発生率が低かった。

●アルコール量

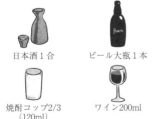

（アルコール飲料の種類ごとにアルコールおよそ23gに相当する量を示した。）

●飲酒量とガンになるリスク

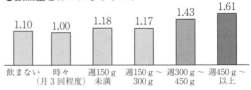

1週間当たりのアルコール摂取量が300％を超えると，ガンになるリスクが高まる。

出所：Inoue M. et al., Br J Cancer, 2005.

■ガンの2次予防

　2次予防とは早期発見のことであり，早期発見とは「ガンのサイズが小さく，深さが浅く，他の臓器に転移が見られない状態」のこと。一般にガンは大きさ1cm程度から検査によって発見されるが，大抵の場合1年間で2〜3cmに成長する。したがって，ガンの場合は年1回の定期検診が早期発見のためには重要な役割をしている。最近は尿成分でガンの早期発見が可能な検査法開発が注目されているが，実用化については未定である。早期発見であれば大腸や胃のポリープは切除せずに経過観察や内視鏡手術で済む場合も多い。しかしポリープでも発見が遅くれて大きくなればガン化もしやすい。ガン根治の条件として早期発見が最も重要であることに疑いは無いが，一方で一部のガンによっては早期であっても完治が難しい悪性タイプもあることも知っておきたい。

COLUMN　ガン免疫療法

　人間の持つ免疫力を高めてガンを撃退する新しいタイプのガン治療薬が初めて承認され，2014年9月発売された。新たなガン治療薬とは「オプジーボ」（小野薬品工業・大阪市）であり，現在，難治性の皮膚ガン治療に使用され，肺ガン他でも臨床試験に入っている。この研究をリードしたのは2002頃の京都大学の研究者らであるが，販売を受け持つ立場の小野薬品には当時単独で実用化する大量生産の技術がなく，国内の他の企業も開発に参加するところがなかった。結局，米国のベンチャー企業を経て米国の大手製薬会社主導で国際的な共同治験が行われるに至った。その結果，小野薬品が製造販売の権利を得たのは，日本，韓国，台湾の範囲だけであり，欧米・中国などの巨大市場は米製薬会社が握ることになった。

　超高齢化社会に突入している我が国にとって医療費問題は重大で，他国との開発競争に後れをとりたくない分野である。現在，我が国の医療機器・薬品の輸入超過額は財務省などによると年2,5兆円であり，その増減は国家財政に大きく影響する。その意味で，優れた研究成果の速やかな実用化に向けた国内制度や仕組みの整備のための国家戦略が急務である。

「2002年京都大学の本庶教授らの研究」

　免疫細胞の表面にある「PD-1」という分子の働きを抑えるとガンへの免疫力が活性化することを発見した。これがガン免疫療法のキッカケとなったとされている。

（6）胃ガン

　我が国では年間25万人が胃ガンを発症し約5万人が亡くなっている。胃ガンは従来から塩分摂取の因果関係で日本人の食文化が主な原因とされてきた。しかし，最近の研究から，胃ガンの原因の99％はピロリ菌感染であることが明らかになり，除菌が新たな予防策として奨励されるようになった。ピロリ菌の元々の感染ルートについては解明されない部分も残されているが，日本人では60歳過ぎの人の7割が感染していると報告され，主な感染源は水道が十分完備される以前の飲料水とされている。現在の若者や子どもの感染者比率はきわめて低いことから，将来的に日本人の胃ガンは減少が期待される。ただし，まだ塩分過剰がリスクを高めることが否定されたわけではない。しかも，一旦感染した人は除菌をしても胃ガンを完全に予防することはできないという未解明部分が残っている。胃ガンは発症数では最も多いが，治療成績がきわめて良くすでに死亡原因の第1位ではない。一般的にガンは治療後5年を経過して再発しなければ完治したと判定されるが，胃ガンの場合早期であれば現在は95％以上が完治できる「治るガン」になっている。ただし，顕微鏡でみてガンの細胞が規則的に並んでいる分化型と不規則的な未分化型の2つのタイプがあり，分化型は早期なら内視鏡手術も可能であるが，未分化型では転移しやすく手術が難しい場合もある。また，内視鏡手術には「ガンが粘膜に留まっていて，大きさが2cm以下の分化型」という条件がある。

図表2－8　内視鏡による治療

●内視鏡的粘膜切除術

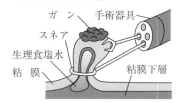

生理食塩水を注入して，ガンを隆起させる。膨らんだ部分にスネア（特殊なワイヤー）をかけ，電流を流して焼き切る。

●内視鏡的粘膜下層剥離術

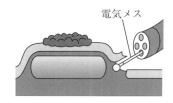

生理食塩水でガンを隆起させたあと，粘膜と一緒にガンを剥ぎ取る。3～4cmほどのガンでも一括して切除することができる。

開腹手術の場合，根治のために周囲のリンパ節ごと切除するのが基本である。早期ガンや特に高齢者の場合は，縮小手術が行われるが，最近はこのケースで腹腔鏡手術も選択されることが多くなった。開腹しない手術は患者の負担軽減と入院期間短縮のメリットはあるが，ガンの状態によっては適用が難しいこともある。また，手術時間が長く，医師の熟練を要することもあり，実施するのは規模の大きな病院に限られる。

　また，手術後の再発予防や進行ガンで手術不適用な場合，従来から進行を遅らせる目的で抗がん剤が用いられる。以前は胃ガンの抗がん剤は効かないともいわれてきたが，最近は医療の進歩によって抗がん剤（シスプラチンなど）の効果が十分期待できるようになった。また，従来胃ガンには適用されなかった放射線も最新の重粒子線の開発により効果が期待できるようになった。

病期：早期ガンと進行ガンの違い

　胃ガンを例にすると，早期ガンとは粘膜下層以内に留まっていてリンパ節に転移のない状態をいう。この進行度までの胃ガンは内視鏡手術でほぼ完治（95％程度）するが，筋肉層より深く浸潤したガンでは開腹手術が必要になる。この場合は他の臓器への転移も考慮し周囲のリンパ節を含めガンの周囲3～5センチ程度大きく切除するのが標準手術である。

図表2－9　ガンの進行度

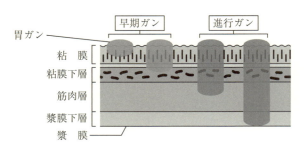

胃壁の断面図。通常，胃ガンは胃の最も内側の粘膜に発生し，進行とともに胃の外側へと広がる。

腹腔鏡手術

　お腹を切り開かずに小さな穴をいくつか空けて手術器具を差し込み，炭酸ガスを注入してお腹を膨らませ，モニターで内部を見ながら行うのが腹腔鏡下手術である。モニターに映すことで体内での手術器具の位置が確認できたり，スタッフ全員が情報を共有できたり，別室から観察することも可能である。大腸ガン，肺ガンなどでも同様に普及している。ただ，この手術は歴史が浅く技術的にも難しいので熟練した医師がいる病院であることや，あまり難しくない早期ガンであることなどの条件もある。一方で患者の負担軽減のメリットが大き

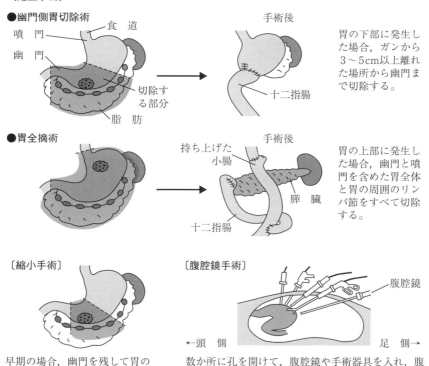

図表2－10　胃ガンの進行度と手術

く，手術に絶える体力のない高齢者などにとっては都合の良い手術である。

　現在は普及の段階にあり，熟練した医師がまだ国内に少ないのが現状であり，少ないとはいえ医療事故が報道されることもある。また突発性事故や出血の場合には開腹手術を再度行う必要があるなど，現段階でいくつか課題も残っている。今，この手術を希望する場合は学会の技術認定医師がいるかどうか前もって確認するとより安心であろう。

ピロリ菌の除菌

　現在日本人の2人に一人がピロリ菌に感染しているとされており，50歳過ぎの人で長年胃の不調を感じているような場合は感染の可能性がきわめて高い。加えて胃ガンになりやすい体質を持っている場合にはガンリスクが一気に高まるので除菌治療が奨励される。病院で検査を受けて感染が確認されれば，病気治療として除菌療法を受けることになる。方法は，朝晩2回3種類の飲み薬を1週間服用するだけ。ただし，決められた通り服用しなかった場合には耐性菌により除菌ができなくなることもある。現在，1次除菌で約7割の人が成功するが3割程度は2次除菌を受けることになる。2次除菌までは健康保険が適用され，全体の9割はこれで除菌に成功するが，1割程度は専門的施設での3次除菌が必要になる。

図表2－11　ピロリ菌のリスク

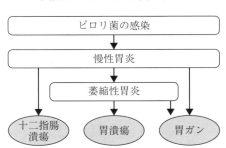

ピロリ菌がつくるアンモニアや毒素により慢性胃炎や萎縮性胃炎が
起こり，胃潰瘍や十二指腸潰瘍，胃ガンを発症するリスクが高まる。

（7）肺ガン

　肺ガンはガン死亡原因第1位で年間約6万人が亡くなっている。主な理由として，早期発見が難しいこと，肺には血管やリンパ節の多いためにガンの進行が速く，転移も起こしやすいことが挙げられる。肺ガンの場合には症状が出て発見されたときにはすでに進行ガンの場合が多い。ただし早期発見ならば，肺ガンでも縮小手術や胸腔鏡手術・放射線治療・光線力学的治療など様々な最新の治療法により完治も期待できる。肺ガンは発症する部位によって中心型と末梢型に分けられ，また，性質の違いによって4つのタイプに分けられる。

中心型と末梢型

　肺ガン全体の3割程度が中心型であり肺の中心や気管支付近にできる。中心型は喫煙者に多いガンであるが，定期健診で行う胸部X線検査では背骨と重なって発見されにくいのが特徴。しかし，初期の段階からタンの中にガンがこぼれ落ちてくることが多いのでタンを調べる『喀タン細胞診』という検査法が早期発見のために有効である。最近の調査では若い人の肺ガンが急増しているが，予防のために40歳以上の人，特に喫煙習慣のある人には『喀タン細胞診』を

図表2－12　肺ガン治療

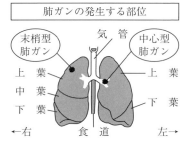

中心型肺ガンは約30％，末梢型肺ガンは約70％とされる。

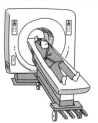

エックス線を照射する装置が体の周りを回転しながら撮影する。コンピュータ処理によって，体を輪切りにしたように画像化される。
・1cm程度のガンや，エックス線検査では写らないガンの発見が可能。
・通常のエックス線検査に比べて被曝量が増す。

受けることをお勧めする。

　末梢型は肺の中心から離れた肺胞などで発生するガンである。多くは胸部X線検査で発見されるが、初期では無症状である。X線で見つからない部位についてはCT（断層写真）検査が有効である。5ミリ程度の早期ガンも見つけることが可能で検査にかかる時間も10分程度で済むし、早期なら縮小手術も可能で完治の可能性も高い。肺ガンが増加する原因として喫煙者に疑いの眼が向けられるのは仕方ないことであるが、実際に日本人の発症割合を見ると中心型が3割で末梢型が7割となっており、今増加しているのは主に末梢型の腺ガンのほうである。したがって喫煙者だけが肺ガン増加の原因とはいい切れない。

▎肺ガンの4タイプ

1　腺ガン：日本人に最も多く、肺ガン全体の約60％で肺の奥にできる末梢型
2　扁平上皮ガン：喫煙と関係が深く、気管支にできやすい
3　小細胞ガン：進行が早く全身に転移しやすいタイプ
4　大細胞ガン：上3つの性質をあわせ持つガン

　日本人の場合は約90％までが非小細胞ガンであり、1、2、4のタイプがこれに含まれる。非小細胞ガンでも喫煙と関係が深い中心型の場合は早期発見が難しいので完治の可能性も低くなる。

図表2－13　肺ガンのタイプ

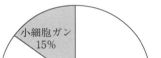

上記の分類のうち、非小細胞ガンに対して分子標的薬が用いられる。

▎タバコと発ガン

　タバコには多種の発ガン物質が含まれ、肺ガンとの密接な因果関係を疑う余地は無い。喫煙者の肺ガン発症リスクは非喫煙者の4〜5倍と報告され、男性では肺ガンで亡くなる人の約70％は喫煙が原因と考えられている。数的に多

第2章　現代人のかかりやすい病気　◎── 47

いとはいえないが，最近は受動喫煙の弊害による非喫煙女性の肺ガンリスクも注目されている。喫煙は肺ガンばかりでなく尿の中に発ガン物質が溜まって膀胱ガンのリスクを高め，その他の多くのガンリスクを高めることがわかってきた。さらにニコチンタールで肺が黒くなっているだけで手術さえも難しくなるという。健康を考えるならば禁煙は絶対条件である。

　他のガン同様に肺ガンも病期やタイプによって標準治療が構成されている。どのガンでも手術で取り除くことが基本であるが，最近は治療法の選択肢も増え，放射線や抗ガン剤のよる薬物治療との組み合わせる化学放射線療法が多く使われている。早期発見なら体に負担の少ない光線力学療法や胸腔鏡下縮小手術で完治できる可能性も高い。ある程度進行した肺ガンでは抗ガン剤や分子標的薬による薬物療法が中心になる。分子標的薬とはガン細胞の増殖にかかわる特定の分子だけをピンポイントで攻撃する新しいタイプの薬である。肺ガンの場合は，2002年にゲフィチニブ（商品名：イレッサ）が登場し，その後エルロチニブ（商品名：タルセバ），2012年からクリゾチニブが実用化された。ただし，小細胞ガンに効果的な分子標的薬はまだ開発されてないので従来の抗がん剤が使用される。従来型の抗ガン剤では「プラチナ製剤」と他の抗ガン剤の組み合わせが中心だが，副作用対策の方は大幅に向上している。

図表2－14　肺ガンの分子標的薬

分子標的薬が効きやすいタイプ
・EGFRの遺伝子変異がある
・腺ガン
・喫煙歴がない
・女　性
・アジア人
　　分子標的薬の効果は限定的。
　　上記の条件に適合すると効果は期待できる。ゲフィチニブは，上記の条件に当てはまらない場合には使われないようになってきている。

(8) 大腸ガン

日本では大腸ガンの急増が問題になっている。特に女性のガン死亡原因では胃ガンを抜いて1位になったが、主な理由は食の欧米化と高齢化であるが、食物繊維摂取と運動習慣による便秘解消に大きな予防効果がある。死亡に至る主な理由は、初期症状が無いことや恥ずかしさのため検査を受けず、症状が現れた時には既に進行ガンのケースが多いことである。大腸は長さ1.5～2m程度で消化組織の最後の部分だが、ガン発症の約

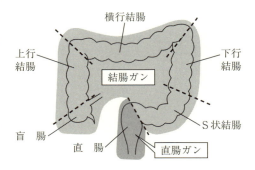

図表2-15 大腸のガン

大腸ガンは場所によって、結腸ガン（盲腸、上行結腸、横行結腸、下行結腸、S状結腸）と直腸ガン（直腸）に分けられ、それぞれで治療法などが変わってくる。

7割は直腸と結腸の2つが占める。大腸ガンも早期発見ならば、今では大きな手術をせずに内視鏡手術で日帰り治療も可能である。

我が国の健康診断の便潜血検査の信頼度は高い。大腸ガン全体の約6割は発見されるので、検診の結果が陽性の場合は必ず再検査を受けるべきである。定期健診で発見される場合はほとんどが早期で完治するのにもかかわらず、日本では受診率6割程度と低いのが現実。再検査の結果ポリープやガンが発見されても2cm以内で粘膜内に留まっているような早期の場合は内視鏡手術で完治する。しかし、放置して2cm以上になるとたとえポリープでもガン化する可能性が高くなる。大腸ガンには、ポリープが大きくなってガン化するタイプと最初からガンとして発生したものが大きくなってゆくタイプ（デノボガン）があるが、どちらの場合も早期発見が重要である。ただし、進行した場合でも現在は病期、部位、性質などに対応した抗ガン剤、分子標的薬、放射線療法などの組み合わせ治療も進歩している。

図表2−16　大腸ガン検査

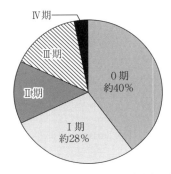

内視鏡検査で発見された大腸ガンの約68％は，0期とⅠ期という早い段階のもの。

出所：平成19年度消化器がん検診全国集計。

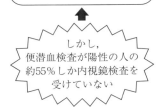

早期に発見して治療すれば，大腸ガンは治る可能性が高い

しかし，便潜血検査が陽性の人の約55％しか内視鏡検査を受けていない

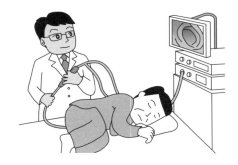

大腸ガンの主なサイン

　普通早期では無症状なので定期健診の便潜血検査は非常に重要であることはいうまでもない。それ以外に日常生活での大腸ガンのサインを知っておくことも大切である。ただしこれらは他の消化器系の病気や痔によるものと酷似する場合も少なくないので，症状があったとしても過度に恐れず，先ずは病院で検査を受けることが賢明である。

・血便・便潜血（胃などからの出血もある）
・肛門に何らかの違和感（痔と間違えやすい）
・便が出にくい，便が異常（鉛筆程度）に細くなった
・便秘と下痢を繰り返す

大腸ガンも切除してガンを取り除くのが治療の基本であるが，早期でリンパ節転移がないなら内視鏡や腹腔鏡による安全な手術で完治可能である。

▍人工肛門

　直腸ガンの手術では場合によって人工肛門を作る必要がある。手術後に残った腸管の端を腹部にあけた孔から外に出し直接皮膚に縫い付けて便の排泄口とする。人工肛門では自分の意思で排便コントロールができないので，便を受ける容器としてストーマ装具が必要になる。ただし，人工肛門の位置は本人の希望によって決められる。また，ストーマ装具にはさまざまなタイプがあり上手に工夫すれば日常生活上ほとんど支障がなく，スポーツや温泉入浴も可能である。

図表2－17　人工肛門

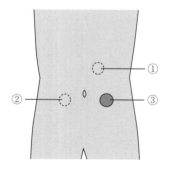

点線の辺りに，孔が2つの人工肛門をつくることもある。①横行結腸による人工肛門，②回腸による人工肛門，③S状結腸による人工肛門。

残った腸管の端を，おなかに開けた孔から出し，皮膚に縫い付けてつくられる。粘膜には神経がないので，露出した大腸の粘膜に触れても痛みを感じることはない。人工肛門からは，腸管を通ってきた便が出てくるので，ストーマ装具を装着して便を受け止める。

（9）食道ガン

　食道の周りには沢山のリンパ節があるので食道ガンは転移しやすいガンである。したがって手術では周囲のリンパ節ごと大きく切除した後，残った胃をノドまでつり上げて結び付けるという6時間以上もかかる大手術が一般的だった。しかし最近は抗ガン剤と放射線を組み合わせた化学放射線治療の適用によ

図表2－18　食道ガンの治療

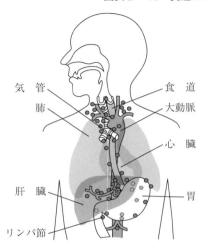

丸い点は，食道ガンが転移しやすいリンパ節。手術の際には，ガンの転移が考えられるリンパ節も一緒に切除される。

り患者の負担が大幅に軽減され，食道を残す手術も可能になってきた。しかし，一方で治療中の副作用や放射線照射による他の臓器への悪影響が課題として残っている。

（10）肝臓ガン

　現在の肝臓ガンの約90％はＢ型とＣ型の肝炎ウイルスが原因とされている。感染後に急性肝炎を発症し，その一部の人が慢性肝炎に移行し，さらにその一部の人が肝硬変や肝臓ガンまで進行することがわかってきた。肝炎は過去に手術時の輸血や出産時の母子感染によるものが多かったが，現在は医療現場での対策が完備され感染は皆無である。日本で現在可能性が懸念されるのは性交渉による感染だけである。また，従来からいわれていたアルコールの飲みすぎなどが原因の肝硬変や肝臓ガンもあるがウイルス感染に比べれば数は少ないとされている。

　肝臓はガンが転移しやすい臓器の１つであり，血管を通して他のガンが肝臓に転移してくる場合も少なくない。転移ガンは一般に発生した部位のガンの性質を持っているので，治療法もそれに影響される。肝ガンでも，他のガンと同

じく治療法も標準化されているが，高度な専門性が求められる手術となる。

（11）腎臓ガン

　前立腺ガン・膀胱ガンと同様に泌尿器系の代表的なガンの1つであり，数的には多くはないが50代から増え始め70代で最も多く発症するガンである。主な危険因子は喫煙，肥満，加齢であり，慢性腎臓病からの人工透析者などでリスクが高まる。進行がゆっくりの場合が多く，定期健診の尿検査やその後の血液検査で発見されることが多い。ガンが疑われる場合には超音波検査やCT検査がまず行われる。進行していれば尿に肉眼でわかるほどの異常が出るが通常は目で判定できない。進行ガンになると肺や骨に転移することが多いが，早期発見で転移が無ければ5年生存率は90％以上と高い。したがって年1回の定期健診での尿検査や腹部超音波検査が大切である。治療は手術が中心であり内視鏡や腹腔鏡手術も広く行われている。ただし，腎臓の場合は放射線療法や化学療法（抗がん剤）はあまり実施されていない。腎臓ガンには従来の抗がん剤が有効でなく，現在，手術不適応の場合はインターフェロンやインターロイキンによる免疫療法や分子標的療法（ソラフェニブ他）による治療が中心である。

（12）膵臓ガン・胆のうガン

　膵臓と胆のうは互いに近い部位にあり治療方法も類似する部分がある。これらのガンは十二指腸に近い場所に発症するので早期で部分切除が可能な場合以外は，ガンの広がりを予測してリンパ節を含めて腸を広く切除するのが基本である。さらに治療後の食物の流れる経路を作る必要もあり，手術では高度な専門技術が必要である。特に膵臓ガンは早期で無症状の上，体の奥にあるために通常の定期健診で発見されないことも少なくない。したがって進行ガンで発見されることが多く手術が大変で，5年後生存率が最も低いガンとなっている。

（13）膀胱ガン

　膀胱ガンは高齢の男性に多く，その最大の原因は喫煙とされる。タバコの煙に含まれているさまざまな発がん物質が尿中に出てきて膀胱内壁細胞のガン遺

伝子を活性化するためである。男性に多い理由は男性の方に喫煙者数が多いからと推察される。膀胱ガンでは，現在の喫煙者だけでなく過去に喫煙習慣のあった人もリスクがある。尿検査で潜血が認められた場合は膀胱ガンを疑い膀胱鏡検査を受診すべきである。早期で他に転移が無ければ内視鏡手術で完治する可能性が高い。進行ガンでは開腹手術と抗がん剤，放射線の組み合わせ治療になることが多く，膀胱を切除した後に新たな尿路を設ける必要がある。この場合，従来は回腸に尿路を作り腹部に人工排泄口（ストーマ）を作る手術が主流であったが，現在では新膀胱を作って自然排尿が可能なところまで進歩した。新膀胱とは回腸の一部を切り取って袋状に改造したものと尿管・尿道をつなぎ合わせたものであり，手術後の練習次第で自分の意志で腹圧を使って排尿ができる。また，性機能も残すことが可能なので生活の質を落とさずにすむ。

（14）男性のガン「前立腺ガン」

　前立腺ガンは，高齢化に伴って増加している男性特有の生殖器ガンである。日本では患者数が年々増えており2015年に新たに前立腺がんと診断された人は約10万人に達した。小さなものも含めると70歳以上の4人に1人にガンがあるといわれている。このガンも初期症状が無く従来は発見しにくかったが，最近は血液中のPSE（前立腺特異抗原）検査によって早期発見が可能になった。しかも早期ならばほぼ確実に完治するガンなので，50歳以上の男性で前立腺ガンの家族歴があるなら一度はPSEを受診しておくと安心である。治療は主に手術治療，放射線療法，内分泌療法の単独もしくは組み合わせによる。余命が長く健康度が高い患者では根治手術が基本であるが，進行度が遅いガンなので高齢の場合は負担の少ない放射線が選択される。前立腺ガンは放射線が有効なガンの1つであり，早期から進行ガンまでの治療が可能である。進行ガンでは骨やリンパ節に転移することが多く，骨の場合は背中の痛みや脚部のしびれが現れる。前立腺ガンでは毎年約10,000人が死亡している。

（15）婦人科ガン

① 乳ガン

　乳ガンとは乳腺にできるガンの総称であり，性質やタイプによって治療法がさまざまである。日本人の婦人科ガンでは最も多い病気であるが，進行は比較的遅いものが多く，1㎝程度まで成長して「しこり」を感じるまでに約7年かかるといわれる。1㎝程度の場合は10年生存率95％前後とほぼ完治し，さらに患者の希望に応じて治療法の選択幅も広げられる。そのためにも乳房に何らかの「しこり」などを感じた場合には早めに検査を受けることが大切である。治療の基本は手術であるが，乳ガンは術後再発・転移のケースもあり，多くの場合手術後にも薬物療法や放射線療法を継続する。再発や転移の多くは手術後2～3年後あたりに発見されるが，個人差も大きく10～20年ということもある。したがって乳ガン治療では手術後も10年間ほどは定期的に検査を受けることになる。長期の治療で精神的ストレスにさらされる患者の心のケアを専門に担当する医師もいる。また，乳ガンに関する近年の遺伝子研究や分子標的薬治療の進歩は目覚ましく，今後の成果が期待される。

② 子宮ガン

　子宮や卵巣など女性器で発症するガンを婦人科ガンという。子宮入り口付近にできる子宮頸ガンでは放射線治療が有効であり，早期だけでなく進行ガンの場合も根治を目指した治療が適用される。放射線による急性期の副作用には「だるさ」「吐き気」「下痢」などもあるが，治療が終われば改善する。しかし，治療後の副作用が残る場合は担当医に相談すべきである。一方子宮体部にできる子宮体ガンでは放射線よりも手術が主に選択される。また卵巣ガンでは手術と抗がん剤による化学療法が基本で放射線はあまり使われない。

▌子宮頸ガンワクチン

　子宮頸ガンは20～30代の若い女性で増加しており，日本では年に約15,000人が発症し約3,500人が死亡すると推定されている。ヒトパピローマウイルス（HPV）の感染が主な原因とされており，日本でも2009年10月にワクチン摂取

第2章　現代人のかかりやすい病気　◎── 55

が承認された。ヒトパピローマウイルスとは皮膚などにイボを作るウイルスで約100種類発見されていて，その中の10数種類が子宮頸ガンの原因になると考えられている。中でも16型，18型と呼ばれるウイルス感染が全体の7割程度を占めている。主な感染経路は性交渉であるが，ウイルス自体は特殊なものでなく経験のある人の8割程度が一度は感染するもの。したがって，感染してもほとんどの場合自身の免疫によって消滅する。しかし，1000分の1程度の低い確率でガンを発症することがある。日本で承認されているワクチンは16型と18型に対するものであり，半年間で3回の筋肉注射をすると効果が20年以上持続するという。感染予防が目的なのでワクチン接種は性交渉を経験する前の年齢が基本だが，すでに経験があっても効果が全く無いわけではない。現在日本では第1に11〜14歳の女子に，第2に15〜45歳の女性へのワクチン接種が奨励されているが，公費支援では全国的に統一されていない。また，ワクチンでガンが100％予防できる確証はなく，接種を受けた人でも25歳以降は早期発見のための定期健診受診も奨励されている。このような状況のなかで，少数であるが接種後に原因不明の痛みやしびれが続く患者が出ている副作用問題が全国で発生している。今後の調査と対策が待たれる。

（16）血液のガン

　血液のガンは胃ガンや肺ガンなどに比べれば発症の少ないが，近年の高齢化に伴い増加している。その主なものは白血病，悪性リンパ腫，多発性骨髄腫である。

▌発病のメカニズム

　血液は骨のなかの骨髄という組織で造られる。骨髄には血液細胞の元になる造血幹細胞がある。その造血幹細胞が分化と成長を繰り返して赤血球や白血球，血小板などのさまざまな血液細胞となって骨髄から血管へと出てゆく。血液ガンは，この一連の仕組みのどこかの段階でガン化する病気である。その部分の違いによって主に3の病気に区別され，さらにそれぞれが数〜数十のタイプに分かれ，それぞれに特徴と治療法が異なっている

① 白 血 病

▌慢性骨髄性白血病

　骨髄のなかの造血幹細胞に異常が発生するタイプであり，進行は年単位でゆっくりである。ただし治療しないでいれば数年後に急性白血病に変化する（急性転化）ことがあり，そうなれば治療も難しい。

▌急性骨髄性白血病

　造血幹細胞が分化した骨髄芽球の部分でガン化が起こる病気で，年齢性別に関係なく若い人にも起こるガンである。急性の場合は進行が週単位・月単位と速いので病気診断と同時に治療を開始することが必要である。

　白血病の初期の症状はかぜや軽い貧血に似ており気がつかないことが多く，たいていは健康診断や血液検査の結果から判明する。風邪でもないのにそのような症状が長引く場合には念のために可能性を疑うことも必要である。

　白血病の治療の基本は「化学療法」である。化学療法とはいくつかの抗がん剤の組み合わせによる「寛解導入療法」と「寛解後療法」の連携した治療であるが，その治療で効果が見られなかった場合や再発の可能性が高い場合には「造血幹細胞移植」という治療が選択される。

　慢性骨髄性白血病の場合は分子標的薬の開発により，薬物治療によって症状をコントロールできるようになってきた。2001年に「イマチニブ」が登場し，毎日服用した場合の5年生存率は約90％にもなる。ただし，イマチニブは白血病を完全に治す薬ではなく進行を抑える薬であるから継続して服用しなければならない。また，少なからず副作用もあり，また効果が限定的であり効き目のない人もいるのも事実であったが，2009年にニロチニブ，2014年にボスチニブが登場し，治療の選択肢が増え副作用の軽減も向上している。

＜造血幹細胞移植＞

　造血幹細胞移植では，移植前処理として大量の抗がん剤を使った強力な化学療法と全身放射線療法がおこなわれる。この際少なからず副作用が生じるが，それに対しては現在さまざまな効果的対策が取られ患者の負担が相当に軽減で

図表2－19　造血幹細胞移植の方法

造血幹細胞移植は，造血幹細胞を採取する方法で，主に3つに分けられる。

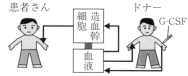

① 骨髄移植

全身麻酔をしたうえで，ドナーの骨盤の数か所に針を刺し，骨髄液を採取して，患者さんに移植する。

② 末梢血幹細胞移植

移植の前に，ドナー，または患者さん自身にG-CSFを投与する。4～5日後に，血液中に出てきた造血幹細胞を装置で分離して採取し，患者さんに移植する。

③ 臍帯血移植

新生児のへその緒に含まれる造血幹細胞を採取して，患者さんに移植する。臍帯血は液体窒素の中に冷凍保存されており（臍帯血バンク），必要なときに利用できる。

出所：NHK「きょうの健康テキスト」，2007.11, p.96。

きるようになった。この強力な治療によって白血病細胞をほぼ根絶することができるが，同時に造血幹細胞も死滅するので，次の治療段階として健康な人から造血幹細胞を移植が必要になるのである。

② 悪性リンパ腫

近年増加が顕著なのが悪性リンパ腫であり，高齢者を中心に年間2万人を超える患者数が報告されている。白血球の内のリンパ球がガン化したものであるがさまざまなタイプ（約30種類）があり，主にリンパ節で増加し腫瘍をつくる。症状としては首・脇の下・脚部付け根などのリンパ節の腫れやしこりである。痛みはあまりないが，しこり（1～5㎝）が大きいほど悪性リンパ腫の可能性が高くなる。腫瘍は他の臓器で生じることもあり，中でも胃と腸で発症することが多い。

治療は薬物療法を中心に放射線療法，自家移植（自分の血液成分を利用する）の

組み合わせである。悪性リンパ腫は何十種類ものタイプがあり，治療法もそれぞれ異なるが，薬物療法の進歩により現在では5年生存率が60％程度まで向上し，血液ガンのなかでは生存率が高い病気である。

③　多発性骨髄腫

　骨髄の中の形質細胞がガン化する病気で60～70歳代に多く40歳以下で発症することは稀である。特徴としては進行が非常にゆっくりであり，ガン細胞が見つかっても症状が無ければ（くすぶり型）経過観察し，症状が出た段階から治療を開始する。また，再発が多いも特徴であるが，治療法の進歩により現在では症状を抑えられるようになっている。

　形質細胞のガン化によって骨芽細胞の働きが抑制されると骨の形成・破壊のバランスが崩れ，骨折のリスクが高まり腰や背中の骨の痛みなどの症状が現れる。また，ガン化により，造血幹細胞の増殖が抑制され赤血球・白血球・血小板の生成が阻害されてさまざまな症状が現れる。さらに血中成分の異常が原因での腎不全を起こすこともある。

　治療には薬物療法と造血幹細胞の自家移植がある。薬物治療では従来からの抗がん剤と主にボルテゾミブという分子標的薬の組み合わせが行われる。ボルテゾミブはガンの増殖を抑える作用を持つ薬として2006年に健康保険の適用になっている。自家移植は，高い治療効果が期待できるが体への負担も大きいので，患者の年齢や体力によって実施の判断がなされる。

　その他，骨の痛みに対しては骨粗鬆症治療薬のビスホスホネート，痛み自体の緩和には鎮痛薬のオピオイドなどの使用に効果が確認されている。

（17）脳　腫　瘍

　頭蓋骨のなかに発生する腫瘍を総称して一般に脳腫瘍と呼んでいる。最初から脳自体の組織で発生する原発性脳腫瘍と，他で発生したガンが転移した転移性腫瘍があり，いずれも予防が難しい病気である。塊の状態でゆっくり成長する良性タイプと周囲に染み込むように広がる悪性タイプのものがあり，治療は腫瘍の場所とタイプによって難しさが大きく異なる。最近は，治療法の進歩に

第2章　現代人のかかりやすい病気　◎── 59

より治療しやすいタイプの場合ならば5年生存率が90％を超えるようになった。

治療法には手術，放射線療法，抗がん剤による化学療法がある。特に最近ではカーナビゲーションのようなシステムを使って正確な位置確認しながらの手術も可能になり，手術中の患者を一時的に麻酔から覚まさせて本人と会話をしながら目的部位やマヒ・失語症などの発症を確認しながら進める「覚醒手術」の適用で後遺症がより少なくできるようになっている。

（18）皮膚ガン

皮膚ガンは，顔，肩，爪などできる場所やタイプが多種多様で見分け方も難しく専門医の診察が必要である。シミ，ホクロに似たものが急に盛り上がったり大きくなったりした時には注意が必要である。シミ，ホクロなどと間違った処置をして悪化することも多い。ガンの場合は変化しやすいので安易に引きちぎったりせずに皮膚科専門医を受診すべきである。皮膚ガンは60〜70歳以降の高齢者に多いガンであり，高齢化に伴って近年増加傾向にある。主な原因はオゾン層破壊による有害紫外線であり，人によっては30代40代でも発症する場合もある。主に4つのタイプがある。

・基底細胞ガン：高齢者に多く，顔にできやすいが転移はしにくい。
・有きょく細胞：大きなやけどや深いキズの後にできる。転移しやすい。
・メラノーマ：ホクロのガンともいわれ悪性で転移しやすい。ホクロのようなものが急にできて形が変化した場合や大きくなった時は要注意。
・表皮内ガン：シミや湿疹に似て間違いやすい。

皮膚ガンの治療は初期なら外科（切除）手術が基本。転移がない場合は病変部のみ切除し，転移がある場合は広く切除し薬物療法などを併用する。

皮膚ガンを予防するためには子供の頃からの紫外線対策が大切である。また，日差しが強い日中の外出時にはサングラスや日焼け止めクリーム，日傘や帽子の使用が望ましい。

（19）インフォームドコンセント（説明と同意）

近年は患者自身が病気を正しく理解し，納得して治療を受けられるようにガン告知をするケースが増えている。まず，医師が患者と付き添いの家族などに病名と進行の程度や治療方法などに関して十分に説明を行い，患者側と意見交換があり，納得した上で治療に入るのがインフォームドコンセントの考え方である。

現在のガン治療では診療の指針となるガイドラインがあり，医師はそのガイドラインに沿って科学的根拠に基づいた標準治療やその他のいくつかの治療法を説明するのが一般的である。患者側ではメモなどをとりながら説明を聴き，理解できない部分は納得できるまで説明をお願いすればよい。場合によっては医療に詳しい知人の同席してもらうのもよい。

（20）セカンドオピニオン

担当医の治療法や説明に納得できない場合や疑問がある場合には他の医療機関でのセカンドオピニオンをお願いする方法がある。セカンドオピニオンの目的は，あくまでも患者自身が納得して治療を受けることなので，まず担当医の説明を十分に聞くことが前提である。その上で納得いかない場合に他の医師の意見を聞くのが道筋である。単に数か所の病院を比較するために利用する方法ではない。現在，わが国ではセカンドオピニオンの理念が十分に浸透しており，セカンドオピニオン外来を専門に扱う診療科が設置されている病院も少なくない。

セカンドオピニオンを希望する場合，主治医に他の医療機関を紹介してもらってもよいが，患者側で他の病院を探す方が望ましい。申し出る場合は，治療が始まる前のタイミングでなければトラブルになりかねないので要注意である。セカンドオピニオンを受ける医師が決まったら担当医にそのことを伝えて紹介状や診断結果や症状の経過などの資料を用意してもらってから予約をとる。セカンドオピニオンの結果は医療機関からも担当医に伝えられるが，患者からも必ず伝えるべきである。その上で改めて担当医と治療方針を相談して，もし意見が折り合わなければきちんと申し出て病院を変更すればよい。

第 2 章　現代人のかかりやすい病気　◎── 61

COLUMN　医療に導入される科学技術

放射線と医療

　放射線とは原子核の崩壊に際して放出される高速の粒子や高いエネルギーを持つ電磁波のことである。太陽光，電灯，テレビ・ラジオの電波なども電磁波の１種である。

　電磁波は，波の性質と粒子の性質，いわゆる「光の二重性」を兼ね備えている。波長が長いほど波としての性質が強く，短いほど粒子の性質が強く，高エネルギーで透過力が強くなる。主な放射線にはα線，β線，γ線，X線，中性子線がある。また，X線の波長は10^{-9}〜10^{-5}mmである。放射線を放出する原子を含む物質を放射性物質と呼び，放出する能力・性質を放射能という。放射線は時間とともに減衰するが，半減期は各々物質によって異なる。強さはBq（ベクレル）という単位で表される。

　放射線の４つの作用

①　物質を透過する作用

②　透過する際に原子・分子を電離させる

③　感光作用

④　蛍光作用

①②は生体にダメージとなる性質であり，②③④は医療応用に関係深い性質である。

　放射線が組織に与えるエネルギー量のことを吸収放射線量といい単位はGy（グレイ）で表す。ただし生体への影響の強さは臓器の感受性の違いなども考慮したSv（シーベルト）という単位が用いられる。

　地球上には自然放射線（ラジウム鉱石，コンクリート，食物など）が存在し，人間自身も常に微量の放射線被ばくにさらされている。その強さは世界平均で年間2.4mシーベルトであり，日本では1.5mSv，ブラジルでは10mSvとなっている。また，医療被ばくとしては胸部X線が0.06mSv，胃部X線検査で0.6mSv，胸部X線CT検査で6.9mSvであり，通常のX線検査による人体への影響は得られるメリットに比べれば心配に値しないと考えられている。

X線検査

　最も簡便に行えるメリットから胃・胸部検査の他に骨折・脱臼・骨粗しょう症診断や婦人科マンモグラフィ―や歯科医療でも利用されている。骨と組織の濃度分解能に優れており，密度の高い骨は白く，低密度の組織部分が黒く表される。近年はフイルムに変わりイメージングプレートを用いたデジタル画像によりネットワーク上での情報の共有も可能になっている。

CT検査（Computer　Tomography）

　X線透過による情報を処理したコンピューター断層撮影検査であり，より詳しい診断が可能である。現在はさらに改良が進み任意の断面や3次元画像が可能になっている。ただし，被ばく線量が少なくないので不必要に頻繁に受診することは避けたい。

MRI検査（Magnetic　Resonance　Imaging）

　核磁気共鳴画像法は被ばくの心配の無い検査がメリットである。ある強い磁場の中で，ある周波数の電磁波を与えると水素の原子核が共鳴して高エネルギー状態に移る。水素は人体の約60％を占める水分子や脂質・タンパク質・炭水化物などに多く含まれている原子である。その水素原子が含まれる物質の種類や状態の違いを利用して複雑なコンピュータ処理を経て画像化したのがMRIである。

　身体内部の鮮明な画像が得られ，同一体位のままいくつもの任意の断面画像が得られ，解剖学的構造や脳内の細い血管内の状態など多くの病変をとらえる有効な検査法である。

超音波検査（エコー検査）

　身体に超音波を当て反射してきた超音波を画像化する技術であり，X線のような放射線被ばくが無く安全な検査法である。また，装置もポータブルな上身体の大部分が検査対象となるので健康診断や精密検査から屋外での救急時検査（データ転送可能）まで広く活用されている。

　エコー検査装置は日本人により発明された世界に誇る技術である。関連する表示方法の多くも日本で開発され，近年はさらに改良されカラー表示により血流方向の違いや動脈・静脈の識別が鮮明な情報としても得られるようになった。

第2節　血液・血管系の病気

（1）血　　圧

　心臓から送り出された血液が血管の内側壁を押す圧力を数字で表したのが血圧であり，心臓の収縮期には高い値，拡張期には低い値を示す。血圧は自律神経によって調整され，日内変動するが本人の意思ではコントロールできない。一般に日中活動しているときの体内は交感神経優位に働くので心泊数は増加して血圧は高くなる。逆に夜間睡眠中は副交感神経優位なので心拍数が下がり血圧も低くなる。血圧が基準値を超えて異常に高い状態になると高血圧と判定される。高血圧が長く続くと血管内膜細胞組織にキズがつきやすく，そこから血中のコレステロールなどが染み込んで動脈硬化の原因となる。動脈硬化が進むと心臓の負担が大きくなり，その悪循環がさまざまな病気を引き起こす。高血圧には病院などで測る場合の外来血圧と自宅で測る場合の家庭血圧の2つの基準値がある。家庭での測定は病院で測るよりもやや低めに出るので，その分低く設定してある。加齢に伴って血圧も上昇傾向にあるので，以前は正常血圧値も年齢を加味した数値が使われていたが，現在は年齢に関係なく適正血圧は以下の数値が用いられ，この基準の元で高血圧と診断されている人が日本には約4,000万人おり，最大の国民病となっている。

　　外来血圧　140／90 mmHg 以上
　　家庭血圧　135／85 mmHg 以上

　血圧はストレスなどに影響されやすく医療機関で測定すると緊張のために本来の値よりも高めに出てしまう人（白衣高血圧）が少なくない。そういう人の場合は家庭血圧が正常であれば一応は問題ないと考えてよい。逆に診察室で正常値でも家庭で高くなるという人（仮面高血圧）の場合は高血圧と判定する。最近は，1日の血圧変動に「早朝高血圧」「職場高血圧」「白衣高血圧」「仮面高血圧」などのさまざまなタイプがあることが明らかになり，より詳細な高血圧診断が行われるようになっている。

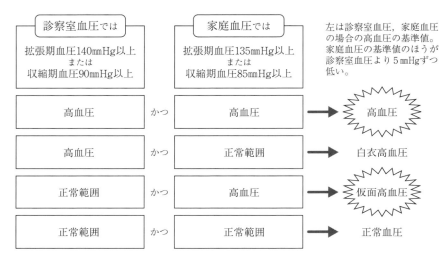

図表2−20 血圧の診断

　高血圧の主な原因には「塩分とりすぎ」「運動不足」「肥満」が挙げられるが，もともと遺伝的に血圧が高くなりやすい体質もあるという。体質が主な原因でなければ日常の食事改善や運動習慣によって高血圧の改善も十分可能である。
　塩分取りすぎは血中ナトリウム濃度を高くする。このナトリウム濃度を下げるために体が血液中の水分量を増加させる結果として高血圧が引き起こされる。また過剰のナトリウムを排泄するため腎臓に大きな負担がかかる。腎臓に沢山の血液を供給するために心臓が活性化し，結果として高血圧が起こることもある。わが国では国民の正常血圧を維持するための食塩摂取量目標値を定め減塩習慣を奨励している。2015年の改定では男性が8g未満，女性が7g未満である。それに対して現在の日本人の食塩摂取量の調査結果では男性で14g，女性で12gとやや過剰気味である。また，高血圧と診断された人が症状を改善しようする場合にはさらに厳しい1日3〜6g程度の摂取量が奨励されている。ちなみに世界の動向として，WHOの定める目標は1日あたり5g未満とかなり厳しい値になっている。

第2章　現代人のかかりやすい病気　◎── 65

▎高血圧予防の心得

・減塩食の励行：外食・インスタント食品には塩分が多いので要注意。
・野菜を多く摂る：野菜・果物に多く含むカリウムは塩分排出効果がある。
・運動習慣：30分程度のウォーキングや軽い有酸素運動でも効果が期待できる。
・肥満対策：カロリーコントロールと運動による適正BMI維持。
・禁　煙：喫煙は血圧を上げ，動脈硬化を促進する。多くの病気の原因。
・節　酒：多量飲酒習慣は高血圧の原因，日本酒に換算して1～3合／日以内が目安。
・ストレス解消：メカニズムはさまざまだがストレスは血圧を上げる要因。

　軽度の高血圧ならば運動と食事などの生活習慣改善によって十分改善するが，それでも改善されない場合には薬物によって下げることになる。血圧の薬にはさまざまなタイプと種類があり素人判断での服用は危険である。効果を得られないだけでなく異常な低血圧などの重篤な副作用を引き起こす危険性もある。医師は患者の高血圧のタイプや年齢，持病などで服用している他の薬との飲み合わせなどを考慮して患者に適した薬と分量を考慮して処方する。最近では高血圧薬の効き目も格段に良くなっており，副作用も少なく比較的簡単に血圧が下がる場合が多い。しかし，これはあくまで薬で高血圧症状を抑えているだけであり病気が完治したことにはならない。従って服用を中止すればほとんどの場合また高血圧症状に逆戻りする。服用を止めた反動で急激に血圧が上昇して危険な場合すらありうる。このように，一旦服薬を始めたら医師の許可なく勝手に中止してはならず，自己判断で分量を変えることも厳禁なのである。また，他の病気で新たに薬を加える場合には，薬同士の相互作用や飲み合わせの問題もあるのでたとえ市販薬であっても医師か薬剤師に相談すべきである。

高血圧薬の主な3つのタイプ

1　血管を広げることで血圧を降下させるタイプ
　　例）カルシウム拮抗薬，ARB，ACE阻害薬，レニン阻害薬
2　心臓の過剰な働きを抑えて心泊出量を減少させて降圧するタイプ

例）β遮断薬

3　余分な水分，塩分を排泄促進して降圧するタイプ

　　例）利尿薬

　一般に「高血圧の薬は飲み始めたら一生続けなければならない」といわれるが，現実にそうなる場合がほとんどである。しかし，必ずしも誰もがそうではない。生活改善により良好な血圧を長期間維持できるようになれば，医師の管理のもとで少しずつ薬の量を減らし最終的に服用を止められることもある。そのための基本として規則的生活，食事管理，適度な運動習慣が重要である。

＜原発性アルドステロン症＞

　ホルモンの病気が原因で高血圧症状を引き起こすことがある。そのような人が高血圧全体の約10％程度いるとされている。この場合の治療は普通の高血圧の場合と異なる。塩分摂取や運動不足など原因に心当たりがなく急に高血圧と診断されたような場合には医師に相談すると良い。

（2）脂質と動脈硬化

　血液中の脂質を大きく2つに分けるとコレステロールと中性脂肪になる。コレステロールは体に良くない物質と誤解されやすいが，細胞膜やホルモンの材料として適正量体に必要なものである。中性脂肪はエネルギー源として重要な役割を担い，これも本来体に必要な物質である。それらの体内でのバランスの乱れや増えすぎが体に悪い影響を及ぼすことがわかっている。

　コレステロールは，肝臓で合成されるものと食物として摂取されるものがあり両方とも血液によって全身に運ばれる。このとき脂質であるコレステロールが水性の血液中でうまく運搬されるためには何かカプセルのようなものに加工されていなければならず，そのカプセルの役割をしているのがLDLとHDLなのである。

　LDLは肝臓で作られたコレステロールを全身に運ぶ役割のカプセルであるが，血液中にこれが増えすぎると血管壁の中に入り込んでコレステロールの塊を作り動脈硬化の原因になるために「悪玉」と呼ばれる。それに対してHDLは同じ血液中で余ったコレステロールを回収し肝臓に戻す働きをするカプセル

図表 2 －21　血液中の脂質

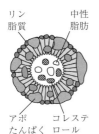
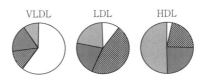

出所：NHK「きょうの健康テキスト」，2008.5，p.14。

なので「善玉」と呼ばれている。一方，血液中に中性脂肪が多すぎる状態になると，悪玉のLDLが小さく変化して血管壁に侵入しやすくなり，善玉のHDLが減少してしまうことが近年明らかになってきた。すなわちLDLだけが動脈硬化促進の原因でなく，中性脂肪の多いこともLDLとHDLの両方に影響し，結果として動脈硬化を促進するというメカニズムがわかってきた。

したがって脂質異常症を改善し動脈硬化を予防するためには以下の3つの値すべてに意味があり，健康診断ではこのうち1つでも異常値であれば脂質異常症と診断される。

LDLコレステロール　　　140 mg/dl 以上
HDLコレステロール　　　 40 mg/dl 未満
中性脂肪　　　　　　　　150 mg/dl 以上

しかしLDLコレステロールの目標値は個人の健康状態によって多少の幅がある。すでに心筋梗塞などを起こした人では再発防止のために100 mg/dl 未満とし，糖尿病，慢性腎臓病，脳梗塞などのある人では120 mg/dl 未満とされ，さらに高血圧，喫煙，年齢のリスクのある人では140 mg/dl 未満が目標となっている。逆に上記の動脈硬化リスクが無い人では160 mg/dl 未満であれば当面は問題無いと診断される。HDLと中性脂肪の目標値はそのままである。

図表2－22　動脈硬化のメカニズム

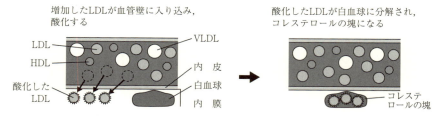

血液中にLDLが増えすぎると，血管壁に入り込んで酸化する。中性脂肪を多く含むVLDLが増えると，HDLが減ったり，より血管壁に入り込みやすく酸化しやすい，小さなLDLがつくられる。

酸化したLDLは白血球に異物として取り込まれて分解され，コレステロールの塊になる。HDLは，コレステロールの塊から，コレステロールを回収する。

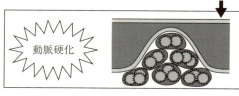

脂質に異常があると，コレステロールの塊によって血管壁の内側が"こぶ"のように膨らむ。しだいに血管壁がもろくなって破れたり，血管を詰まらせたりして，心筋梗塞などを起こすことがある。

出所：図表2－21と同じ。

　健康診断の結果通知だけでの指導程度の軽い脂質異常症の場合はほとんど自覚症状がないために放置する人が少なくない。それでも放置すれば体内では動脈硬化が着実に進行し，やがて重篤な病気を発症するリスクが積み上がっていることは忘れてはならない。

　脂質異常症は，予防も治療も食事改善と運動習慣が基本である。

┃食事改善の心得

- サンマ・イワシなど青背の魚の脂質にはLDLコレステロールや中性脂肪を減らす成分が多く含まれている。
- 食物繊維はコレステロール吸収を抑える効果があるので，野菜，きのこ，海藻類を積極的に摂取すること。肉類の前に，良く噛んで食べるとさらに効果は高まる。
- 納豆，豆腐などの大豆食品は血管を強くする成分が豊富である

第2章　現代人のかかりやすい病気　◎── 69

・HDLを増やす効果がある食物については現在よくわかっていない。

▌中高年のための運動

　運動には肥満予防，血圧・血糖値低下の他にHDLを増やす効果も知られ，一般に有酸素運動が推奨されている。最近では単なる散歩程度ではなく少しきつめのウオーキング，ジョギング，スイミングの方が望ましいといわれる。運動時の体内では先に糖質が燃焼され，その後で脂質が使われるようになる。脂質が燃焼し始めるまでに30分程度の運動を継続しなければならない。したがって運動で脂質異常症を改善したいなら最低でも30分以上の有酸素運動を週3〜5回以上は行うべきである。ただし中高年の運動実施に当たっては，障害予防と安全対策が継続のため重要ポイントであるので，最初は無理せず歩くことから始め，適切な運動と休息をとりいれたメニューによって疲労回復を図りつつ徐々に運動量を増やしてゆくことが成功へのカギである。その上で最終的にジョギングなどの少しきつめの運動習慣を確立できれば理想的である。

　食事と運動によって改善されない場合は薬物療法が選択される。この場合，他に生活習慣病因子がある人ではLDLの治療目標値が前述のごとく少し厳しく設定される。LDLを下げる薬として現在は主にスタチンとエゼチニブが，中性脂肪を減らす薬としてフィブラート系とEPA製剤が使われる。

　スタチン：日本で開発され世界中で使われている安全の高い薬。肝臓でのコレステロール生成を抑え，血管内壁に溜まったコレステロールを減らす効果がある。
　エゼチニブ：小腸でのコレステロールの吸収を抑える効果を持ち，スタチンが使えない場合に多く使われる。
　フィブラート系：肝臓で中性脂肪がつくられるのを抑える効果。
　EPA製剤：肝臓での中性脂肪生成を抑え，血管のしなやか効果がある。魚の油に含まれる。

　EPA製剤以外の3剤では稀に横紋筋融解症などの副作用が起こることもある。

（3）動脈硬化と病気

　現在，日本人の死亡原因第1位はガンで2・4位は心臓病・脳卒中である。（近年の高齢化に伴い肺炎が3位になった）しかし，2・4位の心臓病と脳卒中は両方とも血管の動脈硬化に関係する病気であり，両方合わせるとガンと同程度の数になっている。したがって若い頃から血液・血管の健康に留意し動脈硬化を予防することがガン予防同様に大切である。

図表2－23　動脈硬化と病気

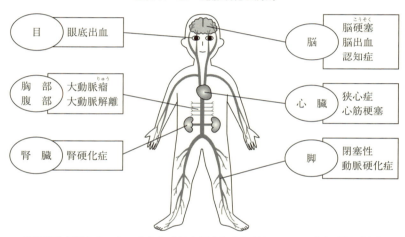

動脈硬化が進むと，このような病気を招くおそれがある。このうち「脳硬塞」「脳出血」「認知症」は，寝たきりの原因の約半数を占める。

（4）狭心症・心筋梗塞

　血液を全身に送るポンプの役割を担っているのが心臓であるが，と同時に自らが働くための十分な酸素と栄養を必要としている。そのための血液供給するのが冠状動脈である。その冠状動脈で動脈硬化が進むと狭心症や心筋梗塞のリスクが高くなる。血管内が狭くなる状態が狭心症で，完全に詰まるのが心筋梗塞である。狭心症には不安定狭心症と安定狭心症がある。安定狭心症は被膜が厚く破れにくいが，不安定狭心症は被膜が薄くて破れやすくより危険である。被膜が破れると修復のために血小板が集まり血栓ができる。血栓で血管が塞が

第2章 現代人のかかりやすい病気 ◎── 71

図表2－24 狭心症と心筋梗塞

●狭心症
血液中のコレステロールが増えて血管壁に入り込むと、蓄積してアテロームを形成し、冠動脈の内腔を狭めて血流を低下させる。

●心筋梗塞
アテロームを覆う膜が破れると、血小板が集まって「血栓」をつくる。心筋梗塞とは、この血栓が冠動脈の内腔を塞いだ状態を指す。

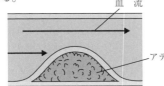

	狭心症	心筋梗塞
血　管	狭くなる	詰まる
血　流	不足する	止まる
心機能	回復する	低下する
発作の長さ	数分〜15分以内	15分以上
発作を鎮める薬	効　く	効かない

上記のように、発作の現れ方や心臓の機能への障害の程度、発作を鎮める薬の効果が異なる。

れれば心筋梗塞となる。

　典型的な症状は「締め付けられるような胸の痛み」「冷や汗」など突然の非常に強い痛みである。狭心症の場合発作は通常数分〜15分程度で治まるが、心筋梗塞の場合は30分以上継続するのが一般的といわれる。しかし、症状には個人差もあり胸ではなく首や肩や胃の痛みと間違える場合もある。また、高齢者や糖尿病で神経が障害されている人の場合はまったく痛みを感じることが無く息苦しさなどだけが現れる場合もある。痛みが小さいからといって決して安心はできず、気づかないうちに病状が悪化し重症化することがあるので注意が必要である。

▌心臓病のサインを知ろう

　心臓の病気の場合、心臓の細胞に酸素と栄養が十分に供給されない状態が起きているので初期の頃から「運動時の息苦しさ」や「軽度の胸痛」などのサイ

ンが現れている。そのようなサインを感じたら早めに病院で診察してもらうことが大切。狭心症や心筋梗塞は早期に治療を始めれば食事や運動療法などで完治・回復が十分可能である。

▌心臓病の検査と診断

病院では，まず医師による詳しい問診が行われ，その後症状に応じて心電図，心エコー（超音波で心臓の動きをみる），心筋の壊死の有無を調べるための血液検査などが行われる。さらに詳しい検査が必要であればCT検査（コンピューター断層撮影），カテーテル検査，心筋シンチグラフィーなどを行うことがある。

▌予防と治療

メタボリックシンドロームを予防することは動脈硬化改善にも結び付き同時に心臓病の予防にもなっている。したがって日頃からの血圧，血中脂質異常症，血糖値の管理が基本である。軽度の異常なら正常値に戻す努力だけで病状も速やかに改善できる。改善しない場合は医師よる薬物治療と生活習慣改善指導が並行しておこなわれる。この場合の治療薬としては患者の状態に応じて高血圧薬，糖尿病薬，脂質異常症改善薬などさまざまである。

症状が進んで狭心症の場合は，発作止めの即効薬として血管拡張効果がある硝酸薬（ニトログリセリン），発作が起こるのを防ぐ薬（カルシウム拮抗薬，β遮断薬）や血栓を防ぐ抗血小板薬（アスピリンなど）が使われる。

さらに重度の狭心症や急性の心筋梗塞の治療ではカテーテル治療やバイパス手術が選択される。カテーテル治療とは手首や脚の付け根から直径数ミリ程度の柔らかい管を血管内に挿入し，ステントという網状の管を狭窄部位まで運び，管を広げ血管を内側から押し広げて血液の流れを良くする治療法である。体への負担の少ないのがカテーテル治療のメリットであり，狭窄部位が１か所程度の場合には主にこの方法が選択される。しかし，カテーテルやステントの太さに限界があり，それ以上に細い血管には使えないのが欠点だ。

血管狭窄が広い場合または数か所に及ぶ場合にはバイパス手術のほうが選択される。この場合は開腹による手術なので患者の負担は大きい。それぞれメリ

第2章　現代人のかかりやすい病気　◎── 73

図表2−25　カテーテル治療とバイパス治療

●ステント治療の流れ

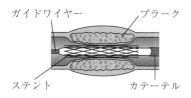

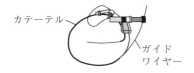

〔冠動脈バイパス手術〕

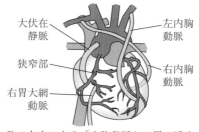

胸の左右にある「内胸動脈」や胃の近くにある「右胃大網動脈」、左右の脚にある「大伏在静脈」などがバイパスとして用いられる。

	カテーテル治療	バイパス治療
患者さんの体への負担	軽　い	重　い
使用する麻酔	局所麻酔	全身麻酔
入院期間	短　い	長　い
急性心筋梗塞への適応	有　効	通常行わない
予定治療*の死亡率	0.1%前後	1〜2%
複数の病変	分けて治療することも多い	一度に治療する
治療可能な血管の太さ	2mm以上	1mm以上
ステント再狭窄	可能性あり	なし

＊緊急入院して受ける治療ではなく、あらかじめ日時を決めておき、事前に十分な準備を行ってから受ける治療のこと。

出所：NHK「きょうの健康テキスト」、2009.3、p.27より加筆引用。

ット・デメリットがあるが患者の症状に応じて治療法が選択される。

心臓リハビリテーション

　狭心症や心筋梗塞を起こした人は治療後も再発予防のために運動療法、食事療法、カウンセリングで構成されている心臓リハビリテーションを行うべきである。運動には動脈硬化を抑制し改善する効果があるので食事療法と併せて実施すべきである。また、心臓病の患者の3割にうつ病が見られるといわれ、運

動とカウンセリングによる精神面のストレス解消が大変有効であるとされている。ただし，一度心臓病を経験した人は心臓に無理な負荷をかけることは危険であるので，必ず専門機関で「運動負荷試験」を受けて内容・強度の適正運動量を決めて実施することが基本である。なお，詳細は医療機関，日本リハビリテーション学会のホームページで調べられる。

（5）心不全

　現在，高齢化社会に伴い心不全の患者数が急激に増えていることが危惧される。心不全は病名ではなく，心臓の働きが低下した状態のこと。心臓の機能が低下すれば血液を送り出すポンプ機能が低下し，体のあちらこちらで「うっ血」が起こる。動脈硬化や高血圧は互いに影響しながら進行するが，心不全では特に高血圧の管理に注意が必要である。突然に起こる急性心不全もあるが，多くの場合が徐々に機能が低下してゆく慢性心不全である。一旦，心不全になってしまうと完全に治すことは不可能である。しかし，早期に適切に治療を開始できれば心臓の機能低下を和らげることが可能である。心不全の特徴的な症状はチョッとしたことでの「息切れ」や「疲れやすさ」であるが，初期では心臓の痛みも無く単なる「年のせい」と見すごされる場合が多い。特に高齢者や高血圧・糖尿病の人では気づかないうちに病気が進行して慢性心不全に陥っていることが多々あり，放置して急激に心臓機能が低下し急性心不全に陥ることがある。急性心不全は早急に治療しないと命に関わる病気である。また，心不全は再発しやすい病気でもある。一度心不全を起こした人の心臓には治療後も壊死部分が残り完全に元に戻ることはなく，治療後に再発を繰り返すたびに心臓の状態は悪化してゆく。命を失う危険性も高く，急性心不全で入院する人の約6％が病院で死亡し，約22％が1年以内に死亡すると報告されている。また，約16％の患者が再入院するといわれる。

＜心不全のリスクと症状＞

リスク：高齢（65歳以上）心筋梗塞，狭心症，高血圧，糖尿病，不整脈などの
　　　　心臓病など

　　　　＊心筋梗塞の治療を受けた人は要注意

図表2－26　心不全の主な原因

・冠動脈の異常

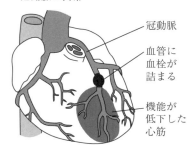

冠動脈の動脈硬化が進み，血栓が詰まって心筋梗塞が起こると，心筋の一部が壊死して，心臓の機能が低下する。

・心筋の異常

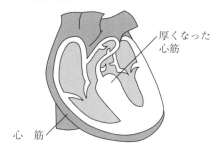

高血圧などによって心筋が厚くなったり，心筋梗塞後の変化や拡張型心筋症などによって心筋が薄くなったりして，心臓の機能が低下する。

症　状：肺でうっ血すれば「息切れ」，脚のうっ血では「むくみ」，肝臓のうっ血では「お腹の張り」。
検　査：胸部エックス線検査，心電図，心臓超音波検査，血液検査など
治　療：主に生活改善と薬物療法。ペースメーカー植え込み（中等度以上の病状）

　予防としては急性心不全に至る前の対策が特に大事であり，初期の「息切れ」のようなサインを見過ごしてはならない。健康であれば高齢者でも「息切れ」は起こらず，多くの場合病気のサインである。ただし，心臓以外に肺・呼吸循環系の病気でも「息切れ」が起こるので正確な判断には医師の診察が必要である。

（6）不整脈と心臓病
　心臓は結節という部位で電気信号が発生し，心臓全体に伝わることで収縮を繰り返し全身に血液を送るポンプの役割をしているが，この刺激伝導系で発生する異常を不整脈という。不整脈にはさまざまなタイプがある。人前で緊張してドキドキ脈が乱れるのも広い意味での不整脈であるが，この乱れは健康上ま

ったく問題ない。日常階段の上り下りで脈が速くなるのも不整脈であり，誰でも多かれ少なかれ不整脈が見られるが，ほとんどの場合心配無用である。不整脈の原因は大きく分けて心臓自身の異常が原因のものと心臓以外の病気によるものがあり，一部に危険な不整脈もあるので注意が必要である。

＜心臓の異常による原因＞
　①　心筋梗塞：脈硬化が主な原因
　②　心臓弁膜症
　③　心筋症：心筋肥大症状
　④　遺伝的因子・体質

＜心臓以外の原因＞
　①　甲状腺の病気
　②　サルコイドーシス：難病指定の病気
　③　高血圧
　④　薬の副作用：ぜんそく，うつ病，高血圧治療薬など

1　不整脈のタイプ

　普通心拍数は安静時で50〜100回／分を正常としているが，これより遅い場合を徐脈性不整脈，速い場合を頻脈性不整脈としている。また，拍動のタイミングにズレが生じるタイプの不整脈を期外収縮と呼ぶ。期外収縮は多くの人で見られほとんどの場合治療の必要のないものであるが，中には危険なものもある。

①　徐脈性の不整脈
　　洞不全症候群：洞結節の異常
　　房室ブロック：心房・心室をつなぐ部位の異常
②　頻脈性の不整脈
　　心房粗動：心拍数300回／分程度
　　心房細動：心拍数500回／分程度
　　心室頻拍：心拍数200回／分程度

図表2-27 主な不整脈のタイプ

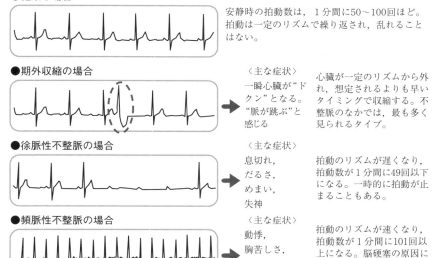

心室細動：心拍数400回／分程度
③ その他の不整脈
期外収縮：拍動のタイミングのずれで少し早く収縮する

　徐脈性の不整脈は多くの場合心配ないが，房室ブロックで完全に電気信号が途絶えて心停止に陥れば死の至る危険性がある。頻脈性の不整脈の心房細動では心房の中で血栓ができやすく，その血栓が脳に運ばれて詰まると脳梗塞を起こす危険性がある。心室細動は，ポンプ機能が失われて血液を送り出せなくなり突然死の危険性がある最も怖い不整脈である。ただし，心室細動は他に原因となる病気の無い人では起こらないので通常心配する必要はない。

2　不整脈の症状と治療
　徐脈性不整脈では主に息切れ，だるさ，めまい，失神症状などがみられる。

一方，頻脈性不整脈では，動悸，胸の苦しさ，失神症状などが起こる。このような症状を感じたら一度，内科，循環器内科，心臓内科で検査すべきである。

医療機関では以下のような検査・治療が行われる。

検　査

　　医師による問診，心電図検査，血圧・血液検査，心エコー検査

治　療

　　薬物療法：抗不整脈薬，抗不安薬，抗凝固薬などによる治療

　　非薬物療法

頻脈性の場合

- カテーテル・アブレーション（カテーテルを使って原因部位を周波電流で焼き切る。）
- 植え込み型徐細動器（鎖骨付近の皮下に埋め込む器具）

徐脈性の場合

- ペースメーカー（拍動が落ちてきたとき自動的に電気刺激で拍動を増やす機器）

　　＊最近は改良されて携帯電話や通信電波に影響されにくくなっている。

3　不整脈のある人の生活改善

　動脈硬化は高血圧や心筋梗塞を介して危険な不整脈の原因となることが多い。動脈硬化や高血圧を予防するための生活改善は結果的に不整脈の予防にもなっている。そのためにバランスの良い食事，適度な運動，禁煙を大切にしたいもの。特に心房細動は自律神経の働きと深い関係にあるので，ストレス，過労につながる生活習慣を持っているならば一度見直すべきである。

（7）脳 卒 中

　「卒」は「急」，「中」は「あたる」を意味である。発症直前まで普通に生活していた人が脳血管の障害により突然に猛烈な痛みに襲われて倒れたり，意識不明や顔面・手足のマヒなどの起こし，重い後遺症を残すことが多い脳の病気を総称して脳卒中と呼んでいる。最近は発症前のサインもわかってきたが，最初のサインを見過してしまうことも多く，結局「昨夜まで元気だったのに，翌

第2章　現代人のかかりやすい病気　◎── 79

朝突然の発症で倒れてしまう」ことが多いのがこの病気の特徴である。脳卒中は大きく3つの病気に分けられる。血管が詰まる「脳梗塞」と細い血管が破れる「脳出血」と血管の分かれ目の瘤が破れる「くも膜下出血」であるが，それらは脳で単独に発症する病気ではなく肥満・脂質異常症・高血糖などの生活習慣病と深くかかわりながら進行していることが知られている。

＜脳卒中の発症時の主な症状＞

　頭痛・めまい：他に明らかな原因が無い激しい頭痛やめまい

　マヒ・しびれ：顔面，片側のゆがみ，手足のマヒやしびれ，

　視野欠損：左右どちらで見ても視野が半分しか見えない状態

　言語障害：ろれつが回らなくなり，うまくしゃべれない

①　脳　梗　塞

　脳梗塞は脳の血管が狭くなったり詰まったりすることで起こり，脳卒中の中では最も多い病気である。血管が詰ればその先の組織に血液が送られず周囲の細胞が障害される。脳梗塞にはラクナ梗塞，アテローム梗塞，心原性脳梗塞の3つのタイプがある。高血圧で血管に高い圧がかかり続けて細い血管の壁が厚くなって詰まるのがラクナ梗塞である。太い血管では先ずコレステロールの塊によるアテローム（コブのようなもの）ができて動脈硬化が進む，次の段階で何らかの原因でそれが破れてそこに血小板が集まり血栓ができて血管が詰まるのがアテローム梗塞である。これらは高血圧や糖尿病，脂質異常症などの動脈硬化促進因子が深く関係している。心原生脳梗塞は不整脈などの原因で心臓にできた血栓が血液によって脳まで運ばれて血管を詰まらせる病気である。この場合は詰まった先の比較的広い範囲の障害を起こし重症化しやすい。また，原因になる不整脈で最も多いのは心房細動である。

▌脳梗塞のサイン「一過性虚血発作」

　脳梗塞の場合は発症の前兆として軽い脳梗塞症状が起こり，しばらくして治まることがある。この「一過性虚血発作」を見過ごすとその後に本格的な脳梗塞が起こることが多いので，このサインを感じから至急に医療機関で検査すべ

きである。

② 脳出血

　主に高血圧が原因で脳の細い血管が破れて出血するのが脳出血である。出血した血液が固まって「血腫」を形成しこれが周囲の脳細胞を圧迫・障害する。脳出血の場合は他の２つに比べて症状が穏やかでその前兆がはっきり出ないケースが多い。

③ くも膜下出血

　血管が枝分かれする部位には脳動脈瘤というコブができやすい。くも膜下出血とは何らかの原因で脳動脈瘤が破裂して出血してクモ膜下腔という部位に溜まるものである。この場合はバットで殴られたような激しい頭痛が突然襲ってくる。また，吐き気，嘔吐，意識障害も起こることもある。

▌くも膜下出血のサイン

　くも膜下出血では先に軽い症状が現れる場合がある。一時的であり，出血が少なく一旦治ってしまうので，そのまま放置されやすいが，これが警告発作といわれる前兆である。これを放置すると数日後には本格的なくも膜下出血が起こることが多いので，このサインが起こったら至急に医療機関で検査すべきである。

▌脳卒中の治療

　脳卒中では病気の種類によって治療法は異なるが，発症すれば脳細胞に大きなダメージを受けるので治療現場では第一に時間との勝負になる。早急に適切な治療が施されれば完治することも十分可能だが，時間が遅れるほど後遺症のリスクは高まる。脳卒中後遺症を少なく抑えるためには，できるだけ早く集中的な治療を行うことと，急性期に集中的にリハビリテーションを行うことが重要である。発症後の２〜３週間を急性期というが，最近の脳卒中治療においては，急性期よりさらに前の超急性期の治療が注目され，患者の状態が良ければ

第2章　現代人のかかりやすい病気　◎──　81

手術直後からのリハビリテーションも行われている。

(1)　脳梗塞の治療

　現在は「t－PA（アルテプラーゼ）」という血栓を溶かす効果のある薬の出現によって発症後3時間以内であれば血栓を溶かして血流を回復させることで後遺症を残さず治療できるようになった。ただし，治療前に医療機関での検査や診断に1時間が必要なので，発症後2時間以内に専門医のいる病院に搬送することが条件になる。それが可能なケースは日本でもまだ20～30％程度である。3時間が過ぎてt－PA治療ができないケースでも専門医がいる病院ならばカテーテルによる「血栓除去療法」などにより血栓を抜き取り，後遺症を最小限にすることが期待できる。この場合は発症後8時間以内が限界である。したがって脳梗塞の場合は，症状に早く気付いたらできるだけ早く救急車を呼ぶことが何より大切なことである。

(2)　脳出血の治療

　血腫が小さい場合は薬によって血圧を下げて，出血を止めて脳のむくみをとる治療で治ることが多い。血腫が大きい場合は開頭手術により頭蓋骨を外して取り除く治療が行われる。ただし，開頭手術は体への負担が大きいので患者の状態による。

(3)　くも膜下出血の治療

　主に2通りの方法が行われる。1つは，破裂した脳動脈瘤に血液が流れ込まないようにするために，開頭して頭蓋骨の一部を外し動脈瘤の根元をクリップで止める手術（開頭クリッピング術）。もう1つは，カテーテルを使って破裂した動脈瘤の中に金属製のコイルを詰める方法（コイル塞栓術）がある。コイル塞栓術は患者の体への負担は小さいが受けられる施設が限定され少ない。

▐ 脳卒中の再発と予防

　脳卒中は治療後にも再発することが多い。脳梗塞や脳出血の場合は10年以内に2人に1人は再発すると考えられており，一旦発症すれば脳卒中治療は生涯続ける必要がある。ただし，くも膜下出血では発症後の治療が上手くいけば同じ部位での再発治療の必要が無い場合が多い。脳卒中再発予防のためには，

脳卒中自体の予防と原因として関係深い生活習慣病予防の両方が基本である。規則的な生活リズム，適度の運動と栄養管理とともに薬物治療の併用によって，血圧，血糖，脂質を管理し生活習慣病を予防し，さらに年1回は専門医を受診することが必要である。

▌脳卒中リハビリテーション

最近は急性期からの治療とリハビリテーションをさまざまな職種のスタッフがチームを組んで行う「脳卒中ケアユニット（SCU）」が成果を上げて注目されている。チームには医師や看護師ばかりではなく薬剤師，理学療法士，作業療法士，言語聴覚士などのさまざまな専門職が参加し患者のさまざまなストレスに対応し，最終的にはあらゆる面での社会復帰に向けての手助けとなるリハビリテーションを推進している。また現在は，以下のような安静の取りすぎによる脳卒中以外の機能低下を防ぐ目的で，治療直後に病状が落ち着き次第，できるだけ早い段階から安全に配慮しつつ急性期リハビリを開始することが主流となっている。

〔主な廃用性症候群（動かさないことによる弊害として）〕

筋や骨の委縮

関節拘縮（他の関節も硬くなる）

床ずれ

知的機能低下（高齢者は意欲も失うこともある）

心肺機能低下

（8）脳ドック

脳ドックではCT検査やMRI（磁気共鳴画像）検査などによってきわめて早期の段階の動脈瘤や狭窄や頸動脈狭窄などの血管の病変を発見できる。現在は検査精度が一段と向上し，僅かな病変も発見できるようになった。脳ドックで病変が発見されたとしても，早期であれば治療の選択肢があり，薬物的治療や負担の少ない手術が行えるメリットがある。ただし，人によっては病変が発見されたこと自体が心配やストレスの原因になるケースもある。

第2章　現代人のかかりやすい病気　◎—— 83

　脳梗塞の場合は血管の狭窄や血栓が発見されたからといって即座に手術するのではなく，早期であれば血栓を防ぐ薬物治療がまず選択され，その後必要があれば別の治療を選択することが可能である。その場合にも体に負担の少ないカテーテルによるステント管留置術なども可能である。また，くも膜下出血の原因となる未破裂動脈瘤が発見された場合はコブの形や性質，喫煙や既往症など考慮し，その上で破裂の可能性が低ければ経過観察し，必要に応じてコイル塞栓術やクリッピング術などが行われる。

　脳卒中発症後の治療の高いリスクと後遺症の危険性に比較すれば，脳ドックによって早期発見をして経過観察や予防的治療を受ける方が後遺症リスクも少なく安全ではなかろうか。

（9）その他の血管の病気

①　大動脈瘤と大動脈解離

　動脈硬化は体のどこでも起こることであり，太い血管である大動脈でも起こる。大動脈での動脈硬化が進むと一部がコブ状に膨らんで大動脈瘤を形成し，最悪の場合は破裂したり，もろくなった血管内壁がめくれて血液が流れ込んで剥離する大動脈剥離が起こることがある。70歳以降の高齢者に多く起こり近年増加している侮れない病気で，主な原因は動脈硬化だが，先天的に線維組織が弱い人ではリスクが高まる。動脈瘤のなかでコブが形成されていても血流は保たれる状態なので，破裂する直前にも症状が無く早期発見が難しく普段からの予防と検査が大切な病気なのである。気になる症状があれば，早めにCT検査やMRI検査を受けるべきである。大動脈瘤破裂や大動脈解離の場合，多くの場合大出血を伴う大手術となるが，それでも命を失う可能性は高い。

　近年，健康維持のために食事制限を続ける日本人が多くなっている。「肥満はすべての病気の原因」という考えが浸透したからだ。一方で高齢者のタンパク質不足による体力低下の弊害も指摘されている。体も免疫もタンパク質でできているからである。栄養不足は血管の強度も低下させるので，高齢になったら一層栄養バランスと運動が大切になる。

② 頸動脈狭窄症

　首の左右にある頸動脈の内腔が動脈硬化で硬く厚くなり狭窄が起こる状態を頸動脈硬化症というが，放置してできた血栓が脳まで移動して脳卒中を起こすことがある。従来は欧米人に多い病気だったが，食の欧米化に伴い日本でも頸動脈狭窄症が引き金の脳卒中が近年増加している。脳につながる頸動脈は枝分かれして目にも通じているので頸動脈が詰まれば突然片方の目が真っ暗になって見えなくなる一過性黒内症をおこすことがある。通常10分程度で治まるが，これは脳梗塞の前兆でもあるので早急に医療機関を受診すべきである。

③ 閉塞性動脈硬化症

　閉塞性動脈硬化症はいわば脚の狭心症ともいえる血管の病気であり，65歳以上の高齢者の約15％程度がかかっていると考えられている。太ももやすねの血管が左右に分岐する部位あたりで多く発症し，多くの場合「間欠性は行」の症状が起こる。「間欠性は行」とは「少し歩くと痛くなって立ち止まる，少し休むと回復して再び歩けるが，また少し歩くと痛くなる。」を繰り返すような症状のことで，結局200〜300m程度歩くのに大変な時間を要してしまうことになる。初期の段階で治療すれば薬物治療や運動療法・食事療法で十分改善できるが，放置すると潰瘍・壊死（重症）に進行しバイパス治療やカテーテルによるステント管治療が必要になる。最悪の場合足の切断をしなければならなくなる。

④ 静脈の血栓症

　血栓は動脈だけではなく静脈にできることもあるが，静脈の血栓の90％以上は脚部で起こる。脚部の静脈に血栓ができれば動脈の場合と同じように血流が妨げられる。血栓によって脚が大きく腫れて痛みも現れる病気を総称して静脈血栓塞栓症と呼ぶ。軽度の場合は血流が保たれるので気付かない場合もある。その血栓が何かの原因で血管の壁から剥がれて血流によって心臓まで移動し，心臓をすり抜けて，さらに肺まで達して肺の血管を詰まらせることがある。これが肺塞栓症である。肺塞栓症では呼吸困難，激しい胸痛，失神，ショック症

状などを引き起こし，最悪の場合には死にいたることもある。

　普段健康な人でも飛行機や自動車などの乗り物に長い時間（約6時間以上）同じ姿勢で坐っていると静脈で血栓ができやすい状況になる。肺塞栓症は年齢・性別に関係なく誰にでも起こる可能性があり，一般的に「エコノミークラス症候群」としても知られている。

▌予防のポイント
・乗り物のなかでも工夫して最低1～2時間おきにこまめに脚部を動かしたり体操したりして血栓をできにくくする
・こまめに水分を補給する
・乗り物内での過剰な飲酒をしない。（アルコールが体内の水分を奪う）
・高齢者，肥満の人，妊婦は血栓ができやすいので要注意
・心臓病，ガン，脳卒中，関節リウマチの人は血栓ができやすいので要注意

COLUMN　新・医者にかかるための10箇条

① 　伝えたいことはメモして準備

② 　対話の始まりは挨拶から

③ 　よりよい関係づくりはあなたにも責任が

④ 　自覚症状と病歴はあなたの伝える大切な情報

⑤ 　これからの見通しを聞きましょう

⑥ 　その後の変化も伝える努力を

⑦ 　大事なことはメモをとって確認

⑧ 　納得できないときは何度でも質問を

⑨ 　医療にも不確実なことや限界がある

⑩ 　治療方法を決めるのはあなたです

出所：「厚生労働白書H.16」，p.131

第3節　その他日本人がかかりやすい病気

（1）糖 尿 病

①　糖尿病のタイプ

　糖尿病には1型と2型の2つのタイプがある。1型糖尿病は免疫の異常によって膵臓からのインスリン分泌に障害が起こる病気であり，子どもから思春期に多く発症する。以前は「小児糖尿病」とも呼ばれていたが，どの年代でも発症する可能性のある病気である。2型糖尿病は遺伝や体質に加えて過食・運動不足などと関わりが深い生活習慣病である。

▌1型糖尿病

　膵臓には「膵島」（ランゲルハンス島とも呼ばれる）という細胞の集まりがあり，その中のβ細胞という組織でインスリンを作っている。1型は免疫異常によってβ細胞が障害されインスリンの分泌自体ができなくなる病気で，糖尿病全体の1～3％程度といわれるが，発症すると数日から数週間という短い期間で高血糖が進み症状も強く現れることが多い。治療の基本はインスリン療法による血糖値のコントロールであるが，完治することは今でも難しい。また，1型は生活習慣病ではないので家族歴や運動不足・過食などに関係なく，10歳代をピークに小児から大人まで広い範囲で発症する。初期の段階から自覚症状が現れるのが2型との大きな違い。しかし，現在は適切なインスリン療法（注射）を行えば合併症を抑え日常生活を支障なく送ることができる。

　主な症状は1型糖尿病も2型糖尿病も同じで，高血糖が長期間続けば同様に合併症を発症する。血中インスリン濃度が極度に低下するとケトン体が増加して血液が酸性に傾き（ケトアシドーシス）吐き気・嘔吐などの消化器系症状が現れ，最悪の場合は意識障害を起こし死に至ることもある。特に小児糖尿病の場合は1型が多いので，両親が子供の異変に早めに気がついて適切な治療を受けさせることが重要。

　近年は糖尿病にかかわる医療分野の研究開発が盛んで，1型糖尿病の治療法

ではインスリン注射器や携帯型のインスリンポンプ，持続血糖測定システムなどの導入が進み年々患者の負担も軽減されている。

▍2型糖尿病

　最近，日本人の糖尿病の増加が深刻な問題になっているが，その9割以上が2型糖尿病である。40代以降では日本人の2〜3人に1人は糖尿病かその予備軍の可能性が高く，すでに国民病といえる生活習慣病である。厚生労働省の調査によれば2010年には約2,000万人以上もの人が2型糖尿病もしくはその疑いがある糖尿病予備軍とされ，現在も増え続けていると推察される。日本における増加の主な理由は食の欧米化と高齢化といわれている。2型糖尿病は，遺伝・体質に加えて過食・運動不足など生活習慣が主な原因なので，適切に予防をすれば十分防げる病気である。一方，日本人は欧米人に比べて糖尿病にかかりやすい体質を受け継いでいるといわれ，欧米人ほど沢山食べなくても，また肥満でもなく痩せているように見える人でも少し内臓脂肪が増加しただけで糖尿病リスクが高まると考えられている。日本人は欧米人以上に糖尿病の予防に気を付けなければならない。

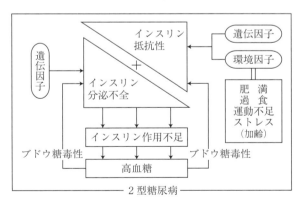

図表2−28　2型糖尿病の成因と病態

出所：「糖尿病のメカニズム」佐藤・竹内・田中編『テキスト健康科学』南江堂，2005年，p.99。

肝臓で作られたブドウ糖は血液によって全身に運ばれエネルギーとして利用される。健康な人の場合は，膵臓のβ細胞から分泌されるインスリンというホルモンが正常に働くことで血糖値が一定範囲に保たれる。ブドウ糖がインスリンの働きで肝臓や筋肉・脂肪細胞に送られて消費や蓄積されることで血液中の量が調整されている。しかし，何らかの原因によりインスリン分泌やインスリン作用の低下（インスリン抵抗性）が起こると，結果として血糖値の高い状態が続くことになる。これが2型糖尿病である。2型糖尿病は1型と違って進行が遅く特別な痛みや強い自覚症状が殆ほとんど無いために放置されることが多い。しかし，その間にも体内では病気が進行しており，症状が現れたときには重症化している場合も少なくない。また，糖尿病と診断されなくても高血糖状態が長く続くとその間全身の血管はもろく傷つきやすくなり動脈硬化が着実に進むこともわかっている。糖尿病はその病気自体も侮れないが，それ以上に怖いのが合併症である。

②　糖尿病の判定
　従来から糖尿病の判定は空腹時血糖値とブドウ糖負荷後2時間値を用いて行われたが，現在はグリコヘモグロビン（HbA1c）を加えた3つの基準値によっ

図表2−29　糖尿病の判定基準

●判定基準　空腹時血糖値とブドウ糖負荷後2時間値から判定する。境界型なら生活習慣の見直し，糖尿病型と判定されたら再検査を受け，糖尿病と診断されたら治療を受ける必要がある。糖尿病型であっても生活習慣の見直しはいうに及ばず，定期的受診が必要である。

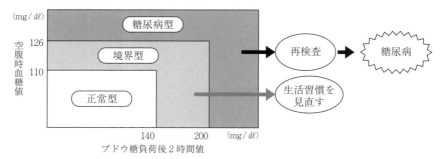

出所：日本糖尿病学会一部改変。

て判定している。

　正常型は空腹時血糖値が110mg／dl未満，かつブドウ糖負荷後2時間値が140mg／dl未満。糖尿病型は空腹時血糖値が126mg／dl以上，またはブドウ糖負荷後2時間値が200mg／dl以上。その間が境界型であり糖尿病予備群と判定される。糖尿病予備群の人はその時点では糖尿病ではないが生活改善などを行わなければやがて糖尿病に移行するリスクが高い人のことである。

　ヘモグロビンが血液中のブドウ糖と結合してできた物質をグリコヘモグロビンという。HbA1cはヘモグロビン全体に占める割合を％で示したもので，高血糖の人で値が高くなり糖尿病の判定に使える。しかも採血から遡って1～2か月間の血糖値の平均がわかるので血糖の状態を把握できる。現在（2011年～）はHbA1cの判断基準では6.1％以上で糖尿病型と判定され治療が必要となる。

＊献血をした際に送られてくる自分の血液の検査成績の中にも糖尿病の検査の1つである「グリコヘモグロビン：GA」がある。これは過去2週間の期間の血糖値の平均を示しており，16.5％未満が標準値とされている。治療はできないが定期的な献血で自身の血液の状態を管理することもできる。

▌主な症状

　現在日本では糖尿病と診断された人の半数近くが適切な治療を受けていないと考えられている。糖尿病が正しく理解されていないのと初期に自覚症状がほとんど無いのが理由である。しかも，最も発症が多くなる40歳代が人生の働き盛りで忙しいことも原因の1つである。高血糖値状態が続くと，溜まりすぎの糖分を排泄するために体は大量の水分を必要とする。したがって，糖尿病初期には多飲・多尿症状が現れやすく，悪化すると夜中のトイレの回数（2～3回）が増える。さらに重症化すると脱水症状や体重減少が起こってくる。何もしてないのに短期間に5～10kgも体重が減るようであれば重症である。高血糖を放置すればやがて糖尿病合併症に発展して取り返しのつかない場合も少なくない。

③ 主な合併症

糖尿病で恐ろしいのは高血糖自体ではなく，それによって引き起こされる血管の動脈硬化が原因の合併症である。合併症は大きく分けて太い血管の動脈硬化によるものと細い血管の動脈硬化によるものがある。以前から細い血管の動脈硬化による3大合併症は良く知られていたが，近年は太い血管の動脈硬化が原因の脳卒中や心臓病なども糖尿病と深い関係があることがわかってきた。特に動脈硬化は糖尿病予備群と診断された時から進行していることも明らかになっている。

▎糖尿病の3大合併症

(1) 糖尿病網膜症：目の網膜の血管が高血糖の影響で障害され視力障害を起こし，最悪の場合失明に至る。糖尿病による中途失明は年間約5,000人にのぼり緑内障に次いで2番目に多い。

(2) 糖尿病腎症：高血糖により腎臓の細い血管が詰まって障害され腎機能が低下する合併症。腎臓病による高血圧を誘発し悪化して人工透析が必要になり，さらに悪化して腎不全で死に至る。

図表2－30　糖尿病の合併症

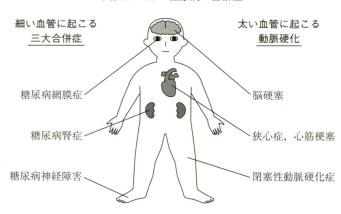

第2章　現代人のかかりやすい病気　◎—— 91

(3)　糖尿病神経障害：末梢の神経が障害され手足のしびれや痛みが起きる。ま
　　　　　　　　　　　た，神経障害で感覚が鈍くなり，足の指先の怪我に気が
　　　　　　　　　　　つかず，傷口からの感染により「壊疽」を起こし切断し
　　　　　　　　　　　なければならないケースが少なくない。

④　糖尿病の治療

　糖尿病もしくは糖尿病予備群と診断されたら最初に行うのは生活習慣の見直
しである。軽症であれば食事生活の改善と適切な運動習慣によって十分正常型
に戻ることができる。

　それでも十分に改善されない場合は合併症を防ぐ目的で薬を使って血糖値を
コントロールすることになり，治療は一生継続しなければならない。

▌糖尿病の食事療法

　肥満は内臓脂肪を介して糖尿病リスクを高めるので，糖尿病食事療法の基本
は適正摂取カロリーの励行である。特に食品の制限はなく，栄養バランス良く
適正量を食べるのが基本であり，糖尿病でない人でも健康維持のために利用す
ると良い。実施に当たっては，日本糖尿病学会編の「糖尿病食事療法のための
食品交換表」をお手本にすると良い。

　動物性脂肪の取りすぎは，血糖値が高い人・肥満の人で一層の内臓脂肪増加
に結び付き糖尿病を悪化させる。野菜や海藻類に多く含まれる食物繊維は血糖
の吸収を遅らせて血糖値の急激な上昇を抑える効果がある。ただし，食物繊維
の極端な量の摂取はカルシウムの吸収をも下げることがあるので要注意。高血
圧は糖尿病の網膜症や腎症，動脈硬化を促進するので，塩分については高血圧
予防のために 7 ～ 10 g 以下に抑えること。　食事は健康のため 1 日 3 回規則
正しく食べること。よく噛んでゆっくり楽しんで食べることは急激な血糖値上
昇を防ぐ効果がある。糖尿病の人でも血糖値コントロールが上手くできていれ
ば適量の飲酒や 1 日に 1 回程度の間食なども問題ない。

▌運動療法

糖尿病の運動療法は有酸素運動が中心となる。有酸素運動では筋肉細胞への
ブドウ糖取り込み効果が高いのでインスリンの節約効果が期待できる。さらに
運動による体力強化がインスリン分泌・作用の改善にもつながる。糖尿病の有
酸素運動は食後1～2時間が良いタイミングである。30分以上のウォーキング
や軽いジョギングが食後上昇した血糖値を下げるのに効果的である。毎日が理
想的であるが，少なくとも週3回以上実施したい。

無酸素的なウェイトトレーニングは直接的効果が高いとはいえず，むしろ糖
尿病で動脈硬化が進んでいる人にとっては急激に血圧をあげるので危険であ
る。しかし，軽めの負荷によって徐々に計画的に筋肉量を増やすことは結果と
して基礎代謝量の増加に結び付くので血糖値改善につながる。

病気の状態や合併症，動脈硬化の程度によっては運動が不適切な場合もある
ので，運動療法を始めるに当たっては必ず医師に相談すること。収縮期で180
mmHg以上の高血圧や不整脈のある人は特に注意が必要であり，合併症で腎臓

図表2－31　運動による2型糖尿病の発症予防効果と死亡率抑制効果—コホート研究の成績

研究者	対　象	主な結果
University of Pennsylvania Alumni Health Study, USA Helmrich SP, et al (1991)	非糖尿病 男性 5,990人 （39～68歳）	活動量が週に500kcal増加するに伴い，糖尿病の発症が6％減少した
Physician's Health Study, USA Manson JE, et al (1992)	非糖尿病 男性 21,271人 （40～84歳）	週に1回以上発汗するほどの運動を行った群では，糖尿病の発症が29％減少した
Harvard College Alumni Study, USA Paffenbarger RS Jr. et al (1993)	健　康 男性 10,269人 （45～84歳）	中等度以上の運動を開始した群では，死亡率が23％減少した
Nurses' Health Study, USA Hu FB, et al (1999)	非糖尿病 女性 70,102人 （40～65歳）	運動量が多いほど糖尿病の発症は少なかったが，軽度の運動でも効果があった
Osaka Health Survey, Japan Okada K, et al (2000)	非糖尿病 男性 6,013人 （35～60歳）	週末における週1回の運動でも糖尿病の発症が25％減少した
Study of Osteoporotic Fractures (SOF), USA Gregg EW, et al (2003)	健　康 女性 7,553人 （65歳以上）	高齢でも運動を開始した群では，死亡率が48％減少した

出所：佐藤・竹内・田中編『テキスト健康科学』南江堂，2005年，p.102。

第2章　現代人のかかりやすい病気　◎―― 93

図表2−32　運動による2型糖尿病の発症予防効果と死亡率抑制効果―介入研究の成績

研究者	対　象	主な結果
Malmö Study, Sweden Eriksson KF, et al (1998)	耐糖能異常 男性423人* （平均48歳）	食事運動療法介入群では，死亡率が非介入群と比較して53％低下した
Da Qing IGT and Diabetes Syudy, China Pan X-R, et al (1997)	耐糖能異常 530人 （平均45歳）	糖尿病発症率が，食事療法介入群で31％，運動療法介入群で46％，食事運動療法介入群で42％低下した
Finnish Diabetes Prevention Study (DPS), Finland Tuomilehto J, et al (2001)	耐糖能異常 522人 （平均55歳）	糖尿病発症率が，食事運動療法介入群では58％低下した
Diabetes Prevention Program (DPP), USA Knowler WC, et al (2002)	耐糖能異常 3,234人 （平均51歳）	糖尿病発症率が，食事運動療法介入群では対照群に比較して58％低下した。薬物療法群では31％低下した

Malmö Study 以外は無作為化比較試験。
*Malmö Study 全体では6,389人。

出所：図表2−31と同じ。

機能が低下している人は運動も禁止である。

　また，運動療法の過信は間違いであることを忘れてはならない。いくら運動を行っても摂取エネルギーが多すぎればインスリン作用を超過してしまい血糖値が上がってしまう。特に中高年者では加齢とともに少しずつインスリンの作用が低下することも自然のことである。血糖値の管理はあくまで摂取エネルギー（食事）と運動の両方が基本であることを忘れてはならない。

▌薬物療法

　食事や運動療法で改善できない場合に薬物療法が選択される。これには経口薬とインスリン注射がある。最近，糖尿病の治療法が変わってきている。従来は最初に経口薬から始め改善が認められなければインスリン注射が行われていたが，現在は早い段階から薬物療法を積極的に取り入れるように変わってきている。インスリン製剤によって血糖値を良い状態で維持するほうが病気の進行を防ぐことが知られてきた結果である。したがって，食生活の改善や運動療法とともに，従来よりも早めの薬物療法が導入されるケースが少なくない。

＜インスリン注射＞

　インスリンそのものを注射すると膵臓に負担をかけずに血糖値を下げることができる。従来は最終的手段とされてきたインスリン注射が早い段階の治療に積極的に導入されるのに伴いさまざまなタイプの注射器も沢山開発されている。殆どのものが手軽に携行でき患者自身で安全使用が可能である。注射の針もきわめて細いものになり痛みも苦にならない。

▌膵臓移植

　インスリン療法によっても血糖値コントロールが十分でない重度1型糖尿病に対する根治療法として，現在も症例は少ないが膵臓の臓器移植がある。移植した膵臓が上手く定着すればインスリン療法が不要になるという。ただし，脳死のドナー（臓器提供者）からの膵臓を開腹手術によって移植するのであるから患者の負担は大きい。また，成功してインスリン療法が不要になったとしても，術後の拒絶反応を抑えるための免疫抑制剤を使い続ける必要がある。現在，膵臓移植は健康保険が適用になっている。

▌膵島移植

　脳死や心臓死ドナーの膵臓から膵島細胞を取り出して重症のインスリン依存型糖尿病患者に点滴によって移植する膵島移植は，膵臓本体の移植と違って回復による手術を必要としないので患者の負担軽減メリットがある。膵島の摘出には遺族の同意があればよい。提供者から一旦膵臓を摘出し，遠心分離法で分離した膵島細胞を凍結保存し，一定量集まったら肝臓の門脈から点滴で移植する。ただし，1人のドナーから得られる膵島では足りず，普通一度の膵島移植に2～3人分の膵臓が必要になる。しかも単独で移植に使える膵臓は臓器移植に利用されるので，それ以外の臓器移植に適さない膵臓を使うケースが多い。従って，日本で膵島移植が行われるのは年間で数例程度に留まっている。また，移植後は徐々に膵島量の減少が起こり，5年後には再びインスリン療法が必要になるケースが多く，今後さらに改良が必要である。また，現在膵島移植に健康保険は適用されていない。

第2章　現代人のかかりやすい病気　◎── 95

　再生医療の進歩により，将来的には自分の万能幹細胞から膵島細胞を作って自分自身に点滴によって移植する方法が確立されるかもしれない。

▌知っておきたい妊娠糖尿病

　妊娠中には胎児の成長を促すホルモンの分泌の影響でインスリンの働きが低下する。母体はインスリンの分泌を促進させて対応しようとするが，追いつかなくなると高血糖値状態が続くことになる。これが妊娠糖尿病であり，肥満や糖尿病の家族歴があれば要注意。

　妊娠糖尿病では胎児が大きくなりすぎで難産リスクと母体の将来の糖尿病リスクが高まると考えられている。

（2）痛　　風

　血液中の尿酸値が高い状態を高尿酸血症というが，長く（5〜10年）放置すると痛風という病気を発症し激痛発作のリスクが高くなる。痛風は「風が吹いただけでも痛い」というほどの激痛発作が特徴の病気であり，一度発作を起こす病状まで進むと治療は生涯続くことがきわめて多い。1965年頃には患者数も全国で約400人程度と少なかったが，食の欧米化や運動不足など生活様式の変化に伴って年々増加し，1990年に約28,000人，2011年には約100万人，予備群が約500万人に達するようになった。発症は男性に多く1965年代には50歳代男性をピークとしていたが，最近は30歳代の若者で急増している。また，以前は男性の病気であり女性は発症しにくいとされたが，最近は女性の痛風も増えている。

①　高尿酸血症

　尿酸はプリン体という物質の代謝によってできる老廃物である。プリン体の多くは体内で合成されるが，一部は食品として体に取り込まれる分もある。肝臓で代謝・分解された尿酸は腎臓から尿として排泄される。通常は体内で作られる尿酸と排泄される尿酸の量が一定範囲に保たれているが，バランスが崩れ血中尿酸濃度が高い状態が続くと高尿酸血症と診断される。この状態が長く続

図表2−33 足の親指付近で起こりやすい痛風発作

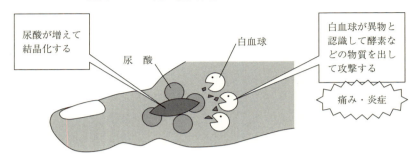

くと尿酸が結晶化して関節などに蓄積してしまう。

　尿酸の結晶が蓄積しただけでは発作は起きないが，何らかの原因で結晶が関節から剥がれるときに白血球がそれを異物ととらえて攻撃することで激しい痛みを発する。これが痛風による激痛発作であり，多くの場合足の親指の付け根付近でおこる。通常発作は2〜3週間程度で治まるのだが，治療をせず放置すると再発を繰り返し，やがて再発の間隔も短くなり，慢性的に激痛が続くようになる。適切な治療をしなければ痛風は治らない病気である。

■ 高尿酸血症の診断

　血中尿酸値は定期健診や献血での検査項目に含まれており自己管理が可能で

図表2−34　高尿酸血症の症状

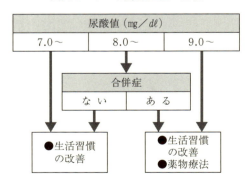

ある。血中尿酸値7.0mg/dlが目安で、これを超えたら要注意で9.0 mg/dl以上になると発作のリスクが高くなる。発作が起こるかどうかには個人差があり、尿酸値が7.0〜8.0mg/dlでも他の生活習慣病を持っている人の場合リスクは高くなる。

▌痛風の危険度チェック項目

以下、尿酸値を上げる原因。当てはまる項目が多いほどリスクが高くなる。

(1) 性別男性。尿酸値は女性より男性で高くなる性質があり、痛風の9割は男性。

　　＊ただし、近年は女性で増加の傾向にある。

(2) 肥満は尿酸の排泄作用を低下させ尿酸値が上がりやすくする。

　　＊近年、痛風と他の生活習慣病との関係が深いことが明らかになっている。

(3) プリン体の量ではビールが多いが、アルコールが分解される際にプリン体も分解されるので、お酒は種類にかかわらず尿酸値を上げる。また、多量飲酒は腎臓の尿酸排泄機能をも低下させ高尿酸を助長する。

(4) 肉食中心の食事は肥満を介して尿酸値を上げる。特にレバーなどの内臓肉にはプリン体が多く含まれる。

(5) 日頃から水分摂取量が少ない人は尿量も少ない傾向にあり、尿酸の排出も減少する。

(6) 尿酸値は体質や遺伝も否定できない。家族に痛風の人がいる場合は要注意。

(7) 詳しいメカニズムは不明だが、ストレスが多い人は尿酸値が上がりやすい。

(8) 過度に激しい運動や、無酸素的な筋力運動で尿酸値が上がることがある。

②　高尿酸血症の合併症

痛風の合併症といえば腎臓に結晶がたまり血液の濾過機能が低下する「痛風腎」と尿路に結晶が詰まり激しい痛みを発する尿路結石が有名である。痛風腎はその後腎不全に移行すれば生命の危険を伴うことになる。

図表2−35　痛風と合併する病気

```
        肥満   耐糖能異常   痛風
   脂質異常症                    腎臓障害
     高血圧        高尿酸血症      尿路結石
       狭心症                   脳硬塞
          心筋梗塞   脳出血
```

尿酸値が高い人は，痛風だけではなく，さまざまな生活習慣病
やメタボリックシンドロームなどにも注意が必要である。

　近年は高尿酸とメタボリックシンドロームとの密接な関係が明らかになって
きており，従来の腎臓系以外にもさまざまな合併症が起こることがわかってき
た。すなわち高尿酸状態が長く続くと肥満や脂質異常，高血圧，高血糖，動脈
硬化などがさらに悪化して生活習慣病リスクを一層高まるのである。

③　痛風の予防と治療

　予防と治療の基本は生活習慣の改善である。生活改善とは食生活の改善と適
度の運動である。改善が見られなければ薬物治療になるが，治療は長期間続け
なければならない。

▎食事の改善

(1)　適正摂取カロリーと栄養バランスで肥満解消を目指す。

(2)　肥満予防のため間食・夜食を控える。

(3)　プリン体を多く含む食品に要注意。（プリン体のほとんどは体内で作られるので
　　健康な人では特に制限する必要はない。）

(4)　アルコール制限。酒の種類に関係なく多量飲酒は尿酸値を上げる。

(5)　まめな水分補給習慣の励行。薄い尿は尿酸の結晶溶解や結石予防効果が期
　　待できる。

　　＊糖質の多いサプリメントなどより水・お茶のほうが良い。

第2章　現代人のかかりやすい病気　◎── 99

(6)　尿の酸性度が高いと結晶化しやすい。尿をアルカリ性にするために海藻類を多く摂る。

▌運動療法

　ウォーキングやジョギングなど30〜60分程度の有酸素運動が良い。他の生活習慣病の場合と同じく毎日が理想的である。毎日はできない場合，少なくとも連続しないで週3回は必要。多量の汗をかくような運動では十分な水分補給が必要。運動後にも腎臓の負担軽減の目的でたっぷりと水分を補給して十分休息すること。特に，強い筋肉運動や無酸素的な激しい運動は尿酸値を上げるので痛風の運動療法には適さない。

▌薬物療法

　薬物治療では，尿酸の排泄を促す薬と尿酸の合成を抑制する薬と合併症を予防する薬の3タイプが用いられる。これらは一度服用が始まれば長期（5〜10年間など）に続ける必要があるが，十分な改善がみられて，かつ状態が長期に安定すれば医師の判断で服用中止も可能。ただし患者自身の素人判断は禁物。尿酸の合成を抑える薬では副作用として肝機能障害，湿疹，白血球数減少などが起こることがある。また高血圧治療薬の中に尿酸値に影響するものもあるので飲み合わせも注意が必要。

　痛風発作に対しては，現在発作の前兆期に服用（コルヒチン）するものと発作中に服用する薬（非ステロイド抗炎症薬）があり，正しく服用すれば良く効き患者の苦しみも随分と軽減できるようになっている。

（3）COPD

　COPD（慢性閉塞性肺疾患）とは気管支や肺胞などの呼吸器官の炎症により慢性的に息切れが起こる病気である。年をとれば誰でも体力や心臓機能の低下により階段の上り下りなど辛くなり，無理をすれば多少息が切れるものであるが，原因が他の病気にある場合の重い息切れを感じることも少なくない。そのなかで最も多いのがCOPDであり，40歳代から始まり65〜75歳をピークに日本で

は現在600万人以上の患者がいるといわれている。放置すると呼吸器能が低下するだけでなく，肺がんや心筋梗塞などの病気，場合によってはインフルエンザや風邪などから肺炎を伴って死に至る恐ろしい病気でもある。

まだ有効な治療法はなく一度COPDと診断されたらその後は医師の指導に従ってできるだけ病状を安定させて進行を遅らせることを心がけて生活することになる。

図表2－36　死亡推定順位（世界）

死亡原因	1990年	2020年
虚血性心疾患	1位	1位
脳血管障害	2位	2位
COPD	6位	3位

出所：世界銀行／WHO調査 Murray CJL, Lopez AD. eds. The Global Burden of Disease.

①　COPDの原因と症状

主な原因はタバコであり喫煙者の約15～20％がCOPDを発症するといわれる。またCOPDの患者だけを調べると90％以上が喫煙者である。また，非喫煙者の受動喫煙もCOPD発症の原因に含まれ，ごく一部であるが，その他の原因として大気汚染・化学物質や粉塵もあげられている。

■主な症状

(1)　風邪でもないのに咳やタンがよく出る。気管支などの炎症によりタンが増えると気道が狭くなり，タンを出すための咳が多くなる。

(2)　日常の階段の上り下り程度で息切れがする。肺の炎症により肺の弾力低下で空気の流れが悪くなり息切れ症状が起こる。

(3)　同年代の人に比較して同じ運動でも息切れが起こりついてゆけない。
　　＊健常者ならば単なる加齢だけで息切れは起こらない。

(4)　進行した場合，日常的に慢性的な呼吸困難を感じる
　　＊ストローで呼吸しているような状態に似ている

②　肺　年　齢

スパイロメーターを使った簡便な肺機能検査によって肺年齢がわかる。肺年

図表2-37　スパイロメーターによる検査の方法

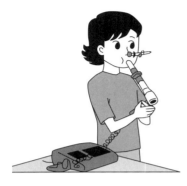

① 鼻をクリップでつまみ，装置の先をくわえる。
② 2～3回，普通に呼吸する。
③ 精いっぱい息を吸う。
④ 一気に吐き出し，最後まで吐ききる。

齢は呼吸器の病気の早期発見に定期健診などでも広く用いられている。検査結果が自分の実年齢より20歳以上多い場合はCOPDや肺炎，ぜんそくなど肺や気管支の病気が疑われる。

③　COPDと併存する病気

COPDという病気は，肺だけでなく他の病気を併存させて全身症状に至るケースが多い。
(1)　全身の筋肉萎縮：息切れが原因で運動不足になりやすいため
(2)　動脈硬化（脳，心臓）：悪循環のため
(3)　肺ガン：肺の異常から
(4)　骨粗鬆症：未解明
(5)　うつ状態：病気のため患者の半数程度がうつ病発症
(6)　肺性心：肺と心臓は互いに大きく影響しあうため

④　予防と治療

COPDは現時点では完治させる治療法がない病気である。治療についても専門医に診てもらう必要がある。専門医に診てもらえない場合には専門医からの情報に基づいて内科医の指導のもとで治療を長く継続することになる。
　治療においては，完全禁煙，薬物療法，呼吸法，食事療法，運動療法などに

102 ──◎

よって病気の進行を遅らせて症状を和らげることが基本であるが，適切な治療と厳格な生活管理を続ければ質の低下を抑えた普通に近い日常生活を送ることが可能である。

▎急性増悪

この病気の特徴に風邪やインフルエンザが原因で起こる急性増悪がある。健康な人にとっては単なる風邪でも，COPD患者では急激に症状が悪化し肺炎など他の病気を併発することもあり，重篤な状態に陥り入院治療が必要になり，場合によっては死に至る。したがって，予防接種は本人だけでなく同居する家族全員が流行前に受けるべきである。

（4）胃の病気

① 機能性ディスペプシア

最近，胃痛・胃もたれ・むかむか症状があるのに病院で検査しても異常がみつからない人が増えている。このような場合，従来は神経性胃炎・胃下垂などと診断されてきたが，今は総称して「機能性ディスペプシア」と診断することになった。現在，日本人の4人に1人が機能性ディスペプシアを発症しているといわれている。

胃は自身の蠕動運動によって食物を消化するが，この機能に異常が起こるとさまざまな症状を発するようになる。機能性ディスペプシアの原因はまだ詳しくわかっていないが，ストレスや胃酸分泌などが関係して蠕動運動などの機能低下を起こすためと推察される。

▎主な症状

(1) 胃の動きが悪い・・・・・・胃もたれ
(2) 胃のふくらみが悪い・・・・飽満感，食欲不振
(3) 炎症で胃酸などに過敏・・・胃痛，胸やけ

これらが複合的に現れてくるのが機能性ディスペプシアの症状である。

胃に負担をかけない生活

症状が比較的軽い場合は，以下の生活改善で回復可能。
(1) 食生活の改善：早食いせずに良く噛んで食べる
　　　　　　　　　腹八分目で食べすぎない
　　　　　　　　　食後30分は休憩する
(2) 適度の運動と休息での体調改善・管理
(3) 悩み・ストレスの軽減・解消
(4) 禁煙：禁煙が逆にストレスを増大させる人は医師に相談。

　これらの方法で１週間ほど努力しても改善がみられなければ医療機関を受診する。医療機関では，胃ガンや胃潰瘍などの検査をした後にそれらの病気が無ければ機能性ディスペプシアの可能性が高いと診断される。この診断結果を受けて逆に患者自身が安心して症状が治まってしまうケースが少なくないという。

② 胃潰瘍

　主な原因はピロリ菌感染と非ステロイド系消炎鎮痛薬（NSAID）による副作

図表２－38　ピロリ菌除菌の流れ

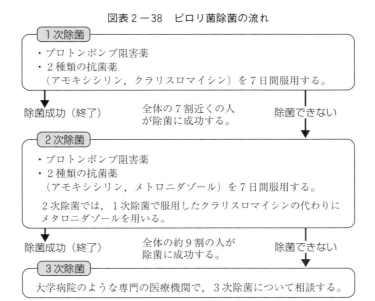

用である。他にストレスや加齢も原因ではあるが，現在はこの2つが胃潰瘍の主な原因とされている。

　ピロリ菌は胃のなかに住みつく細菌で胃潰瘍のほかに近年胃がんの原因として注目されている。日本人の約半数がピロリ菌に感染しているが，現在の中学・高校生を調べても感染者は数％程度と少なく，感染者のほとんどが衛生状態の悪かった時代に感染した現在60歳以上の人である。空腹時にみぞおちに痛みがあり，めまいやふらつきなどの貧血症状があればピロリ菌感染による胃潰瘍や胃ガンの可能性もあるので早めに受診すべきである。ガンが無くてもピロリ菌感染が判明した場合には病気と判断され，健康保険で除菌治療が受けられる。除菌治療は数種類の薬を7日間服用するだけの簡便なもので，ほとんどの場合2次除菌までに成功する。2次までで除菌が成功しない場合は3次除菌に進むが，この場合は保険がきかない。

▌NSAID

　NSAID（エヌセイドと読む）とは「痛み止め」や「解熱薬」，心筋梗塞や脳卒中の再発防止薬として使われる「抗血小板薬」などの複数の薬の総称である。NSAIDが増加して問題になっている背景には日本の高齢化がある。高齢者ほど複数の薬を服用する機会が増え，それに伴いNSAIDの服用も増え，それによる症状で治療が必要になることが増えている。

　アスピリンなどのNSAIDは脳梗塞や心筋梗塞では血栓を溶かす再発予防薬として大切であるから高齢者のなかでは服用しないわけにはいかない患者が少なくない。NSAIDを警戒して服用を中止すれば次に別の病気の心配が起こる。この場合でも，自己判断で勝手に服用を止めず，医師の指示によって薬を変更してもらうなり，分量やタイミングを工夫して適切に服用することで対処しなくてはならない。通常，NSAIDの服用で胃・腸に何がしか潰瘍ができてもNSAIDの鎮痛効果が働くために自覚症状は強く表れないことが多い。そのために気がつかないうちに症状が進行して，ある日突然大吐血し救急車で搬送されるケースも少なくないのである。

第2章　現代人のかかりやすい病気　◎——　105

③　胃食道逆流症

　従来「逆流性食道炎」と呼んでいたものを胃と食道両方にかかわる症状としてとらえ，最近は総称して胃食道逆流症と呼ぶことに変更された。原因は加齢や生活習慣にある。食道と胃の境目には下部食道括約筋という組織があり，胃液や食べ物が逆流しないように働いている。また，胃液には食物を溶かすため強い酸性の胃酸が含まれている。胃壁は粘液によって保護され強い酸性でも耐えられるが，食道の粘膜は耐えられないので胃液が逆流して侵入してくると胸やけ・胃痛や「げっぷ」が起こるが，日常的に食べ過ぎ・飲み過ぎの人や，胃酸の分泌の多い人，肥満で胃が圧迫されやすい人に多く発症する。症状のある人はまず生活改善の努力をして，それでも改善できなければ医療機関を受診するべき。ただし，一時的には市販薬で対処することもできる。

（5）肝臓の病気

①　肝機能検査と病気

　肝臓は生命にとって重要な働きである栄養素の分解合成，胆汁の合成，解毒作用などを担う臓器である。また，肝臓は非常に丈夫で少々の障害でも働き続け，障害に対する再生能力も高い臓器である。そのため「沈黙の臓器」とも呼ばれ，肝臓で自覚症状が現れた時には病気はかなり進行してしまっていることが多い。したがって，肝臓の病気を早期発見するためには定期的な血液検査が非常に重要なのである。

▌血液検査の主な項目

⑴　AST（GOT）とALT（GPT）：肝細胞の総合的な状態や細胞破壊の程度を
　　　　　　　　　　　　　　　　　知る
⑵　総ビリルビン：胆汁の合成の状態をみる
⑶　γ－GTP：解毒作用の機能の状態をみる
⑷　ChE（コリンエステラーゼ）：合成・代謝・貯蔵機能の状態をみる

　肝臓ガンの他にも肝臓病とアルコールの関係は従来からよく知られている

が，最近はお酒を飲まない人の脂肪肝や脂肪肝炎の増加が懸念される。また，3章の感染症として扱うウイルス性のB型，C型肝炎も国の補償を含めて社会問題にもなっている。どちらも放置すれば慢性肝炎を経て数年後に肝硬変・肝ガンへ進行し，その後死に至る病気である。

② 脂肪肝と非アルコール性脂肪肝

多量飲酒は肝臓に中性脂肪を溜めるので，脂肪肝の主な原因は従来アルコールとされてきたが，肝細胞に脂肪が溜まっただけではそれほど重大な病気ではなく，1ヶ月程度の禁酒と運動で回復が可能なために軽視される場合も少なくなかった。しかし，最近は脂肪肝も肥満・糖尿病・脂質異常症などの生活習慣病との関係が深いことが明らかになり，軽視できない病気となった。さらに飲酒習慣の無い人や甘いもの好きな女性の脂肪肝が増加していることも報告され，今や日本人男性の3人に1人，女性の5人に1人が脂肪肝と診断されている。しかも，単なる脂肪肝を放置すると将来的に肝硬変や肝ガンへ移行することも明らかになった。ゆえに脂肪肝と診断されたら，まずは自身の生活習慣を見直し，禁酒と運動習慣で早期回復に努め，もし1か月努力しても回復しなければ内科を受診すべきである。肝臓病の治療は十分進歩しており脂肪肝から慢性肝炎の段階ならば完治も可能である。ただし，肝硬変まで進んだ場合は元の状態に戻すことは難しい。

▍非アルコール性肝炎（NASH）

現在は非アルコール性の肝炎と脂肪肝を合わせた患者の数はアルコール性肝炎患者数の約10倍と推察されている。内臓脂肪からは炎症を起こすさまざまな物質が分泌されることが知られており，アルコールが原因でない脂肪肝の人でも10〜20％は肝炎に移行する。NASHで要注意なのは，自覚症状が無いために放置して病状が悪化し組織の線維化を起こし肝硬変に至るケースが10％程度いること。肝硬変まで進行すれば完治は不可能。

第2章 現代人のかかりやすい病気 ◎── 107

▌NASHの治療

(1) 生活習慣病の改善

　食事療法と運動療法による肥満改善が目標。健康的に痩せるには2〜3kg/月ペースの減量が基本であり、急激なダイエットは逆に症状を悪化させ危険である。NASH患者の4割程度は肝臓に過剰に鉄蓄積が起こるので、この場合には鉄の摂取量制限が必要。抗酸化機能をもつビタミンEの積極的な摂取が奨励される。

　運動は内臓脂肪を減らし高血圧、肥満改善を目的とする有酸素運動が基本。疲労が溜まるほどの激しい運動では乳酸が発生し、その処理のため肝臓の負担が増え逆効果である。

(2) 薬物療法

　炎症や線維化を抑える治療として「抗酸化ストレス療法」と、糖尿病や高血圧に使われる一部の治療薬が効くとして用いられることがある。

（6）膵臓の病気

　アルコールや脂肪の取りすぎが原因の膵臓の病気が増加しているが、膵臓は胃の裏側・背骨の間の小さな臓器で一般的に病気が発見されにくい臓器でもある。膵臓で分泌される膵液にはアミラーゼ、トリプシン、リパーゼなどの重要な消化酵素が含まれる。また、膵臓は血糖値を上げるグルカゴンや下げるインスリンなどの重要なホルモンを分泌するが、特にインスリン異常による2型糖尿病は現代の国民病の1つになっている。

① 急性すい炎

　膵臓の病気で最も多いのは「すい炎（急性すい炎）」である。体内では膵液が膵臓から十二指腸に送られてから活性化し食べ物を消化する仕組みになっているが、急性すい炎ではその仕組みに異常が起こり膵臓のなかで消化酵素が活性化し

図表2−39　急性すい炎の原因

主な原因	男 性	女 性
アルコール	50.1%	9.6%
胆 石	17.7%	37.0%
特発性 （原因不明）	17.0%	34.5%

出所：厚生労働省　難治性膵疾患に関する調査研究班。

てしまい，膵臓自身が自分を消化してしまう（自己消化）病気である。激しい痛みを伴って膵臓が大きく腫れあがり，急激に炎症をおこすのが特徴で，重篤な場合は壊死が起こる。2大原因としては，男性でアルコール飲み過ぎ，女性で胆石と原因不明のものがある。

▌主な症状

　　痛む部位：みぞおち，上腹部，背中（特に注意）・腰
　　痛 み 方：重苦しい痛みが徐々に強くなり，弱まることなく続く
　　そ の 他：嘔吐，発熱，黄疸
　　　　　　　重篤な場合にはショック症状なども伴う

▌治　　療

　この病気は，入院して絶食，鎮痛薬と安静・点滴治療が行われるが，軽症なら1週間以内で回復するが，重症なら数か月の入院が必要となる。退院後は再発防止のためアルコールや脂肪摂取を控えることが必要。特にアルコールが原因の場合は絶対禁酒である。

　②　慢性膵炎

　暴飲暴食と不規則な生活やストレスなどによって膵臓内で小さな炎症が繰り返し発生した結果，徐々に症状が重症化すると慢性膵炎と診断される。その場合は膵臓の細胞自体が破壊されていき，それを補うために膵臓の細胞が線維化して硬く変化してしまい，結果的に膵臓機能全体が衰えてゆく。それに伴いインスリン機能なども低下し，糖尿病やさらなる症状悪化の原因にもなる。わが国では，慢性膵炎は30〜40歳代に多い症状で，放置すれば，その後膵臓ガンに進行する可能性もあり注意が必要とされている。早期であれば生活習慣を見直し，適度な運動と一定期間の絶対禁酒によって回復が期待できる。

（7）胆のうの病気「胆石」

　胆のうは肝臓のすぐ下にあり，肝臓でつくられた胆汁を一時的に溜めておく

臓器である。胆汁は胆のうの収縮によって総胆管を経由して十二指腸に送られ，主に脂肪の消化を助ける消化液である。何らかの原因で胆汁が濃縮される時に成分が固まってできるのが胆石である。近年，日本でも胆石を持つ人が増加傾向で，無症状も含めると約1,000万人と推察される。不規則な食生活では胆汁が長時間胆のう内に留まり濃縮されやすくなるので，食の欧米化に伴う脂質の過剰摂取と不規則な食生活が主な原因ではないかと考えられている。また，過激なダイエットも胆汁が濃縮されやすいことが知られている。

　胆石があっても胆のう内に治まっているときには痛まない（サイレントストーン）ことあるが，石が詰まったり，狭い所を通る時に胆管内の圧が高くなって激しく痛みだす。通常は，みぞおち，右側ろっ骨下部，右側背中で痛み，数十分から2時間くらい続く。食後に治まることもあるが，放置すると急性すい炎を起こすことがあるので注意が必要。

▍胆石のできる部位
(1)　胆のう結石：胆のうのなかにできる。全体の約90％
(2)　総胆管結石：総胆管にできる。約10％
(3)　肝臓内結石：まれに肝臓のなかにできる

▍結石の種類
(1)　コレステロール結石：全体の約60％
(2)　黒色結石：胆汁の色素成分（ビリルビン）が固まった結石。約30％
(3)　ビリルビンカルシウム結石：約10％

▍胆石の治療
　胆石が発見されても痛みが無ければ経過観察の場合もある。しかし症状が無くても胆のうガンのリスクや石灰化などがある場合は手術が選択される。この場合は胆のう全摘出手術が基本である。理由は，胆石は再発しやすい性質であること，胆のうを摘出してもその後の生活に大きな支障が無いことである。現在は腹腔鏡手術が主流で，患者の負担も少なく3〜4日程度の入院期間で済む

が，症状によっては開腹手術が選択され，この場合は入院期間も長くなる。

薬による溶解療法や衝撃波による破砕療法も一部で行われており，どちらも患者の負担が少ないのがメリットであるが，現時点では完治効果があるといえず，再発しやすいデメリットも解消されていない。

（8）腎臓の病気

① 増加する透析患者

腎臓の主な働きは①尿を作る②水分調節③血圧調整である。糸球体という組織で血液をろ過し，再利用する物は体に戻し不要なものは尿として外へ出すという機能によって体液バランスを維持することが腎臓の重要な役割である。

腎臓病にもさまざまな種類があるが，初期の自覚症状が無いために放置してしまい，病状が悪化して腎不全に進行する人が最近増えていることが懸念される。腎臓病の特徴は透析治療が必要なくらい病状が進行しないと自覚症状が現れず，しかも，そこまで進行した時には治療で元に戻ることが不可能なことである。そこで最近，腎臓病への感心を高め，腎臓病増加を防ぐ目的で腎不全予備群を含めた腎臓病を総称して慢性腎臓病と呼ぶことにした。

現在，日本で慢性腎臓病と診断される人は約1,300万人，重症化して透析治療を続けている人が27～30万人とされている。透析治療は，一度始めれば一生続けなければならず，週3回，半日近く費やす透析治療は患者の仕事・社会生活をも脅かす大変な負担になる。日本は医療先進国で設備が整っている事情もあるが，人口当たりの透析患者数が世界一多く，年々増加していることが懸念される。

② 慢性腎臓病

慢性腎臓病は，腎臓機能が低下する病気の総称であり，高血圧や糖尿病と合併しやすく，互いの悪循環が動脈硬化を促進し心筋梗塞や脳卒中のリスクを高めることもわかっている。

定　義　(1)　尿検査から腎臓に明らかな障害が認められる場合

　　　　(2)　腎臓の機能が健康な人の60％未満に低下している

第2章　現代人のかかりやすい病気　◎——　111

(1)と(2)のいずれか，あるいは両方が3カ月以上続く状態

▌主な慢性腎臓病と原因

(1)　糖尿病腎症：高血糖のために糸球体毛細血管の動脈硬化が促進され，ろ過機能が低下する。約45％

(2)　腎硬化症：高血圧のために糸球体や毛細血管に圧がかかり動脈硬化を促進して腎機能低下する。約10％

(3)　慢性糸球体炎：細菌感染や膠原病などで糸球体に炎症を起こした結果，腎機能低下する。約25％

▌腎臓病の検査

　腎臓病予防や早期発見し完治するためには定期的な尿検査と血液検査が重要である。

(1)　尿 検 査：尿中のタンパク量を調べる。タンパク質は体にとって必要なものなので健康な人では腎臓でろ過されず再利用に回されるが，糸球体のろ過機能が低下すると尿中に漏れ出すタンパクの量が増加する。

　　　　　　注）健康な人でも発熱や激しい運動で尿中にタンパクが出ることもある。

(2)　血液検査：血液中のクレアチニン量を調べる。主に筋肉内で作られるクレアチニンは不要になればろ過されて外へ出るが，腎臓機能低下

図表2－40　慢性腎臓病の病期（ステージ）

病期	ステージ1	ステージ2	ステージ3	ステージ4	ステージ5
腎臓の機能	90％以上 機能は正常 （ただし，腎障害がある）	60～89% 軽度の低下 （ただし，腎障害がある）	30～59% 中等度の低下	15～29% 高度の低下	15%未満 腎不全

　（注）ステージ1，2でも尿検査が陽性なら慢性腎臓病。3～5は尿検査の結果に関わらず病気と判定される。ステージ4程度でやっと自覚症状が現れるが5では透析治療が必要。
　出所：「CKD診療ガイド」より作成。

では血中に残ってしまう。このクレアチニン量と性別・年齢などをある計算式（ここでは省略する）に入れて算出された値が腎臓病の程度を示す指標として使われている。

■尿の自己チェック

日頃から自分の尿（朝一回目）をチェックすることも早期発見につながる方法である。

(1) 市販の試験紙で確認できる

(2) 血尿や茶色なら要検査。泡立ちが多く，30秒ほどでも消えない場合はタンパク尿の可能性あり。ろ過機能低下による腎臓病のサインである。

■糖尿病の場合は一歩手前の尿検査が大切

糖尿病のある人はタンパク尿の一歩手前の「微量アルブミン尿検査」を受けるべきである。タンパク質量が微量で発見できない場合でもアルブミンで判定できれば糖尿病性腎臓病の早期発見・予防に有効。

③ 腎臓病の治療

腎臓病治療の基本は，生活習慣の改善により高血圧や糖尿病・動脈硬化や脳卒中，心筋梗塞などの合併症を防ぐことと，病気進行を遅らせ透析治療への移行をできるだけ遅らせることである。生活改善によって症状が改善しなければ薬物治療併用。さらに進行すれば透析治療開始。

(1) 食事療法：さまざまな制限があるので素人では難しく，専門家の指導が必要。

　　・高血圧予防のため塩分制限（6 g未満／日）

　　・脂質異常予防で脂質制限が必要

　　・タンパク質制限：老廃物として腎臓の負担大きい。尿毒症の原因となる

　　・糖質制限：高血糖は糸球体の動脈硬化を促進し糖尿病腎症リスクを高める

第2章　現代人のかかりやすい病気　◎── 113

　　　　　・禁酒・プリン体制限：尿酸値が高いと腎不全リスクが高まる
　　　　　・カリウム摂取制限：カリウム過剰は不整脈・心臓停止の原因
　　　　　　　　　　　　　　で要注意。果物，野菜は細かく切り水にさらして
　　　　　　　　　　　　　　煮野菜でカリウム除去すること
　　　　　・水分制限：過剰摂取は腎臓の負担増大，「むくみ」の原因

(2)　運動療法：肥満解消を目的とした軽い有酸素運動が最適。強い運動や長時
　　　　　　　間の運動は老廃物が増加して腎臓の負担が大きいので適しな
　　　　　　　い。

(3)　薬物療法：薬物療法はステージ1や2の比較的軽度の人で重要である。こ
　　　　　　　の場合は血圧を正常に保つための薬と糖尿病改善の薬の組み合
　　　　　　　わせで行われる。

(4)　透析治療：血液透析は医療機関で，週に2〜3回，4〜5時間かけて機械
　　　　　　　で行う。
　　　　　　　自分で透析液を交換する腹膜透析という方法もあり，自宅や会
　　　　　　　社でも可能だが，5〜6年が限度でその後は血液透析になる。
　　　　　　　一度透析治療が始まれば一生続けなければならなくなり本人や
　　　　　　　家族の負担は大きい。また他方で，最近は重度透析患者の延命
　　　　　　　治療に関係して命の尊厳をめぐっての社会的なさまざまな議論
　　　　　　　も聞かれる。

(5)　腎臓移植：腎臓は左右に2つあるので片方を摘出しても生きられる。健康
　　　　　　　な人の腎臓を提供受ける移植も行われている。また，自分の万
　　　　　　　能細胞から腎臓を造る再生医療の進歩も期待される。

第4節　目・耳・頭の病気

（1）目の病気

　近視・遠視や老眼などは目の障害ではあるが特別な場合以外には治療する必
要はない。しかし白内障，緑内障，黄斑変性，糖尿病網膜症などは放置すると
失明につながる病気なので症状に気づいたら早めに眼科を受診すべきである。

① 白内障

　目の水晶体が濁って視界がかすむ症状が起こるのが白内障である。加齢によって白髪が増えると同じように誰にでも起こる病気で50歳代の約50％程度，70歳以上では約70％，80歳を過ぎではほとんどの人に白内障の症状が出てくる。アトピー性皮膚炎のある人や目を強くこする癖のある人などでは年齢の関係なくリスクが高い。また一部にはステロイド薬が原因の発症もある。強い紫外線も白内障の原因であることが判明しているので日差しが強い野外ではサングラス，帽子，日傘などの使用が奨励されている。

白内障の治療

　白内障はゆっくり進行する病気なので日常生活に支障がなければ定期的に経過観察する。始めは進行を防ぐために点眼薬による治療が行われるが，完治が目的ではない。支障をきたすようになったら手術を考えるが，一般的な白内障の手術は比較的簡便であり安全性も高く，高齢者にも負担の少ない手術である。方法は「点眼薬で麻酔し，水晶体内部の濁り部分を取り除き，眼内レンズを入れる手術」であり，通常は10〜20分程度で終了する。日帰りでも可能な手術であり，多くの場合手術翌日には見えるようになる。手術の傷からの細菌性眼内炎もあるので，手術後は目の周りの清潔を心がけること。また数か月以後には後発白内障が起こることがあるので術後は定期的な検査が必要である。糖尿病の患者については術後の血糖値管理も必要である。

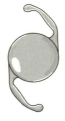

図表2−41　眼内レンズ

眼内レンズは丸まった状態で細い筒のような手術器具に入っており，手術の際それを水晶体の"殻"の中へ置くと，自然に広がって"殻"に固定される。

② 緑内障

　緑内障は眼の神経が障害される病気で，放っておくと失明の危険性がある。目の血液の役割をする「房水」の流れが悪くなると眼の内部圧力が高くなり視神経が圧迫される。この眼圧が主な原因であるが，正常眼圧でも発症する人も

多いことから，家族歴や遺伝的に視神経が障害されやすい体質も原因とされている。日本では40歳以上の20人に1人に緑内障があり，失明原因の第1位にもなっている。主な症状は障害された視神経に対応する部分の視野欠損である。しかし初期段階では，見えない部分を脳が想像で補うために見えていないこと自体に気がつきにくい。そ

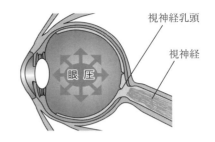

視野は，鼻側や周辺から少しずつ欠けていく。

のために検査せず放置し，5～10年経過した緑内障中期で気付くことも少なくない。緑内障も早期発見が大事なので，発症が多くなる40歳過ぎからは年に一度の定期健診でチェックをすべき項目である。自分でチェックする場合は，片目で本を見るなどして見え方の異常をチェックし，異常を感じたら眼科を受診すべきである。

▎治　療

　現時点では，治療しても一度障害された視神経は元には戻らないが，眼圧を下げる治療によって緑内障の進行を抑えることは可能である。主に3つの治療法が行われている。

　薬物療法：点眼薬を使うがさまざまな副作用もある
　レーザー療法：房水の詰まった部位をレーザーで焼いて通りを良くする
　手術療法：線維柱帯切除術という比較的簡便な手術で新たな房水の流れ道を
　　　　　　作る

　③　加齢黄斑変性
　この病気は，主に加齢が原因で網膜の中心部の黄斑という組織が変性し，視野のゆがみや，中心部が暗くなり見にくいという症状が現れる。日本では高齢化に伴って増加傾向にあり，現在は中途失明原因の4位にあげられている。変性のタイプによって滲出型と委縮型の2タイプに分けられ，滲出型は進行を抑

図表2－43　目の障害の現れ方の比較

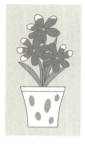
白内障
ぼんやりとかすむ

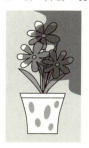
緑内障
視野が狭くなった

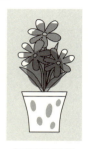
加齢黄斑変性
視野の中心部が暗い，またはゆがむ

える治療法はあるが，委縮型では現在治療法がない。しかしながら，2014年，本人の皮膚細胞からiPS細胞（人工多能性幹細胞）をつくり，約10カ月かけてシート状に培養して移植するという世界初の再生医療による加齢黄斑変性治療が日本（神戸・理研）でスタートし，注目を浴びている。

　加齢黄斑変性は目の生活習慣病ともいわれ，予防としては普段からの健康管理と早期発見のための目の定期検診が大切である。

④　糖尿病性網膜症

　高血糖が原因で目の網膜の血管が障害される病気である。初期にはゴミのようなものがちらつく飛蚊症が現れることが時々あるが，多くは自覚症状はない。

　糖尿病を放置していると目のスクリーンである網膜部位の血管が障害されて

図表2－44　糖尿病性網膜症

点状出血が起こり、血管が詰まって閉塞を起こすようになる。するとそれを補って酸素と栄養を供給しようとして新生血管ができるが、新生血管はもろいので破れて硝子体内に出血しやすくなる。また、硝子体変性などが原因で網膜が引っ張られて網膜剥離を起こすと失明のリスクが高くなる。

⑤ 飛蚊症

硝子体は透明なゼリー状の物質であるが、年齢とともに濁りが生じ、光の影が網膜に映って目の前に黒いゴミのようなものが見えるようになる。これが一般に飛蚊症と呼ばれる症状である。飛蚊症の9割は加齢や近視によって起こる硝子体の濁りであり、普通は治療の必要はない。ただし、1割程度は失明につながる場合があるので症状が現れたら念のため眼科を受診すべきである。

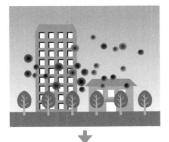

図表2－45　飛蚊症の症状

目の前にごみのようなものが見える

↓

飛蚊症の可能性

⑥ ドライアイ

健康な人の目の表面は薄く広がった涙の膜によって保護されているが、何らかの原因で目の表面が乾いてしまうとさまざまな症状が現れる。時にはまばたきでも摩擦によって傷つくことがある。ドライアイとは、いわゆる目の肌荒れのようなものであり、涙の機能に障害が起きて目の表面が乾くことにより現れるさまざまな症状のこと。疲れ目の主な原因もドライアイといわれている。一般的に失明の危険性はないが、角膜のキズからの細菌感染（角膜感染症）があれば重症化することもある。

ドライアイには大きく2つのタイプがある。「涙の分量が減る」タイプの主な原因は加齢で、特に中高年女性に多く、ホルモンバランスの崩れと関係が深いと考えられている。他方「涙の蒸発量が増える」タイプは年齢には関係なく発症するので、主に仕事や生活環境による眼への負担過剰が関係しているとされている。

■ 主な症状

(1) 目の疲れでしょぼしょぼする
(2) 痛みで目が開けられない
(3) 目が赤くなる
(4) 物が見にくい
(5) 目に不快感が続く

■ 主な原因（3つのコン）と予防

　日常生活のなかでの以下のようなことが主な原因としてあげられているので，仕事などで長い時間物を見る際には目の負担を軽減する工夫も大切。

(1) コンタクトレンズの正しい使用
(2) エアコン：乾燥しすぎ要注意，直接の風で眼の水分が蒸発しやすいので注意
(3) パソコン作業：瞬き回数が減少して目が乾きやすい

　症状に気付き，早めに眼科を受診すれば点眼薬治療で回復が可能である。また，まつ毛の内側に行うアイメイクでは油分の出口を塞いでしまうのでリスクが高まる。

⑦　近視矯正手術「レーシック」

　光は角膜と水晶体を通過して網膜という部位で像を結ぶようにピントを合わせるが，近視の人では屈折が強くてピントが網膜の手前になってしまっている。角膜組織をレーザー照射によって削って視力を矯正する方法がレーシックである。国内でも約20年前から行われておりすでに100万人以上の人がこの手術を受けているといわれる。

　手術は点眼薬の麻酔を使うので痛みはなく，術後2～3時間で普通の状態に戻り，1日程度で症状も消え，視力はほとんどの場合1.0以上に回復するという。問題点としては手術後に夜間の対向車のヘッドライトがまぶしいとか，ドライアイ症状が出ることもあるが通常2～3か月で回復するといわれている。

　安全とは言っても体に傷をつける手術であるのでレーシックを受診する時に

は以下の点について自身で十分考慮すべきであろう。
(1) 矯正が合わない場合，再度手術で調整はできるが，一度削った角膜は元に戻せない。
(2) 白内障や緑内障治療では医師にレーシックを告知すること
(3) 45歳以上の人は老眼対策も考慮する必要がある
(4) 保険診療でなく，医療機関によって治療費に差がある。

なお，消費者庁と国民生活センターの情報では（2013年12月4日）にレーシック関連の健康被害は2009年以降80件寄せられて失明が1件であった。

> **COLUMN**
>
> まつ毛エクステンションとはまつ毛に接着剤で人工毛を貼る美容法。国民生活センターの調査では4人に1人が目の痛みなど何らかの健康被害を経験しているという。主な原因は接着剤が眼に入ることであるが，現在接着剤の成分に規制がない。症状の多くは目の痛みやかゆみであるが，なかにはまつ毛が生えなくなったり，視力が低下した例もある。

(2) 耳の病気

① めまいと耳の病気

めまいは一生のうちに多くの人が経験する症状であるが，程度に個人差があり原因もさまざまである。睡眠不足や疲労，ストレスなど日常よくある体調不良で起こるもの，更年期障害や耳の病気などが原因のものから脳の病気が原因で命にかかわる怖いものもある。約7割は耳の病気，約2割が脳の病気，残り1割はその他の原因といわれる。めまいを感じたら放置せず，念

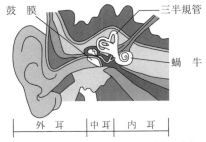

図表2-46　耳の構造

耳は外耳，中耳，内耳の3つから成り，音を感じ取ったり，体の動きを感じる働きがある。

のため医療機関を受診して，そのタイプや原因を早いうちにはっきりさせることが大事である。

② めまいのタイプ

大きく3タイプに分けられ，その症状から原因や病気をおおよそ推察できる。

(1) 浮動性めまい（ふわふわ，ふらふらするめまい）
　　　原因：ストレス，脳の病気（脳卒中，脳腫瘍・・・）
(2) 回転性めまい（ぐるぐる回るめまい）
　　　原因：耳の病気
(3) クラッとするめまい（立ちくらみ，一瞬目の前が暗くなるめまい）
　　　原因：低血圧や高血圧の急激変動，更年期障害，睡眠不足や疲労，ストレス

▎脳の病気とめまい

浮動性めまいの多くはストレスが原因であり適度の休養で改善される。しかし，以下の症状を伴う場合は，脳の血流障害が疑われる「キケンなめまい」なので即刻医療機関を受診すべきである。

(1) 激しい頭痛を伴う場合
(2) 体の片側にしびれや麻痺がある場合
(3) 何か言いたくてもろれつが回らない
(4) 物が2重に見える

▎耳の病気とめまい

回転性めまいでは，自分自身がグルグル回る感覚や自分の周囲が一定方向に回ってゆくような感覚が起こる。それに伴い吐き気や嘔吐症状が起こることもある。多く場合耳の構造や障害による耳の病気が関係している。その主な病気はメニエール病，突発性難聴，良性発作性頭位めまい症，前庭神経炎などであるが，それらの症状の見分け方は非常に難しいので，正しく診断するためには耳鼻科の専門医を受診すべきである。

第2章　現代人のかかりやすい病気　◎—— 121

③　メニエール病

　何らかの原因で内耳を満たしているリンパ液が増加して三半規管や蝸牛が水膨れ状態になり，ぐるぐる回るような回転性のめまい症状が起こる病気。我慢しているうちに慣れてしまい放置されることもあるが，その場合は平衡感覚や聴覚機能が回復できないこともある。

　メニエール病は早期発見，早期治療が何より大切な病気であるので，このようなめまい症状を感じたら早めに耳鼻咽喉科を受診すべきである。

症　状：激しい回転性めまいと耳鳴り，難聴
　　　　一旦おさまっても症状が繰り返すのが特徴。繰り返しながら病気が悪化する。

原　因：ストレスや疲労など心理的・環境因子に関係が深いとされるが確実なことは不明。

治　療：薬物治療，ストレスコントロール　手術

④　良性発作性頭位めまい症

　三半規管の中に溜まった異物（耳石）が剥がれ落ちて，それが動いてリンパの流れが乱れることが原因で起こる病気。原因は不明であるが，60〜70歳代の女性に多い病気であることから女性ホルモン分泌低下が関係していると考えられる。頭を動かすとめまいが起こり，じっとしていると起こらないのがこの病気の特徴である。あまり知られていないが耳の症状では最も多く起こる病気である。

症　状：寝返りの際や朝起きぬけの際，特定の方向に頭を動かしたときに突然激しい回転性めまいが起こるのが特徴。数秒から2分程度の短いめまいだが，繰り返し起こり吐き気を起こすこともある。

原　因：日常，運動不足，極端に頭を動かさない人で起こりやすいとされる。

治　療：薬物治療
　　　　浮遊耳石置換法（医師が患者の頭部を動かして異物を外に排泄させる方法）
　　　　運動療法

⑤　前庭神経炎

何らかの原因によって前庭神経に炎症が起こる病気。主な原因の１つにウイルス感染があり，風邪をひいた後や疲労しているときに起こりやすい病気である。

症　状：突然の激しい回転性めまいが起こり，３日間以上続くのが特徴。

原　因：ウイルス感染や血液循環の障害。

治　療：入院・安静で薬物治療（抗めまい薬，ステロイド薬，吐き気止めなど）。
症状が改善されてから運動療法によるリハビリテーションを行う。

⑥　突発性難聴

原因はよくわかっていないが，内耳や脳に情報を伝える蝸牛神経という組織に炎症が起こり，片側の耳で突然難聴が発生する病気である。

症　状：難聴，耳鳴り，回転性めまい，メニエール病に似ているが難聴が強い。

原　因：疲労や風邪などでの体力や抵抗力の低下で起きやすい。

治　療：薬物治療（循環改善薬，ビタミン剤，ステロイド薬など）が基本。早期なら完治。

⑦　その他の難聴

(1)　加齢性難聴

聴力は一般に50歳頃から衰え始め70歳過ぎからは特に高い音を聞く機能が低下してくることが多い。耳の蝸牛という部位にある有毛細胞は音の振動を電気信号に変換する役割を担っているが，加齢に伴い有毛細胞が変化することが難聴の原因と考えられている。最近は難聴が原因で高齢者が周囲の会話の入れず，結果閉じこもり気味になることがうつ病や認知症に結びつくことが判明し危惧されている。現在は補聴器性能も向上し，さまざまな機能が備わり使用者に合わせた調整が可能になっているが，高価，調整の難しさ，聞き取りにくさの問題も残っており，高齢化に向けてさらなる向上が期待される。

(2) ヘッドホン難聴・騒音性難聴

　大きすぎる音に長時間さらされると有毛細胞が壊されて難聴が起こることがある。一度壊れた有毛細胞は治療で元には戻せないので完治しない。仕事などで避けられない場合は，耳栓などを使って予防することも必要であろう。

(3) 先天性難聴

　遺伝（半分）や妊娠中の感染症によって先天性難聴を持って生まれる赤ん坊が1,000人中に1人程度いる。難聴の発見が遅れると，それが原因で言葉の発達が遅れ，その後の成長に影響する。しかし，乳児は耳が聞こえていないことを周囲に伝える術がない。従来は早期発見が難しく，2〜3歳になってからの発語異常で周囲が初めて難聴に気付くことが多かったが，現在は新生児聴覚スクーリングという検査によって生まれてすぐに調べられるようになった。ただし，この検査は全国的にマチマチで，十分に浸透していない。

　もし難聴と診断された場合でも，現在は補聴器や人工内耳などの医療装置の開発が進み，多くの場合障害を克服して日常生活をおくれるようになった。

　＊人工内耳装置の原理

　手術で体内（頭部）に埋める小型の受信装置と耳にかけて使う体外装置の2つからなる。体外装置ではマイクで集めた音を電気信号に変換して送信する。体内装置では受信用アンテナを経て蝸牛内の聴神経を刺激することで脳に電気信号が送られて音として認識される。体内部分は常時埋めて置き，体外部分は入浴やスイミングなどで取り外しができる。

（3）頭　　痛

　他人から見たら大した事の無さそうな程度の頭痛でも本人にとっては耐えられない苦痛で大きく生活の質を低下させる要因になっている。病気が原因の頭痛は病気を治すことで改善されるのでそれが先決である。現在，重大な病気が無い場合の頭痛は適切に対処すれば克服できる症状になっている。ただし，タイプによって対処法が異なるので，特徴を良く調べることが重要である。

① 頭痛のタイプ

(1) 病気が原因の頭痛・・・病気を治すことで改善する

(2) 他の病気が原因でない頭痛（2タイプに分類されている）・・・片頭痛

緊張型頭痛

▎「片頭痛」の特徴

・ズキンズキンとした激しい痛み

・吐き気・嘔吐症状

・寝込むほどの症状

・頻度は一般に1〜2回／月程度

・痛む時間は4〜72時間ほど，その後自然に治まる

　片頭痛は10歳代〜40歳代の女性に多くみられる。数は少ないが男性でも20歳代〜30歳代でみられる。50歳以後は少なくなるが，なかには一生涯悩まされる人もいる。

▎「緊張型頭痛」の特徴

・頭が圧迫されるような痛み

・肩こりを伴うことが多い

・寝込むほどではない

・朝から晩まで，何日も続く

　緊張型は片頭痛ほどの激しい痛みでないので我慢してしまうことも少なくない。適切に対処すれば治るが，我慢のみでは生活の質の低下を招き，人生の大きな損失である。

　今は，慢性頭痛は適切に対処すれば治る病気なのである。医療機関には良い治療薬が十分用意してある。市販薬にも沢山の種類の頭痛薬はあるが，処方の自由度が患者側にあるので，安全性優先で効能の強さが調整されて十分な効果が期待できないことが多い。そのため市販の頭痛薬は，一過性の頭痛には効くが慢性型頭痛には効かないと思われている。一方，自己判断での薬に頼りすぎによる鎮痛薬の乱用頭痛の問題も懸念されている。

第2章　現代人のかかりやすい病気　◎──　125

②　慢性頭痛の薬

(1)　片頭痛の薬

　片頭痛には市販薬は効かない。現在特効薬として医療機関でよく使われているのは「トリプタン」で，片頭痛の原因である血管の拡張や炎症を抑える効果がある。トリプタンには錠剤，点鼻薬，注射の3種類があり，患者の状態に応じて使い分けができる。場合によってはその他の薬と組み合わせて服用することもある。また，片頭痛が起こった場合は運動や入浴や飲酒は脳の血管を拡張させるので逆効果である。

(2)　緊張型頭痛の薬

　緊張型頭痛は，運動や姿勢の矯正によって血流を改善することが効果的であり，予防対策としてさまざまな運動や体操が有効である。また，肩や首のコリをほぐす体操，後頭部を温めること，ぬるめのお湯での入浴，スポーツでのストレス解消などが効果的である。前述のように，緊張型の痛みは片頭痛ほどではないが，痛みが強い場合は鎮痛薬を使う。それでも改善しなければ抗うつ薬，筋弛緩薬，抗不安薬などを使って治療するとよい。

第5節　心と体の病気

（1）う つ 病

①　うつ状態とうつ病

　日本のうつ病患者数は100万人超となり，今や単なる病気ではなく大きな社会問題となっている。働き盛りの中高年者が最も多いのだが，近年は若者の患者数の増加も報告され危惧されている。日本人の15人に1人は生涯に一度はうつ状態を経験し，その約7割は自身で気が付かないという。うつ病は早期に発見すれば短期間で治る可能性も高いのだが，現実には気づくのが遅れる場合が多く，結果として治療に2年以上もかかるケースが多い。またうつ病は自殺に結びつくことが多い。そのため年間3万人程度の自殺者数を抱える我が国では，国家規模による対策が必要な課題の1つである。

▌うつ状態とうつ病

うつ状態：気分の落ち込み，憂鬱な状態は誰にでも起こる。しかし「うつ状態」の多くは一定期間で自然に回復する

う つ 病：長い落ち込み（2週間以上続けばその可能性がある）

強いうつ状態（その結果さまざまな症状が発生すればうつ病と診断され，単なるうつ状態と区別される。）

▌早く気付きたい「うつ病で起こる身体的症状」

うつ病は精神の病気であると同時に脳の生理的な機能障害でもある。脳では神経細胞同士の連絡にセロトニンやノルアドレナリンという神経伝達物質などが深くかかわり合いながら正常な情報伝達が営まれる。うつ状態のときはそれらの神経伝達物質が激減し，逆に良好な状態のときには元通りに回復していることが科学的に解明されている。

脳・中枢神経系は自律神経系やホルモン系，免疫系の働きにも影響を与えている。強いストレスによって脳の機能が障害されれば自律神経系・ホルモン系・免疫系もそれぞれ機能失調が誘発され，それに伴ってさまざまなうつ病の身体症状が現れる。したがって，自律神経失調は「汗をかきやすい」「脈が速くなる」などの症状，ホルモン系の失調では「冷え」「発汗」などの症状，免疫系の失調では細菌やウイルスに対する抵力の低下により感染症にかかりやすくなるなどの諸症状が現れる。

▌正しく判断したい「うつ病発症のサイン」

前述のごとく，うつ病ではさまざまな身体症状が現れる。多くの場合それらが同時に起るので，結果として行動の異変や体調不振をおこすのだが，本人がうつ病で苦しみ始めていても，周囲の目には初期の段階では「単なる怠け」とか疲労などとしてしか映らない場合が多く，見過ごされることも少なくない。うつ病は早期に発見して適切な治療をすれば長期化せずに治る病気なので，そのサインに周囲が気付くことが重要である。

第2章　現代人のかかりやすい病気　◎——　127

COLUMN　うつ病を疑うサイン ―障害保健福祉部 うつ病対策マニュアル

自分が気づく変化

1　悲しい，憂うつな気分，沈んだ気分
2　何事にも興味がわかず，楽しくない
3　疲れやすく，元気がない（だるい）
4　気力，意欲，集中力の低下を自覚する（おっくう，何もする気がしない）
5　寝つきが悪くて，朝早く目がさめる
6　食欲がなくなる
7　人に会いたくなくなる
8　夕方より朝方の方が気分，体調が悪い
9　心配事が頭から離れず，考えが堂々めぐりする
10　失敗や悲しみ，失望から立ち直れない
11　自分を責め，自分は価値がないと感じる

周囲が気づく変化

1　以前と比べて表情が暗く，元気がない
2　体調不良の訴え（身体の痛みや倦怠感）が多くなる
3　仕事や家事の能率が低下，ミスが増える
4　周囲との交流を避けるようになる
5　遅刻，早退，欠勤（欠席）が増加する
6　趣味やスポーツ，外出をしなくなる
7　飲酒量が増える

出所：厚生労働省「うつ対策推進方策マニュアル」（2004年1月）より。

▎うつ病治療への理解と協力

　現在の治療では，うつ病による精神症状と身体症状を，「単なる本人の怠惰な怠けではないことを周囲が正しく理解してあげること」が重要ポイントとされている。さらに，ストレスが深く関係する病気でもあるので，治療にあたっては周囲の理解と協力がとても重要な要素と位置づけられており，症状に応じて以下4つを組み合わせて行う。

(1)　休　　　養：ストレス軽減，仕事や作業軽減または休業
(2)　薬物療法：抗うつ薬（主な薬品名はSSRI. SNRI，三環系・四環系抗うつ薬，NaSSA）
(3)　環境調整：人間関係，生活環境，生活様式，仕事内容などの調整
(4)　精神療法：上の治療で改善しない場合はカウンセリングや認知療法など行う

図表 2 － 47　主な抗うつ薬の種類

種　類	特　　徴		
SSRI （選択的セロトニン 再取り込み阻害薬） SNRI （セロトニン・ノル アドレナリン再取 り込み阻害薬）	抗うつ薬による 治療の 第一選択となる	主な副作用 ・SSRI 　吐き気，嘔吐， 　下痢，性機能障害 ・SNRI 　尿が出にくい	神経細胞から放出された セロトニンやノルアドレ ナリンが再び神経細胞に 取り込まれるのを防ぐこ とで，その量を増やす。
三環系 抗うつ薬 四環系 抗うつ薬	症状が重い場合， SSRIやSNRIで 効果が十分でない 場合に使われる	主な副作用 口が渇く，便秘， 尿が出にくい， 眠気	SSRIやSNRIと同様，セ ロトニンとノルアドレナ リンの再取り込みを阻害 する。
NaSSA （ノルアドレナリ ン・セロトニン作 動性抗うつ薬）	新しく 導入された 抗うつ薬	主な副作用　強い眠気 セロトニンやノルアドレナリンの放出を増やす作 用がある。強い眠気が現れることがあるが，「眠れ ない」といった症状がある場合は，睡眠を助ける ことにつながる。	

出所：NHK「今日の健康」，2010. 3，p.12。

　ただし，一般の職場では必ずしもそれを容認する余裕があることは少ないの
が現実であり，理想をそのまま職場に求めるのには限界がある。

②　早期に気付きたいうつ症状

▌産後うつ

　出産や育児は女性にとって大切な役割であると同時に大きな負担でもある。
そのために出産後には約10％の母親が環境変化などによるストレスによって
産後うつ症状（マタニティブルー）に陥るといわれている。特に，周囲との交流
が無く孤立した環境や，経験不足の若い母親のみの孤立した子育てが多くなり
がちな都会では危惧されるケースである。場合によっては育児放棄や虐待に結
び付くことも報道されている。

第 2 章　現代人のかかりやすい病気　◎── 129

▌高齢者うつ

　高齢者は仕事を離れ時間に余裕ができるようになるが，長年の規則的な生活から大きく環境が変わったことが原因でうつ症状に陥ることが少なくない。この場合は，周囲が気づき，さまざまな社会活動に積極的に参加するよう勧めてあげたいものである。

　また，女性の場合は更年期のホルモンバランスの変化とその時期の子どもの自立や夫の定年退職などが重なっての家庭内環境の急な変化が原因で更年期うつ病を発症することも少なくない。この場合，周囲に振り回されすぎずに自身の生きがいや趣味を楽しむなどに目を向ける工夫と家族の理解が大切といえる。

主な原因

　自身の体力・身体機能低下（目，耳，言葉機能も大きい）

　伴侶の死去と孤独

　社会とつながりの消失

　生活や経済的不安

③ 「うつ症状」を伴い間違われやすい別の病気

　うつ病と似た他の病気との区別は非常に難しく専門医でなければわからないので，素人が判断するべきでないのが原則である。また，類似の病気でも治療の方法が異なるので，正しい診断の上での治療が必要である。

・双極性障害：うつ症状に加えて躁状態の両方の症状が繰り返し起こる。

・統合失調症：うつ症状のほかに幻覚，妄想が起こる。初期はうつ病と見分けがつかない。

・物質依存症：うつ症状のためアルコールや睡眠薬がやめられなくなる。

・パーソナリティー障害：考え方の偏りで他人とうまくいかない。

・不安障害：対人恐怖症やパニック障害，PTSD（心的外傷後ストレス障害）など。

・適応障害：学校や会社の環境に適応できないでうつ症状を起こす。

・更年期障害：ホルモンバランスの大きな変動でうつ症状が出ることがある。

他の病気（ガンなど）や治療薬による副作用によってもうつ症状が起こることがあるので，その場合は先に原因を特定して適切に対応することが重要である。

・うつ症状を伴う主な病気：ガン，COPD，認知症など
・うつ症状を起こしやすい治療薬：ある種の降圧剤，インターフェロンなどであるが，医師は処方の際に患者に説明する。

④　うつ病の人との接し方の留意点

(1)　患者のいうことをしっかり親身に聞いてあげること。ごく自然な態度で聞いてあげることが大切である。

(2)　まず，本人のペースを大切にすること。うつ病の場合，本人は決して怠けているのではなく精一杯の状態なのである。精神だけでなく身体的にも精一杯の状態なのである。ゆえに，特に「頑張れ」という言葉は本人を焦らせる結果になるので禁物である。本人はすでに十分頑張っており，これ以上は頑張れないことを理解しなければならない。

(3)　重大な決定事はその場で決めず先送りにすること。うつ病の場合，本人は自分を責める気持ちが大きく，会社を退職することや離婚することで状況を解決したいと考えやすい。そのような決断は症状が良くなってからにさせるようにする。

(4)　時には少し距離を置く。患者のペースに合わせてばかりでは周囲の状態全体がおかしくなることもある。少し間隔をおいて冷静に客観的判断に戻って接することも時には必要。

(5)　特に「死にたい」という言葉が本人から出たときは，ゆっくり話を聞いてあげて，その上で，周囲のみんなが本人のことを大切に思っていることを説明し，早まった行動をしないことを約束させる。そして医師や信頼できる人に再度相談することなどを勧めること。うつ病は自殺に結び付きやすい病気なので，この場合は特に慎重・丁寧を要する。

第2章　現代人のかかりやすい病気　◎── 131

（2）認 知 症

① 超高齢化と認知症

　高齢化に伴いわが国の認知症発症者数も増加傾向にあり，現在65歳以上の人の10人に1人に認知症が疑われている。すでに超高齢化時代を迎えている国家としては当該家族の問題ではなく社会全体で克服すべき課題であり，そのために多くの人に認知症に関する正しい知識が求められる時代となっている。

② 認知症のタイプ

　認知症とは，脳の病気が原因で記憶や判断力低下などのさまざまな症状が出て，それが日常生活に支障をきたす状態のことである。原因とされる主な病気は以下の3つであり，それぞれに異なる症状があり治療方法も異なるので，適正に対処するためにはまずそれぞれの病気を正しく理解しなくてはならない。

(1)　アルツハイマー病

　認知症全体の6割を占めるアルツハイマー病は，記憶をつかさどる「海馬」の神経細胞が減少して全体が委縮するタイプの病気である。「物忘れ」症状から始まり，ゆっくり進行するのが特徴で，委縮が広がると他の症状も出てくる。進行性であるが早期に発見して適切な治療を施せば現時点で進行を遅らせることがある程度可能である。

　最近の研究から，症状の経過は大きく以下の3つの段階を経て進行することも明らかになってきた。

　①　アミロイドβたんぱくが異常に溜まり始める。
　②　①がある程度進行すると，次にタウたんぱくが溜まる段階を迎える。
　③　①②が進行するとやがて神経機能が障害される段階を迎える。

　現在，薬物治療によって③の部分の改善が期待できる。根本的治療法はまだ確立されてはいないが，薬によって「物忘れ」症状を改善し「認知機能低下」を遅らせることがある程度可能になり，早期なら治療で患者の良好な状態を長く保つことが可能になってきた。また，最新の画像診断が認知症治療にも導入され，脳の委縮や血流状態などが画像化されるようになり，認知症の診断と治

図表2-48　認知症が発症するまで

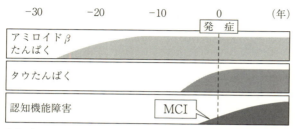

認知症の原因となるアルツハイマー病の経過を表したグラフ。アミロイドβたんぱく，タウたんぱくの順で脳の中にたまる。認知機能が障害され始めた時期から発症までをMCI（認知症予備群）と呼ぶ。

出所：NHK「今日の健康」，2014．5，p.43。

療に活用されている。現在は，アルツハイマー病の根治を目指し，原因とされる「アミロイドβたんぱく」や「タウたんぱく」の脳内での蓄積を抑える新薬の開発も世界中で進められており成果が期待される。

注）脳では神経細胞自らがインスリンをつくっていることが最近明らかになってきた。そして海馬の部位の神経細胞のインスリンをつくる遺伝子の働きが悪くなり，グリア細胞と神経細胞の連携の悪さがアルツハイマーの原因となっていることがわかってきた。

(2)　レビー小体型認知症

　このタイプでは認知機能に関係する大脳皮質の神経細胞に「レビー小体」というたんぱく質が溜まることで認知機能が障害されると考えられる。主な初期症状は「物忘れ」「判断力低下」「注意力低下」「うつ症状」など。また，認知機能の変動（1日の中で変動する），幻視（実在しないものが本人にだけ見える）やパーキンソン症状が現れることがある。

(3)　血管性認知症

　脳の血管障害が認知機能に関係する部位で起こった場合に発症するタイプであり，主な症状は「認知機能障害」である。また，脳卒中の症状である「無気力・無頓着」「言語障害」「手足のまひ」なども併せて起こることがある。このタイプでは脳卒中の再発のたびに認知機能が段階的に低下するので脳卒中の再

第 2 章　現代人のかかりやすい病気　◎── 133

発予防が認知症の進行を遅らせるために重要である。

▌認知症サポーター

　認知症の人を家族に持つ人たちの「家族の会」が全国的に活動し情報交換などしながら介護をする一方で，「認知症サポーター」の活動も全国で行われている。90分の養成講座を受講すれば資格をもらえるが，詳細は全国市区町村の福祉課などでわかる。厚生労働省から発行されている「オレンジ色のリストバンド」が有資格者の目印である。

（3）高次脳機能障害
①　気が付きにくい高次脳神経障害

　高次脳機能障害の発症者は交通事故が最も多いために，一般的に運転機会の多い若い人，男性に多いが，その他「くも膜下出血」など脳卒中の一部の病気や「低酸素脳症」，「脳炎」の後遺症として起こることもある。

　脳が強い衝撃を受けた後遺症として主に前頭葉前部や側頭葉の内部に損傷が残り，記憶や思考・感情などの高次の脳機能が障害されて社会生活上支障があるのだが，身の回りのことは自身で行えるため本人にも病気認識が無いのがこの病気の特徴である。外見上は普通なので，社会的に認知されず医療や福祉の対象から外され，苦労している人も少なくない。厚生労働省が2006年に診断基準を構築し，医療や福祉サービス乗り出している。

▌主な症状
(1)　記憶障害：約束や新しいことが覚えられない。
(2)　注意障害：集中力の低下，２つのことを同時にできない。
(3)　遂行障害：物事の段取りが悪い，企画・計画力が無い。
(4)　社会的行動障害：感情コントロールができずキレやすい，意欲低下，引きこもり。

　これらの症状があるために，一見普通の状態にみえても，一般の社会人と同

じような仕事をするのが難しい人がいることを周囲が理解しサポートしてあげることが大切である。物忘れという点では認知症に似ているが，高次脳機能障害と認知症は２つの点で異なっている。認知症では脳全般に障害があり症状が進むが，高次脳機能障害では一部にしか障害はなく症状が進まない。

この人たちに対しては，社会復帰に向けたリハビリテーションと生活訓練・職能訓練などの総合的な治療が行われている。

（4）慢性疲労症候群

直前まで何でもなかった人が些細な病気が原因で慢性的な重い全身疲労状態に陥ってしまうのが慢性疲労症候群である。1988年頃に米国で作られた新しい概念の病気であり，詳しい原因はまだ解明されず，確かな治療法もなく，専門医も少なく，診断も難しいのが現状である。患者の特徴としては睡眠の質が低下することや，日常生活の質が半分以下に低下した状態が半年から１年以上続くこと。極端な場合には箸を持つことさえも辛くなるという。それなのに病院で調べてもガンや心臓・肝臓などの内臓系の病気などはなく，しかも精神科，心療内科でも異常が見つからないケースが多いという。このような患者が現在日本では30万～40万人いると推察される。20～50代の働き盛りの人が多く，２対１の割合で女性が多いと報告されている。

未解明のなかでも，最近原因が徐々に解明されつつあり，いくつかの感染症やストレスで免疫力が低下することが発症に関係していることがわかってきた。詳しいメカニズムは明らかではないが，細菌やウイルスによる感染や生活環境のなかでのさまざまな心身的・物理的（光や音など）ストレスによって神経系―免疫系―内分泌系のバランスが崩れ，これが脳に悪影響を及ぼして，結果として体内菌やウイルスの再活性を引き起こして自身の免疫機能を低下させることに関係すると考えられている。

この病気はウイルス感染が原因で起こることがあるので，海外では「筋痛性脳脊髄炎（ME)」と診断されて治療も行われている。日本でも患者の約３割はインフルエンザウイルスやヘルペスウイルスの感染がきっかけで発症していることがわかっているが，MEを示す根拠が解明されてないという理由で同じ治

第2章　現代人のかかりやすい病気　◎── 135

療は行われていない。

▌主な症状

この病気はさまざまな症状が起こることが特徴で，一見してうつ病と似ているが別の病気である。うつ病の症状は午前中に悪く午後に向けて良くなるのに対して，慢性疲労症候群では午後に向かって悪くなることが多いという明確な違いがある。しかも患者は努力して行動しようとしても自分では十分に動けないのが事実。治療には長い時間が必要であり周囲の理解・協力が大切。

・頭痛，微熱，のどの痛み
・筋肉痛，関節痛
・睡眠障害
・思考力低下，集中力低下
・首のリンパの腫れ
・疲労感

現段階での主な治療としてはストレス全般に対する免疫力を改善してやることが基本である。漢方薬，ビタミンC（抗活性酸素），SSRI（選択的セロトニン再取り込み阻害薬）などの薬物療法と患者自身の気持ちを楽にさせるための認知行動療法が用いられているが，回復する場合と効果が見られない場合と患者によってバラツキがあり，治療法が確立されていないのが現状である。この病気も予防が大切で，そのためには規則正しい生活で健康を維持し免疫力を高めておくことが重要である。

（5）摂食障害

神経性の摂食障害は「拒食症」と「過食症」の2つのタイプに分けられるが，他に双方を繰り返すタイプもある。患者のほとんどは15〜25歳の女性であるが，最近は小学生から中年まで広い範囲の発症が報告されている。原因は人によってさまざまだが，結果的に心身の不調やストレスから始まる行動の1つと考えられている。そして本人の気付かないうちに摂食障害の行動に入り込むこ

とが少なくない。そして，重症化すると生命の危険を伴うこともあり，侮れない病気である。

①　拒　食　症

　一般的に女性には強いやせ願望がある。目標に向かってダイエットすることは悪いことではないが，行きすぎは危険であり，自身が気付かないうちに拒食症に陥る可能性がある。一旦痩せることに成功すると，その後はその状態を維持できないことに対する恐怖心にとりつかれ，さらに過酷なダイエットを続けるようになる。このような経過でダイエットから拒食症に陥るケースが多い。

▎拒食症による主な症状
・筋力低下，骨粗鬆症，無月経，便秘
・脱毛，薄毛（正常時の半分程度まで減ってしまう）
・低血圧，低体温，意識不明，失神
・死亡（原因は低血糖で脳機能低下，肝臓でのエネルギー産生機能低下など）
・自殺（自殺願望が強まる）

▎子どもの場合の早期の拒食症サイン
・家族と食事をしたがらなくなる。
・食べずに頻繁に運動しようとする。
・食べ物に細かく気を配るようになる。
・成長過程なのに体重が増えないまたは減ってきた。
　子どもに健康リスクは理解できないので，両親が注意しておくこと。

②　過　食　症

　何かのきっかけでやけ食いが始まり，最後には食べないでいられなくなるのが過食症。食べないと胃酸で胃が侵されてしまう恐怖観念に取りつかれる状態になる。そして，食べたいが，同時に体重は増やしたくない葛藤に襲われる。その結果，「食べては吐く，吐いては安心してまた食べる」を繰り返す。この

第2章 現代人のかかりやすい病気 ◎—— 137

排泄行動のために過食症では，おう吐，下痢，薬物を使った下痢の悪循環を繰り返す。

▌主な症状
・虫歯（おう吐時の胃酸の逆流により）
・抑うつ状態（罪悪感によるうつ状態）
・無月経，便秘

▌治　療
　摂食障害の治療は，一般に心療内科で，栄養療法（適切な栄養指導）と心理療法などによる徹底した生活管理により，体の健康と心の健康を図ることが基本である。心理療法には，認知行動療法，家族療法，対人関係療法，芸術療法（絵画，工作を通して行う精神療法）などがある。精神科，内科で治療する場合は，身体的回復を目的とした点滴治療や，さまざまな薬物治療が施されることもある。ただし，治療上最も重要なことは本人の心と考え方を回復させることである。
ある患者のメモよりの短い体験談
　「痩せたいと思っていると治らない。元に戻れば良いと思うと治る。心・気持ちの持ち方しだいだ。」

第6節　難　病

　医療技術が進歩した今日でも，原因不明または原因がわかっても治療法が無い病気が数多く存在する。そのなかで深刻な症状が長く続いているのに良い治療法が無い病気を難病と呼ぶ。1972年に国は「難病対策要綱」を定めて対策支援に乗り出した。現在，国が指定する特定疾患には医療費負担の全額または一部を国が公費で助成するが，受給者証の交付は2009年度で約69万件に達し，対象の難病も56疾患を数え，今後増加が予想される。一方で難病患者や家族の生活・就労支援は立ち遅れており，国の障害者自立支援法による介護や支援対象から外れる難病も少なくない。身体障害者手帳申請が認められない患

図表2−49 医療費の公費助成を受けられる56疾患

ベーチェット病	アミロイドーシス	神経線維腫症Ⅰ型／Ⅱ型
多発性硬化症	後縦靱帯骨化症	亜急性硬化性全脳炎
重症筋無力症	ハンチントン病	バット・キアリ症候群
全身性エリテマトーデス	モヤモヤ病（ウィリス動脈	慢性血栓塞栓性肺高血圧症
スモン	輪閉塞症）	ライソゾーム病
再生不良性貧血	ウェゲナー肉芽腫症	副腎白質ジストロフィー
サルコイドーシス	特発性拡張型（うっ血型）	家族性高コレステロール血
筋萎縮性側索硬化症	心筋症	症（ホモ接合体）
強皮症／皮膚筋炎及び多発	多系統萎縮症	脊髄性筋萎縮症
性筋炎	表皮水疱症（接合部型及び	球脊髄性筋萎縮症
特発性血小板減少性紫斑病	栄養障害型）	慢性炎症性脱髄性多発神経
結節性動脈周囲炎	膿疱性乾癬	炎
潰瘍性大腸炎	広範脊柱管狭窄症	肥大型心筋症
大動脈炎症候群	原発性胆汁性肝硬変	拘束型心筋症
ビュルガー病（バージャー	重症急性膵炎	ミトコンドリア病
病）	特発性大腿骨頭壊死症	リンパ脈管筋腫症
天疱瘡	混合性結合組織病	重症多形滲出性紅斑（急性
脊髄小脳変性症	原発性免疫不全症候群	期）
クローン病	特発性間質性肺炎	黄色靱帯骨化症
難治性肝炎のうち劇症肝炎	網膜色素変性症	間脳下垂体機能障害
悪性関節リウマチ	プリオン病	
パーキンソン病関連疾患	肺動脈性肺高血圧症	

　者置き去りのケースが残っていることが懸念される。障害者手帳が無いと，企業に課せられた障害者の法定雇用率（1.8％）にカウントされない理由で企業側が採用を渋り，就労すらきわめて難しくなる。難病は症状がさまざまであり，一定の支援があれば慢性的な難病を抱えながらも自立した社会生活を営める人も少なくない。国は難病に対する医学的研究や治療環境の改善を進めるとともに，一方で患者が自立して生活できる社会環境整備も進める必要がある。そのためには，国のみならず企業や個人の広範な協力が不可欠であり，社会的啓発

活動も今以上に必要なのである。

第7節　薬の知識

（1）薬の副作用と相互作用

　薬は病気を治すものであるが，一方で稀に副作用が起こることもある。薬剤師や医師がそのことを十分理解しているので通常問題にならない。しかし，体質に問題のある人や高齢者・子どもが服用すると副作用が現れることもある。市販薬の場合は添付の説明書を守って服用すれば通常問題はない。また，仮に説明書通り厳格な服用がなされなかった場合でも，ある程度それを想定した薬効成分の量に抑えられていることが多いので重大な副作用を引き起こすことは少ない。一方，医師の処方箋による調剤薬は，指示通りの厳格な服用が前提なので市販薬より薬効成分の量も多く含まれ，効果も強く出る。したがって，指示どおり服用で十分な効果が期待できるが，指示に従わなければ危険物にもなる。また，厳格に服用しても稀に副作用が起こることもある。

　1種類の薬だけの服用ならば普通は高い効果が期待できる。しかし，複数の病気に対応して同時に複数の薬を服用すると，体内では薬同士が相互作用を起こし，場合によっては医師の想定外の現象が起きることがある。体内での化学物質同士の反応は非常に複雑で予想ができない場合もあり，それを完璧に回避することは不可能である。これが薬の飲み合わせによる相互作用である。通常は薬の処方の際に医師や薬剤師がチェックするので患者が心配する必要はないが，それでも100％安全ということはない。もし服用後僅かでも異常に気付いたら，一旦服用を中止して医師・薬剤師に相談すべきである。

　同じような副作用と相互作用は市販の薬同士や薬と食品などの組み合わせの場合でも起こることがある。したがって，市販薬であっても複数の薬を服用するときにはお店で確認すべきである。さらに，以前使用したことのない薬を使う場合には注意が必要な食品がないか確認することも大切である。この場合には経口薬品ばかりではなく，塗り薬や貼り薬も結果として血管に吸収されるので忘れてはならない。

▍薬の副作用の主な症状

服用後以下のような症状が起こった場合は，一旦服用を中止し，なるべく早く薬剤師や医師に相談すべきである。

・ふらつき，意識障害（抗うつ薬など）
・胃の痛み，薬物性胃腸障害（NSAIDによる）
・便　秘（腸の働き低下が原因）や便秘が悪化して腸閉塞
・口の渇き
・尿が出にくい
・眠　気（睡眠薬，抗うつ薬など）
・発　疹

特に服用後，発疹が全身に広がってゆくような場合は服薬を即中止しなければならない。しかしながら，現実に薬は必要があって服用するのであり，簡単に中止できない場合が少なくない。その場合，相談すれば医師の指示で薬剤師が量を減ずるとか，同じ効果の別の薬に変えて副作用を軽減する対応が十分可能である。一方で，脳梗塞再発予防に使われるNSAID（非ステロイド性消炎鎮痛薬）の副作用などは，自覚症状が乏しいままに胃潰瘍が重症化しやすいので注意が必要である。

▍薬と薬や薬と食品の間で起こるタイプの相互作用

(1)　同じようなタイプの薬の場合・・・効き目が強くなり，副作用が起こりやすい。
(2)　反対のタイプの薬の場合・・・効果が打ち消され，効かなくなる。
(3)　互いに結合するタイプの場合・・・成分が結合して吸収されず効果が低下する。
(4)　分解に影響するタイプの場合・・・一方がもう一方の薬の分解を抑えてしまう。効果が強まったり副作用が起ったりする。

これ以外にもさまざまなケースがあり，薬の適正な効果が得られないことや

第2章 現代人のかかりやすい病気 ◎── 141

服用自体が危険なことさえある。ただし，稀に起こる副作用を警戒しすぎて必要な薬を使わないのは患者にとって好ましい選択とはいえない。重篤な副作用の確率というのはきわめて低いので，正しい服用を守り，相互作用も副作用も必要以上に恐れるべきではない。

　参考として，稀ななかでも比較的よく知られる注意すべき飲み合わせ例を以下に示す。

▌注意すべき薬や食品との組み合わせ

(1)　ビスホスホネートとカルシウム剤

　骨粗鬆症治療薬のビスホスホネートとカルシウム剤の組み合わせでは体内で結合が起きて吸収が低下する。対策は，一方の服用後30分以上あけてもう一方を服用すること。スポーツ飲料でも同様。

(2)　ワルファリンと鎮痛薬

　両方とも血液を固まりにくくする薬。ワルファリンは血栓をできにくくする脳梗塞再発予防薬であるが，鎮痛薬と一緒に服用すると脳出血の危険性が出る。

(3)　イトラコナゾール（水虫治療薬）と他の薬

　イトラコナゾールは他の薬を分解する酵素の働きを阻害するので副作用が起こる。水虫の治療中に他の薬と併用する場合や歯科治療を受けている場合には医師・薬剤師に相談する。

(4)　カルシウム拮抗薬とグレープフルーツ

　グレープフルーツジュースと一緒に服用すると高血圧薬の効果が強まり，血圧が下がりすぎて危険な場合がある。

(5)　イマチニブとグレープフルーツ

　白血病の治療薬として注目されている分子標的薬のイマチニブとグレープフルーツの組み合わせでは薬の効果が強まり，副作用が起こる。

(6)　ワルファリンと納豆

　納豆に含まれるビタミンKは止血作用を持つのでワルファリンの効果を打ち消し血栓ができやすくなる。したがって，脳梗塞の経験者では再発の危険性が

増すので危険である。

(7) アルコールと薬

　アルコールは中枢神経抑制作用を持つので薬にとってはさまざまな悪影響を起こす。抗うつ薬，向精神薬，精神安定剤などと一緒に服用すると作用が強くなりすぎ意識障害や呼吸困難を起こす。

　相互作用は飲み薬だけではなく，心臓病の薬やぜんそく薬，更年期障害薬などでは一方が市販の貼り薬や塗り薬の場合でも起こることがある。

COLUMN　間違いやすい医薬品

誤処方による事故，ヒヤリ・ハット報告があった医薬品名の組合せ
　　アマリールとアルマール，サクシンとサクシゾン，
　　タキソールとタキソテール，ノルバスクとノルバデックス，
　　先頭3文字が同一の医薬品
名称類似によると思われる調剤エラーや誤投与のヒヤリハット報告が複数あったもの
　　アロテックとアレロック，ウテメリンとメテナリン，
　　テオドールとテグレトール，プレドニンとプルゼニド
投与量のチェックを厳しく行うべきもの
　　タキソール，タキソテール，インスリン製剤，小児におけるアミノフィリン
投与方法についての注意喚起を行うべきもの
　　カリウム製剤，リドカイン製剤（特にキシロカイン10％）

　出所：「厚生労働白書H.16」，p.117

（2）薬の吸収・作用の仕組み

　経口薬の場合は胃から腸に送られ，吸収されて肝臓に運ばれる。一部が肝臓で分解されるが，残りは血液によって体内を移動しながら必要な部位で作用する。その後再び血液によって体内を回り肝臓を通過してさらに分解される。これを繰り返しながら最終的に腎臓で排泄される。この仕組みのなかで服用量の目安になるのが薬成分の「血中濃度」である。服用量は適正な血中濃度に保たれるように決められており，この濃度を超えた無鉄砲な服用は非常に危険であ

図表2－50　体内での薬の吸収　　　図表2－51　薬の体内濃度と効果

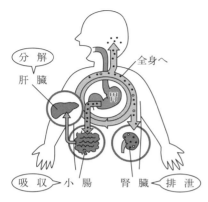
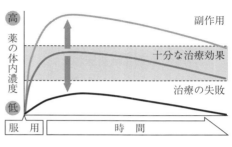

薬の成分は血液によって全身を移動する。　薬は正しく服用することで効果が得られる。

る。また代謝機能などが低下している高齢者の場合は，薬成分の血中濃度が高くなりすぎて副作用が現れやすくなる。

（3）かかりつけ薬局とかかりつけ薬剤師とお薬手帳

　薬の服用や患者の病歴を総合的に管理して薬を調整するのが薬剤師の役割である。複数の病院を受診している場合，薬をより安全に処方してもらうためには「かかりつけ薬剤師」を決めておくのが良い。別々の病院から似たような薬が出された場合でも薬剤師がそれぞれの病院に確認して飲み合わせを確実に回避してくれる。医師には相談しにくいことでも身近な薬剤師になら聞けることも少なくない。かかりつけ薬剤師をつくれば，個人的に役に立つ服薬に関するさまざまなサービスや情報も提供してもらいやすいメリットがある。かかりつけ薬剤師がいない場合でも，同じ目的で「お薬手帳」をつくっておき，毎回調剤薬局や市販薬局に見せると良い。飲み合わせ以外にも無駄な薬の重複を防ぎ節約にもなる。

（4）DOT（直接服薬確認法）

　薬の厳格な服用や飲み忘れを防止するために，最近はDOTという方法が世

界的に広まり始めている。この方法はWHOが提唱したもので，厳格な服用が必要なケースで，看護師や薬剤師の目の前で患者が直接薬を飲むようにすることで飲み忘れや飲み間違いを防ぐ方法である。結核やエイズ治療薬などの場合は確実な効果と耐性菌の発生を防ぐために厳格な服薬が絶対条件である。このような場合患者が服用を忘れたりしないように，場合によっては電話などで服用の確認をしてくれる。希望するなら医療機関の案内や調整薬局などで問い合わせてみればよい。

(5) ジェネリック医薬品（後発医薬品）

先発医薬品と効果が同じで値段が安いのが「ジェネリック医薬品」と呼ばれる後発医薬品である。新薬の開発には莫大な費用がかかることもあり，先発医薬品の特許期間20～25年間は独占権が認められるが，特許期間が終了すると，他の製薬会社でも同じ有効成分を含むジェネリック医薬品の販売が許可される。現在は特許期間が終了した多くの薬のジェネリックが出回っており，薬価は原則先発医薬品の7割程度であり，患者の負担軽減に役立っている。

ジェネリック医薬品は有効成分と添加物や製造工程などは先発医薬品と同じ基準に基づいてつくられ，厚生労働省の認可を得て販売しているので品質や安全上の問題はない。むしろ最近のジェネリック医薬品はサイズ・味・形を工夫して飲みやすさなどの面でさまざまな開発を加えて販売促進を図っているものもあり，高齢者や子どもにとっては飲みやすくて便利なものもある。

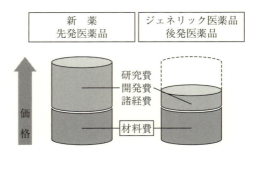

図表2－52　ジェネリックが安価な理由

■ どうしたらジェネリックにしてもらえるか？

薬は，医師の処方箋によって薬剤師が調合する規則なので患者が勝手にジェ

第2章　現代人のかかりやすい病気　◎── 145

ネリックに変更することはできない。しかし，降圧薬や脂質異常症治療薬や解熱鎮痛薬などの身近な薬のなかにも沢山のジェネリックが販売されており，希望するなら医師や薬剤師に相談して変更できることもある。まず薬剤師に申し出れば，薬剤師から医師に変更してもよいか否かの確認をしてくれる。すべての医薬品にジェネリックがあるわけではなく，変更できない薬もある。変更できて薬代自体が安くなったとしても，調剤料などの別の経費が加わり結果的に支払額が下がらない場合もある。

（6）残った薬・他人の薬は使わない

　調剤薬の場合，患者本人のその時の症状に合わせた厳格な薬の処方が行われるので，病気の回復後の飲み残しを保存しておき，後日同じような病気にかかった時に前回の残りを服用することは差し控えるべきである。ましてや他の人の飲み残しを流用することは危険な場合すらありうるので厳に慎むべきである。これは市販薬の場合でも原則同じである。特に本人の病気や症状に合わせて購入した薬の場合は，似たような症状だからといって別の人が安易に服用することは危険である。

COLUMN　医薬分業

　以前は病院が調剤を担う院内処方が普通だったが，現在は院外処方が中心になっている。医療と薬局を独立させて，それぞれの役割を適正に果たすことで薬の安全性を高め患者に質の高い医療を提供するために1974年頃から厚生労働省が進めてきた仕組みである。分業化によって，従来起こりがちだった病院の利益主義に傾注した「薬漬け医療」は抑制されたが，一方で院外薬局の薬代が割高であるのに加えて，サービスも現実には十分でないという声もあがっている。さらに，大手薬局チェーンによる服用記録の怠りや不正請求などの事件も起こるなど，制度疲労も見られる。今後の日本は，間違いなく少額の年金暮らしの高齢患者が増えるのであるから，薬代の問題も高齢化問題の1つとして早急に対応しなくてはならない課題である。

COLUMN　「日本医療研究開発機構」の役割

　2014年4月に独立法人「日本医療研究開発機構」が発足した。目的は，先端医療技術の研究・開発・実用化へ迅速な流れを一体化して日本国内で整備し，国内の優れた研究成果をより効率よく実用化できるようにすることである。そのために，機構組織には医薬品開発や医療機器開発に詳しい専門家を配置し，優れた研究成果を挙げている研究者や企業に対して実用化に向けた助言を行える事業やiPS細胞（人口多能性幹細胞）を薬品開発に活かす事業などを中核に据えた薬品開発の司令塔の役割を担うことが期待される。

第3章 感染症

第1節　人類と感染症のかかわり

　感染症とは，特定の病原体やそれが産み出す毒素によって引き起こされる病気のことである。エジプトのミイラから天然痘に感染した痕跡が確認されているように，人間とウイルスや細菌とのかかわりは人類の歴史とともに続いており，その猛威を示す記録がいくつか残されている。中世ヨーロッパではペストが大流行し，当時の人口の3分の1が死亡したと記録されている。さらにインフルエンザのスペイン風邪においては世界中で5億人が感染し約4,000万人が死亡したという。また，近年では1970年代にエボラ出血熱，1980年代にエイズ（AIDS），2000年代ではサーズ（SARS）や鳥インフルエンザが出現しており，ここ30年間に新たに約30もの感染症が出現している。

　結核は以前日本において「国民病」として恐れられた感染病であり1950年頃までは死因第1位を占めていたが，その後の「結核予防法」に基づくBCG接種や公費負担医療制度の施行により感染者数を激減させ，一旦は感染症の制圧成功かと思われていた。しかし，近年減少率が鈍り，1997年には新登録者数が38年ぶりに再び増加に転じ1999年7月には「結核緊急事態宣言」（厚生大臣）が出されるに至っている。一度出現した感染症の根絶というのは容易に実現できないものである。結核患者は，一部の先進国でも1980年代半ばから増加し続けており，今も世界中で毎年800万人が発症している危険な感染症のままであり，WHOは1993年に「世界結核緊急事態宣言」を打ち出したままである。

世界のボーダーレス化が進む現代の地球上では，行動範囲が急激に拡大し，人・物・食物・動物の接触・交流が短時間の内に行われるようになった。現代人はもはや地球上のどこに住んでいても，免疫の有無にかかわらず，さまざまな接触を避けられない状況下におかれ，多種多様なウイルスや細菌の脅威から逃れられない状況のなかで生きていることを認識しなければならない。

感染には直接的と間接的があり，間接的な場合は間（中間宿主）に植物，動物などを介して感染する。発生と拡大は３大要因である病原体，感染経路，宿主の感受性との関わり方によってさまざまである。

① 病原体

他の個体に侵入し定着した後に，固体のなかで自己の生活を営み感染を引き起こす微生物を病原体という。病原体には寄生虫，真菌，細菌，ウイルスなどがある。感染が成立するには，毒力，感染性，病原体の量などが深く関係する。

(1) 毒力

毒力が強い場合は感染した多くが発症するが，弱ければ感染しても発症しないこともある。毒力の強さは全感染者に占める顕性感染者（感染後に症状が現れたもの）の割合で表わす。

(2) 感染性

宿主に侵入して，生存，増殖する病原体の特性を感染性と呼ぶ。尺度は２次発病率で，初発症例に暴露された後の潜伏期間中の接触者から生じる感染者数を分子とし，暴露された全感染者を分母とした割合で表わされる。

(3) 病原体の量

体内では病原体が一定量以上になると感染を引き起こし，多いほど発症率も高く，潜伏期間も短縮する。病原体量と宿主の反応の間には用量反応曲線の関係が認められる。

② 感染経路

感染にはさまざまなパターンがあるが，主な経路は以下の４つである。

第3章　感染症　◎── 149

(1)　直接感染

　病原体が直接侵入部位から入り感染を引き起こす場合である。エイズ，梅毒，淋病などの性感染症は粘膜を介しての直接感染である。風疹ウイルスやB型肝炎ウイルスも胎盤を通して母体から胎児への直接感染が主な感染ルートである。

(2)　水系感染・食物感染

　病原体に汚染された飲料水や食物摂取によって感染することである。場合によっては爆発的に広がるのが特徴。魚介類・肉類の生食によって消化器系症状の出る感染症が多い。

(3)　生物学的感染

　哺乳類や節足動物との接触での感染症も少なくない。この場合，生物が感受性のある宿主に病原体を運ぶケースと，媒介する生物の体内で病原体が増殖した後に宿主に感染させるケースがある。前者はノミによるペストの媒介などであり，後者はマラリアなどである。

(4)　空気感染

　呼吸器を介して空気中の病原菌が体内に侵入して起こる感染。咳やくしゃみなどが感染ルートであり，風邪，インフルエンザ，結核などが挙げられる。直接飛沫感染の場合は感染源と思われる人から1〜2mの範囲は要注意である。飛散した病原体が乾燥してできる飛沫核（特に結核菌）は長時間空気中を浮遊して感染を引き起こすこともある。

③　宿主の感受性

　病原体が侵入したすべての個体が感染症を引き起こすとは限らない。理由は個体によって感受性に差があるから。感染症にかかりうる可能性を宿主の感受性といい，感受性の違いは，免疫，遺伝要因，年齢，性，栄養状態，人種によって規定される。また，宿主が獲得できる後天性免疫として，受動免疫，能動免疫，予防接種がある。

(1)　受動免疫

　胎盤や初乳によって母親から子どもに授けられる免疫グロブリンは新生児から生後6ヶ月程度の期間さまざまな感染症にかかりにくくする。これを自然受

動免疫という。注射によって免疫グロブリンを投与するのが人工受動免疫であり，即効性はあるが持続性は弱い。

(2)　能動免疫

　病原体に自然感染した後に獲得される自然能動免疫といい，麻疹・風疹がこれに該当する。この場合は比較的長期間免疫力が持続する。これに対してワクチンなどの接種で得られる免疫を人工能動免疫という。

(3)　予防接種

　人工的に無毒化または弱毒化した病原体を接種することで宿主の免疫を高め感染症の発病を抑えるのが予防接種である。接種の効果は100％ではないが，接種をすることでたとえ感染しても症状が軽く済み，死亡率も確実に下がるので摂取が奨励されている。世界的にはWHOがEPI（拡大予防接種計画）として生後1年までにポリオ，麻疹，ジフテリア，百日咳，破傷風，風疹，BCG,の予防接種を行うプログラムを推奨しており，多くの国々がこの予防接種サービスを実施している。

　わが国では昭和23年に予防接種法が施行され，法律に基づいて定期接種と任意接種が行われている。定期接種は，指定された期間内に接種を受ければ原則無料だが，期間外でも自己負担で受けることができる。もし接種によって事故が起こった場合にも国の救済を受けられる。任意接種は，各々の判断で受けるか否かを決め，自己負担で接種するもの。この場合自治体によって助成制度を設けていることがある。ただし，病気に対して定期・任意接種のどちらが良いかということではない。両方とも接種することが望ましい。

　子どもは免疫力の発達が十分でなく感染症にかかりやすいため，重症化や合併症も起こしやすい。したがってそれらを予防する目的でわが国でも小児用肺炎球菌，ヒブ（インフルエンザ菌b型），4種混合，麻疹・風疹，BCGなど多くのワクチン接種が実施されている。高い効果を得られるように予防接種には推奨期間，回数が設けられており，医師の指示に従って基本スケジュールどおり受けることが望ましい。さらに女性の場合は10歳代になると「ヒトパピローマウイルス」の定期接種も加わる。これについては稀に重い副作用が報告されているが，現在は効果のメリットを優先して実施が継続されている。

生ワクチンと不活化ワクチン

　生ワクチンは，活きたウイルスの毒性を弱めたものを接種し体内でウイルスを増殖させて免疫をつくるもの。免疫をつくる力が強いので接種回数が少なく済むが，軽い発熱や発疹を起こすことがある。不活化ワクチンは毒性を排除し免疫をつくるのに必要な成分だけを取り出したもの。したがって体内で菌やウイルス増殖はないが，十分な効果を得るためには複数回の接種が必要になる。近年のワクチンの安全性は高くなっており，副作用のリスクに比べれば予防接種を受けずに病気を発症した時の危険性やマイナス面の方が大きいと考えられている。

同時接種

　一度に複数のワクチンを接種することを同時接種といい，同じ日に腕や太ももなどに摂取することができる。単独の場合に比べての有効性の違いは無く，早く確実に免疫を得ることができるので海外では一般的になっている。個人の

図表3－1　ワクチン接種緊急促進事業の接種の対象車について

> **子宮頸がん予防（HPV）ワクチン**
>
> 【接種対象者】・中学1年生（13歳相当）～高校1年生（16歳相当）の女子（3回接種）
> 　　※標準的な接種パターン
> 　　・中学1年生（13歳相当）の女子に3回接種
> 　　　（例外として，小学校6年生（12歳相当）の女子も対象とすることも可能
> 　　　（この場合の助成対象範囲は最大4学年内までとする））

> **ヒブ（インフルエンザ菌b型）ワクチン（乳幼児の細菌性髄膜炎を予防するワクチン）**
>
> 【接種対象者】・0～4歳の乳幼児
> 　〈接種回数〉
> 　　0歳時に3回※（初回免疫），1歳時に1回（追加接種）←標準的な接種パターン
> 　　・1～4歳時に開始した場合，1回接種　※7か月以上12か月未満の場合は，2回でも可

> **小児用肺炎球菌ワクチン（乳幼児の細菌性髄膜炎を予防するワクチン）**
>
> 【接種対象者】・0～4歳の乳幼児
> 　〈接種回数〉
> 　　0歳時に3回※（初回免疫），1歳時に1回（追加接種）←標準的な接種パターン
> 　　・1歳時に開始した場合，2回接種
> 　　・2～4歳時に開始した場合，1回接種　※7か月以上12か月未満の場合は，2回でも可

出所：平成24年度版「厚生労働省白書」，p.405。

判断で選択すればよい。

第2節　感染症の制圧

　流行（epidemic）とは同一の病気が短期間に通常より高頻度に発生すること
をいうが，それが限られた地域で長期間継続した場合には局所的流行（endem-
ic）と呼ぶ。また，流行が国境を越えて拡大する場合を世界的流行（pandemic）
といい，現在世界に広がっているエイズなどがこれにあたる。リオオリンピッ
クで話題になったジカ熱については世界的流行の可能性が排除されたわけでは
なく今後の制圧対策が望まれる。

　制圧（control）とは人工的な対策の結果，疾病の罹患や有病率が減少するに
至った状態をいう。さらに1年間新たな患者発生が100万人あたり1名以下減
少できた状態を除去（elimination）という。当該疾病患者がその後一切発生せ
ず，対策の継続の必要が無くなった状態を根絶（eradication）という。天然痘
は根絶されたが，結核は制圧されていない。

①　制圧プログラム

　一旦感染症の流行の兆しが確認された場合は，制圧プログラムの基づく速や
かな対応が求められる。

(1)　流行調査

　感染症発生の疑いが出た場合には，まず発生の事実確認から開始する。感染
症の判断基準の基づき迅速かつ適切な調査と判定が求められる。当該患者の感
染様式，臨床状況，病理検査からの総合的感染症所見によって方針が打ちたて
られる。

(2)　制圧プログラム遂行

　流行調査の結果に沿って当該感染症制圧プログラムの作成と実行に着手する
ことになる。一般的に感染症を完璧に封じ込めることは容易なことではなく，
現実的には感染経路の遮断という方法が重視されることが多い。したがって，
制圧プログラムも感染症の3大要因である病原体，感染経路，宿主の感受性に

第3章 感染症 ◎—— 153

かかわる対策が基本となる。具体的な病原体対策としては患者の隔離や治療，感染経路・感受性対策としては予防接種，健康教育（衛生面の指導周知）などである。

(3) 感染サーベイランス

　感染の拡大を防ぐために，全体の動向，時，場所，人の移動について詳細な情報を得て制圧プログラムにフィードバックすることが重要である。感染症サーベイランスとは，これらを組織的・継続的に収集・分析したデータをプログラムに活用することである。

②　日本における感染症対策

　日本においては1897年（明治30年）に最初の「伝染病予防法」が制定され，約100年を経た1999年4月に国内外の状況を鑑み「感染症の予防及び感染症の患者に対する医療に関する法律」（以下「感染症法」という）が制定された。さらにより敏速かつ機動的な対応の必要性に迫られ2003年10月にこれを改正し，さらに強化された体制が施行されている。

③　日本における感染症制圧の成功例

　2003年頃に出現したSARS（重症急性呼吸器症候群）がアジアを中心にして一気に世界中に拡散する兆しがみえた。WHOは即座に世界的に向けて警告を発信し，速やかにSARSの定義や情報を発表し感染の広がりを防ぐ対策を実施した。これに基づく国際協調のなかで日本では厚生労働省が中心となり，SARSの疫学・病原検査，診断，治療に関する調査・研究への協力を行った。国内においては検疫所を設けて発生地への出入国の管理を強化し，旅行者の健康調査・感染調査も実施する一方で，厚生労働省や都道府県のホームページで国民への周知を徹底した。その結果2003年5月に国内旅行をしていた外国人が出国後にSARSを発症していたことが判明したが関係各部署の連携によって日本人への感染がまったく無かった。結果として日本においてはSARS封じ込め対策が成功した。

　しかし，感染症の発生や侵入ルートは多種多様であり，いつも同様の対策が

図表3－2　わが国の感染症対策の基本概念図

感染症対策の強化

最近の海外における感染症の発生状況　国際交流の進展等

※網掛け部分は2003年の改正で措置

水際対策（国内に常在しない感染症の海外からの侵入防止）

◎検　疫
検疫の対象となる感染症の病原体が国内に侵入するおそれが

・「ある」→ 隔離・停留
・「ほとんどない」→ 仮検疫済証の交付
・感染症に感染したおそれのある者に対する入国後の健康状態の確認
・健康状態に異状が生じた者を確認したときは、管轄の都道府県知事等に報告
・「ない」→ 検疫済証の交付

◎動物由来感染症対策
・輸入禁止（特定地域から発送されるサルなどの指定動物が対象）
・輸入検疫（指定動物の係留観察）
・輸入届出（指定動物以外で感染症を人に感染させるおそれがあるものの輸入について衛生証明書を添付して届出）

国内感染症対策（感染症の発生予防・まん延防止・患者に対する医療の提供）

◎国の基本指針と都道府県の予防計画（緊急時における対策を追加）
◎医師・獣医師の届出（対象となる感染症を追加）
◎積極的疫学調査（発生状況、動向及び原因の調査）
・緊急時には厚生労働大臣も自ら実施
・感染症の発生状況の調査に関する都道府県等の連携
◎水際対策との連携
・都道府県知事等による健康状態に異状が生じた者に対する質問・調査
・調査結果を厚生労働大臣に報告
◎対象疾病・疫病分類に応じた措置
・1類感染症（最も重篤な感染症）に「重症急性呼吸器症候群（SARS）」および「痘そう」（天然痘）を追加
　→患者の入院、消毒等の措置
・鳥インフルエンザ等動物から感染する感染症について新たに消毒等物的措置を講ずる

緊急時における都道府県知事等に対する厚生労働大臣の指示

上手くいくとは限らない。渡り鳥などによって持ち込まれるような場合にはまた別の対策も必要になる。今後もさまざまな状況を想定した対策を常に準備しておかなくてはならないのである。

　＊SARSとは新出現のSARSコロナウイルスを病原体とする感染症である。潜伏期間は通常2～10日であり、感染すると38度以上の高熱、咳・息切れなどの呼吸器症状を呈し呼吸困難に陥る。患者の咳や体液に直接触れるような濃厚な接触で感染する。潜伏期間の感染力は弱い。エタノールなどの消毒で死滅する。

第3章　感染症　◎──　155

図表3－3　感染症法に基づく類型

感染症類型	定義	主な対応
1類感染症	感染力，罹患した場合の重篤性等に基づく総合的な観点から見た危険性が極めて高い感染症 （エボラ出血熱，クリミア・コンゴ出血熱，ペスト，マールブルグ病，ラッサ熱，重症急性呼吸器症候群（病原体がSARSコロナウイルスであるものに限る。），痘そう（天然痘）の7感染症）	患者，疑似症患者及び無症状病原体保有者について入院等の措置を講ずる
2類感染症	感染力，罹患した場合の重篤性等に基づく総合的な観点から見た危険性が高い感染症 （急性灰白髄炎，コレラ，細菌性赤痢，ジフテリア，腸チフス，パラチフスの6感染症）	患者及び一部の疑似症患者について入院等の措置を講ずる
3類感染症	感染力，罹患した場合の重篤性等に基づく総合的な観点から見た危険性は高くないが，特定の職業への就業によって感染症の集団発生を起こし得る感染症 （腸管出血性大腸菌感染症）	患者及び無症状病原体保有者について就業制限等の措置を講ずる
4類感染症	動物，飲食物等の物件を介して人に感染し，国民の健康に影響を与えるおそれのある感染症（ヒトからヒトへの感染はない。） （ウエストナイル熱，狂犬病，高病原性鳥インフルエンザ，日本脳炎，マラリア，レジオネラ症等の30感染症）	媒介動物の輸入規制，消毒，物件の廃棄等の物的措置
5類感染症	国が感染症の発生動向の調査を行い，その結果等に基づいて必要な情報を国民一般や医療関係者に情報提供・公開していくことによって，発生・まん延を防止すべき感染症 （ウイルス性肝炎（E型及びA型を除く），後天性免疫不全症候群（エイズ），インフルエンザ，麻しん等の41感染症）	発生動向の収集把握と情報の提供
指定感染症	既知の感染症のうち1類～3類に分類されていない感染症であって，1類～3類に準じた対応の必要性が生じた感染症	1類～3類感染症に準じた対応（適用する措置は政令で指定する。）
新感染症	ヒトからヒトに感染すると認められる疾病であって，既知の感染症と症状等が明らかに異なり，当該疾病に罹患した場合の病状の程度が重篤であり，かつ，当該疾病のまん延により国民の生命及び健康に重大な影響を与えるおそれがあると認められる感染症	都道府県知事が厚生労働大臣の技術的指導・助言を得て個別に応急対応し，政令により症状等の要件を指定した後は1類感染症に準じた対応を行う

（注）2003（平成15）年の感染症法改正により，新たに動物由来感染症等が「4類感染症」に分類され，国民の健康に影響を与えるおそれがある感染症のうち「4類感染症」を除いたものが「5類感染症」に分類された。

資料：厚生労働省健康局資料。

④ 動物由来の感染症

　近年日本では多種多様のペット愛好家が増えると同時に日常の生活空間での
ヒトとペットとの距離が接近し，飼うというより同居生活状態が多くみられる。
動物愛護，生活の豊かさ，孤独解消などの利点がある一方でさまざまな動物由
来感染症リスクも高くなっていることも知るべきである。

　WHOが確認しているだけでも動物由来の感染症は150種類を超える。この
うちの3割は動物からヒトだけでなく，ヒトからヒトへも直接的に感染すると
されている。生物学的には，『自然界では，病原体は自己と共生できる動物
（自然宿主）のなかに住み，宿主の生命を滅ぼすような行動をしないのが基本。
しかし，何かのきっかけで宿主以外の動物に伝播した場合にはその動物の生命

図表3-4　主な動物由来感染症

感 染 症 名	感染源とされる主な動物種	
	ペット動物・家畜	野生動物
狂犬病	イヌ，ネコ	アライグマ，コウモリ，キツネ
エキノコックス症	イヌ	キツネ
パスツレラ症	イヌ	
皮膚糸状菌症	イヌ	
回虫症	イヌ，ネコ	
猫ひっかき病	ネコ	
トキソプラズマ症	ネコ	
Q 熱	ウシ，ネコなど	
オウム病	小鳥	野鳥
サルモネラ症	鑑賞魚類	
ペスト		プレーリードッグ，リス
野兎病		プレーリードッグ，リス
ハンタウイルス肺症候群		ネズミ，リス
アライグマ回虫症		アライグマ
リッサウイルス感染症		コウモリ
ニパウイルス感染症		コウモリ
ヘンドラウイルス感染症		コウモリ
Bウイルス症		サル
細菌性赤痢		サル
結 核		サル
ウエストナイル熱		野鳥，カラス
レプトスピラ症		ネズミ
腎症候性出血熱		ネズミ
クリプトスポリジウム症	ウシなど	
腸管出血性大腸菌	ウシなど	

資料：厚生労働省健康局「動物由来感染症ハンドブック」。

を脅かし死にいたることもある。』という一般法則がある。近すぎるペットとの距離感は，動物からヒトへ感染したウイルスが，次の段階でヒトからヒトへ感染し，ヒトの生命を脅かす危険なウイルスに変異する可能性を高めるのだ。

日本は島国であり家畜の衛生対策が進んでいるために，従来は動物由来の感染症は他国に比べれば非常に低く抑えられてきた。今後もさらに良好な環境を維持してゆくためには家畜の衛生対策ばかりでなく，ペットについても感染症対策の観点から，衛生対策を徹底し，節度ある飼育の考え方を浸透させなければならない時期にきている。

⑤ エイズ（AIDS）

1981年6月アメリカでエイズ第1号の患者が認定されて以来，瞬く間に感染が世界中に広がり「死の病」として恐れられてきた。直後から世界中でエイズ治療薬の研究開発もスタートし，幾度の改良を重ねた結果，最近ではHIVウイルスに感染しても早期に適切な治療を行えばエイズの発症を防げるまでに至っている。今後はエイズの完治やウイルスの根絶をも目指した研究が進むと期待されている。しかし一方で，医療体制が十分整備されていない途上国などでは最新医療の恩恵が国民のなかに十分に届かず，現在でも地域によっては

図表3-5 エイズ患者数の動向

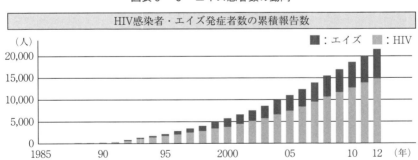

国内の報告数では，HIV感染者，エイズ発症者は共に増加傾向にあり，両者を併せると2万人を超えている。
※2012年の新規HIN感染者，エイズ発症者の報告数は，前年より減少している。
出所：厚生労働省「平成24年エイズ発生動向」より。

HIV感染者とエイズ発症者数が増え続けている現実もある。

　国際労働機関（ILO）の報告書によると2020年までにエイズによる死者数は最悪の場合約8,570万人を超えるだろうと予測されている。地域別ではアジア，アフリカが多く，中国で約600万人，インドで約1,240万人，タンザニアで約510万人などである。感染者数増加の問題は，治療・隔離という医療領域の問題であると同時に国の産業経済問題や差別問題という側面も含み，場合によって国家の存亡にかかわる大問題となっている。エイズ根絶には世界が協力して医療面と社会・教育面の幅広い対策の推進が必要なのである。

(1)　エイズとは

　AIDSとはacquired immunodeficiency syndromeの略で「後天性免疫不全症候群」のことである。「感染後，潜伏期間を経て免疫機構低下，細菌，カビウイルスなどによりさまざまな重い病気を発症して最後には死に至る。」病気と恐れられてきたが，医学の進歩により現在はウイルスに感染しても早期に適切な治療が施されればエイズの発症を防ぐことが可能になった。ただし，根治治療の確立には至っておらず，現時点では予防が最重要であることに変わりは無い。

　HIVとはHuman immunodeficiency virusの略でありエイズウイルス自体のこと。HIVキャリアはHIVに感染したが潜伏期間にあり，まだエイズを発病しない状態の人。ただしキャリアでも他人に感染させる危険性があるので注意が必要である。潜伏期間を経てエイズを発症した人をエイズ患者という。

(2)　感染から発病までの経過

　HIVはヒトの体内に入るとCD4陽性細胞という免疫細胞に入り込み，増殖をくり返してやがてはヒトの免疫機能を破壊してしまう。

＜感染初期＞

　感染すると約30日前後から突然風邪に似た症状が現れる。発熱・発疹などが起こり2〜3週間続くが，症状はヒトによってさまざまであり，ほとんどの場合感染に気がつかず自然に治まってしまう。ここで気が付き適切な治療を受

第3章 感染症 ◎—— 159

ければ現在ではエイズ発症を防げるようになった。

＜無症候期間＞

　人によって差があるが5〜10年間は無症状に経過する。この間にも体内ではHIVの増殖が繰り返されて徐々に免疫機構が破壊されているが，無症状のため医療機関での検査を受けない限り本人がこれに気づくことは不可能である。

＜エイズ発症＞

　免疫細胞が一定以下まで破壊され極度の免疫力低下に陥る結果，さまざまな感染症や合併症を起こすようになる。この状態をエイズ発症という。一旦エイズを発症してしまうと現在でも治療は難しい。アフリカには感染しても発病しない人も稀にみつかっているが，医学的解明がなされておらず，治療に活かされていないのが現状である。

(3)　感染経路

　HIVは，日常生活での食器の共用や咳・くしゃみ，入浴，プールなどで感染する心配は無い。ただし，血液が付着するカミソリや歯ブラシなどで感染する可能性は否定できない。

　現在日本での主な感染は性交渉がほとんどである。特にクラミジアや性器ヘルペスなどの性感染症があり性器に炎症を起こしている場合はリスクが高まる。麻薬や覚せい剤での注射器の使いまわしや出産や母乳による母子感染のリスクもあるが，現在の日本では医療機関での対策が整っており母子感染の心配はない。

(4)　最新のエイズ治療

　エイズ治療の研究は日進月歩目覚ましく，現在ではHIV感染しても1日1回1錠の薬を服用するだけでエイズ発症を抑えることが可能である。ただし，早期に適切な治療を開始した場合に限られる。健康な人のCD4陽性細胞は血液$1\mu\ell$当たり約1,000個あるが，この数が200個以下まで減少すると免疫機能も低下しエイズ発症リスクも高まる。ゆえにそれ以下にならないようにするのが治療の基本である。そのために感染者は早くから定期的検査を受けながら経

過観察し，350個を切った段階からは薬による治療を開始する。

エイズを発症してしまった場合は感染するさまざまな病気の治療も併せて行う必要があるので服用する薬も多種多様で増えるが，現在でも十分な効果が期待できず死に至る可能性は高い。

現在日本には20数種類の治療薬（抗HIV薬）がありHIV増殖の程度・段階など患者の状態に応じて使い分けされている。ただし，薬はキチンと服用しなければ耐性菌が出現する危険性があるので，体質と副作用の問題や厳格な服用を

図表3－6　エイズ最新治療と平均寿命

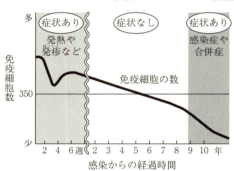

出所：NHK「きょうの健康テキスト」，2008.7，p.108。

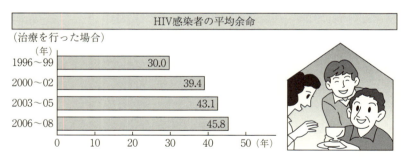

イギリスでの調査によると，HIV感染者の20歳時点の平均余命は，1996～99年には30年だったが，2000～02年には39.4年，2003～05年には43.1年と徐々に延び，2006～08年には45.8年に延びたと報告されている。つまり，20歳の人が平均で66歳くらいまで，普通の生活を送ることができるといえる。

出所：May. et al. BMJ 2011.

第3章　感染症　◎―― 161

するために患者の仕事環境や生活スタイルまで医師と患者間で十分に相談した
上で薬の選択をするようになっている。

(5)　エイズの抗体検査

　HIV抗体検査は全国の保健所やHIV検査・相談機関で匿名・無料で受けら
れるようになっている。医療機関でも受けられるが有料が一般的。HIVは感染
してから感染後抗体ができるのに2か月程度かかるので，検査の場合は，感染
したと思われる時から3カ月経過後に受けなければならない。

　検査方法には通常検査と即日検査の2通りある。通常検査では結果が出るま
でに1〜2週間かかるが1回で確実な結果が得られる。即日検査は2〜3時間
程度で結果が出るが，抗体の検出精度が高いので陰性の人でも場合によって陽
性と判定されることがある。陰性なら感染しておらず検査終了だが，陽性と判
定された場合はもう一度確認検査の必要がある。

　以前は潜伏期間中にエイズ検査目的で献血をする人がいて，献血された血液
からHIVが見つかるケースもあった。さらに2003年には国内の医療機関で輸
血に使われて血液からHIVに感染したという事例も判明した。そのような事
態を防止するために，現在では検査目的の献血には厳重な対策が施され，たと
えHIV感染が判明しても献血者本人に通知せず血液のみ廃棄することになっ
ている。

COLUMN　薬害エイズ裁判の幕切れ

　本人に何の落ち度もなく病院でHIVを感染させられてエイズ患者になった人たち
が国と製薬会社・医師・研究者の責任を追及し損害賠償を求めたのが「薬害エイズ
裁判」である。

　血友病の人は定期的に血液製剤を注射する必要があるが，治療薬として渡された
血液製剤にHIVが混入していたのである。1981年に米国ではHIVやエイズという病
気の存在が明らかになり，エイズ1号患者が認定され，アメリカ国内では血友病患
者に使用していた危険な非加熱血液製剤の使用禁止と処分勧告が出され，素早く加
熱製剤使用に転換された。同じ頃，日本でも厚生省が専門家の研究班を招集して検

討したが，結果として従前通りの非加熱製剤使用継続を決定してしまった。班長を務めた医師は血友病の権威で会議への影響力も大きく，当時の世界動向にも詳しいとされる人物である。また，その医師には血液製剤を扱う製薬会社から約5,000万円の研究費が提供されていた。結果的に日本では1985年3月にエイズ患者1号が認定された後で厚生省が初めて加熱製剤使用を認定した。アメリカの対応に遅れること4年間の間に日本では多くの血友病患者に非加熱製剤が投与されてHIV感染に至らしめる結果となった。裁判ではアメリカの素早い対応状況を厚生省や世界的権威といわれる医師が知らなかったか否かが焦点となったが，長引く裁判中に中心的存在であった医師も逝去し，結果的に患者に対する十分な補償が決定されないまま裁判が終了してしまい，製薬会社も廃業し，国の補償責任も不明確なままの幕切れである。

⑥　インフルエンザ

(1)　インフルエンザと風邪

　インフルエンザは毎年11〜12月頃から流行し始め1〜3月頃にピークを迎える。インフルエンザは，流行時期と症状が似ているので風邪と間違われやすいが，病原体や感染経路が異なり症状も風邪よりも重い。高齢者や子どもや重い糖尿病などの重症化しやすく，合併症を伴って命の危険も発生する侮れない病気である。特に，妊婦の場合には胎児に影響と他の妊婦への感染を防ぐための適切で迅速な対応が必要である。

　インフルエンザウイルスにはA・B・C型の3タイプあり，主に流行するのは症状の強いA型，B型である。なかでもA型のほうは重症化しやすく大流行しやすいとされている。A型はさらに細かく分けられ，「Aソ連型」，「A香港型」の2タイプが現在でも世界中で流行している。これに比べてC型は症状が軽く大流行しにくい。

(2)　予防と治療

　インフルエンザも風邪も主に飛沫感染と接触感染によって拡がるので，流行の時期には感染しやすいところへの出入りをなるべく避けるべきである。どうしても必要な場合はマスク着用，手洗い励行が予防上大切である。マスク着用

第3章 感染症 ◎—— 163

は自分自身の感染予防と感染した場合に他人にうつさないための両方の意味での対策である。

■ インフルエンザの症状

38度以上の高熱。関節痛，筋肉痛，頭痛などの全身症状が現れる。単なる風邪の場合は38度以下で主にせき，鼻汁，のどの痛みが主な症状で3〜4日で治癒する。

■ インフルエンザの合併症

呼吸器系，心臓病，腎臓病，糖尿病がある高齢者などでは抵抗力が弱いのでインフルエンザが重症化しやすい。さらに細菌が肺に到達すると肺炎を起こし高齢者では死亡することが少なくない。近年は高齢化に伴い日本人の死亡原因の第3位に肺炎が浮上している。子どもの場合にはインフルエンザに対する免疫を持っていないことが多く，抵抗力の弱い乳幼児では重症化すると中耳炎，熱けいれん，インフルエンザ脳症を合併し後遺症を伴うこともあるので要注意である。

■ 感染が疑われる場合の迅速な行動

感染力が強いインフルエンザの場合は隔離治療が基本なので外出も制限される。もし感染が疑われる場合には他への感染に配慮してマスクなどを着用した上で，なるべく早く医療機関を受診すべきである。症状が重い場合は，外出せずに電話などで医療機関に相談すべきである。病院では医師による問診とインフルエンザ迅速診断キットを使った検査によって短時間で診断がつき，結果に応じた適切な治療と生活上の指示が与えられる。流行の時期には同じような感染を疑われる患者が病院の待合室に待機しているので，院内感染予防のための対策を講じておくことも大切である。

(3) 予防接種

インフルエンザ予防の基本はワクチン接種であるが，日本での接種率は毎年

50％程度と欧米に比べて低い。ワクチンは感染予防ばかりでなく，感染した場合の重症化を防ぐ効果もある。インフルエンザのウイルスは変異を繰り返しながら流行を繰り返す。そのためWHO（世界保健機関）ではその年に流行しそうなウイルスのタイプを予測して情報を世界に発信する。日本もそれに基づいて厚生労働省が検討を加え，その年のワクチンが決定される仕組みになっており，したがって予想が外れる年もある。現在日本で使用されるワクチンは「Aソ連型」，「A香港型」，「B型」いずれにも対応したものになっているが，まだヒトが経験していない新型インフルエンザには当然効果がない。

　重症化しやすい範疇の人は毎年予防接種を受けることが望ましい。その際は，接種してから抗体ができるまでに2週間程度かかり，効果は約5カ月持続することを考慮して受けるタイミングを決めると良い。一部に接種に注意が必要な人もいるので，その場合は医師に相談すべきである。

　接種できない人：発熱中に人，アナフィラルキーショックを起こす人，重病人

　注意が必要な人：強い卵アレルギーの人

図表3－7　ワクチンの効果

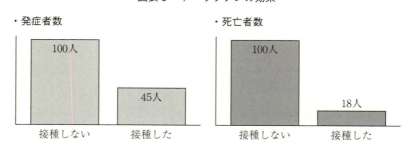

＊100％予防できないが，接種者は症状が軽く済む。
出所：厚生科学研究所「インフルエンザワクチンの効果に関する研究」1997－1999。

(4)　主な治療薬と副作用

　現在は，発症から48時間以内にノイラミニターゼ阻害薬を内服することでウイルスの広がりを抑え，発熱を1日程度早く治めることが可能である。A型，

B型どちらにも効果があるが，発症後48時間を超えてしまうとウイルスが体内に広がりすぎて十分な効果が期待できなくなる。ノイラミニターゼ阻害薬には「オセルタミビル（タミフル）」と「ザナミビル（リレンザ）」の2種類がある。ただしノイラミニターゼ阻害薬は妊婦や小さい子どもの服用には注意が必要で，タミフルは10歳代の子供の異常行動の問題が未解決である。

　他に対症療法として熱を下げる解熱鎮痛薬や2次感染予防薬として抗菌薬が使われることもある。ただし，特に15歳以下の子どもが服用すると意識障害やインフルエンザ脳症を引き起こす解熱鎮痛薬もあるので市販薬であっても使用には注意が必要。

(5)　ウイルスの変異と新型インフルエンザ

　新型インフルエンザとはこれまでにヒトに感染したことがなかったウイルスが何らかの原因・経路によって変異し，ヒトからヒトへ感染するようになったものである。従来型と違ってワクチンもないので病原性が強い場合には世界的大流行（パンデミック）を起こし多くの死者を出す可能性がある。対策も従来型のインフルエンザとは異なってくる。

　新型インフルエンザは過去100年間で3回出現している。

1918年　スペインインフルエンザ（スペインかぜ）世界で4,000～5,000万人
　　　　死亡

1957年　アジアインフルエンザ（アジアかぜ）

1968年　香港インフルエンザ（香港かぜ）

　新型インフルエンザはA型のウイルスが変異することで出現すると考えられている。ウイルスの表面にはH（ヘマグルチニン）とN（ノイラミニターゼ）と呼ばれる2つの機能がある。Hは1～16のタイプ，Nは1～9のタイプがあり，これらの組み合わせでウイルスのタイプが決まる。新型インフルエンザウイルスでは，新しいHが出現することが多い。現在，特に可能性が高いのが鳥インフルエンザウイルス「H5N1」である。病原性が高く，感染すればほとんどの鳥は死滅する。2003年には養鶏所などで鳥からヒトへ感染し，アジアを中心

図表3－8　新型インフルエンザ等対策特別措置法について

○新型インフルエンザおよび全国的かつ急速なまん延のおそれのある新感染症に対する対策の強化を図り、国民の生命および健康を保護し、国民生活および国民経済に及ぼす影響が最小となるようにする。

1．体制整備等
(1) 行動計画等の作成
　① 国、地方公共団体の行動計画の作成
　② 指定公共機関（医療、医薬品・医療機器の製造・販売、電力、ガス、輸送等を含む法人）の指定・業務計画の作成
(2) 権利に制限が加えられるときであっても、当該制限は必要最小限のものとすること
(3) 発生時に国、都道府県の対策本部を設置、新型インフルエンザ等緊急事態に市町村の対策本部を設置
(4) 発生時における特定接種（登録事業者（※）の従業員等に対する先行的予防接種）の実施
　※医療提供業務又は国民生活・国民経済の安定に寄与する業務を行う事業者であって、厚生労働大臣の定めるところにより厚生労働大臣の登録を受けているもの
(5) 海外発生時の水際対策の的確な実施

「新型インフルエンザ等緊急事態宣言」
新型インフルエンザ等（国民の生命・健康に著しく重大な被害を与えるおそれがあるものに限る）が国内で発生し、全国的かつ急速なまん延により、国民生活および国民経済に甚大な影響を及ぼすおそれがあると認められるとき

2．「新型インフルエンザ等緊急事態」発生の際の措置
① 外出自粛要請、興行場、催物等の制限等の要請・指示（潜伏期間、治療するまでの期間等を考慮）
② 住民に対する予防接種の実施（国による必要な財政負担）
③ 医療提供体制の確保（臨時の医療施設等）
④ 緊急物資の運送の要請・指示
⑤ 政令で定める特定物資の売渡しの要請・収用
⑥ 埋葬・火葬の特例
⑦ 生活関連物資等の価格の安定（国民生活安定緊急措置法の的確な運用）
⑧ 行政上の申請期限の延長等
⑨ 政府関係金融機関等による融資　　　　　　　　　　　　　　　　等

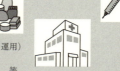

○施行期日：公布の日（平成24年5月11日）から起算して1年を超えない範囲内において政令で定める日

出所：平成24年度「厚生労働省白書」、p.401。

に世界中に広がった。その際ごく稀だがヒトに感染したとみられ、発症者の6割は死亡した。2017年は「H7N9」が流行し、拡大が心配されている。

　今後、毒性の強い新型インフルエンザが世界流行した場合、日本では約3,200万人が発症し、そのうち17～64万人が死亡すると推察される。政府は被害を最小限に食い止める対策を迅速に進めるための「感染症の予防及び感染

図表3-9 先進工業国の結核罹患率（2002年）

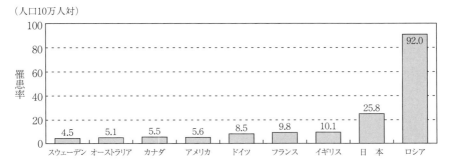

（注）スウェーデン，オーストラリアについては2001年の数値である。
資料：WHO資料（2003）。

症の患者に対する医療に関する法律及び検疫法の一部を改正する法律案」を国会に提出し，2008年5月に新型インフルエンザ対策に関する法整備を行ってはいるが，流行が現実化した場合には国の対策だけの対応には限界があり，個人自ら身を護る努力も欠かせない。

⑦ 再興感染症「結核」

結核はかつて日本人の「国民病」と怖がられ死亡原因の第1位を占めていた。1960年代からガン，脳卒中，心臓病などが上位を占めるようになり日本は結核を制圧できたかに思われていた。しかし，近年，再興感染症として結核患者が増加していることが判明し，国として警戒を強めている。

日本で現在結核に感染している人は2,000万人いると推定されている。70歳代で約50％，80歳代で約70％と高齢者で多い。若い20歳代で約2.5％程度の感染者がおり，最近大学生などでの結核発症の例もよく聞かれる。

結核罹患者増加の主な理由
① 戦前戦後の結核大流行時に若くして感染したが発病せずに過ごし，高齢で抵抗力が低下して発病する人が増えている。
② 若い人は行動範囲が広いので感染リスクが高い場所（閉鎖的空間）に居

合わせる機会が多い。特に，不規則な生活，疲れ・ストレスで抵抗力が低下している若者が感染しやすい。

(1) 感染と発病

結核は発病した人の咳やくしゃみで飛び散った菌を吸いこむことで感染する。大抵は体の防御機能によって肺まで到達しないが一部が体内に侵入して定着する。これが感染である。特に閉鎖空間では結核菌は空中で2〜3時間は漂っているので吸い込む危険性が高い。

結核菌が体内に入っても多くの場合体の抵抗力によって封じ込めてしまい発病はしないが，侵入した結核菌は自ら殻を作って長い期間体内に留まることが可能である。何かの原因で体の抵抗力が落ちると結核菌が活動を始め組織に広がって発病する。感染しても多くの人は一生涯発病しないが，1〜2割程度が発病に至り場合によっては重症化する。

▌注意が必要な人
- 乳幼児：免疫がないので感染すると短期間で発病しやすい。
- 高齢者：加齢で抵抗力低下しているので発病しやすい。
- 若い人：感染しやすい環境に遭遇する機会が多い。BCG効果が薄れている。
- 重い持病のある人：感染後発病しやすい。

(2) 結核の症状

結核の初期段階は自覚症状が乏しく気付かずに経過することが多い。やがて風邪に似た症状が現れるが，これが2週間以上続く場合は医療機関を受診する。早期に適切な治療を受ければ結核は治る病気である。

▌主な症状
- 体がだるい
- 微熱が長引き治まらない
- 2週間以上咳や痰がでる

・寝　汗
・胸の痛みを感じる
・他に理由がないのに体重が減少

(3) 検査と治療

　感染の有無はツベルクリン反応検査と血液検査，発病の有無は胸部エックス線検査と喀痰検査によって診断される。その結果，発病して周囲に感染させる可能性があれば入院して治療することになるが，それ以外は通院での治療が可能。

　治療の基本は薬物治療である。複数の薬の組み合わせを6カ月厳格に継続する。これがきちんと行えない場合には自身に耐性菌が出現する恐れがある。また，他人にも耐性菌を感染させる危険性があるため，重大なことになる。

(4) 予防接種と効果

　BCG接種は，子どもの発病予防（感染とは別）には有効である。現在，生後6カ月までに公費でBCG接種が行われているが，効果の持続期間は10～15年

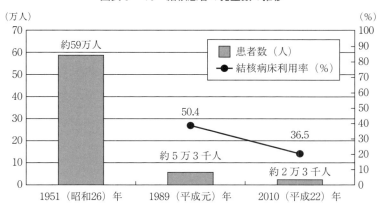

図表3−10　結核患者の発生数の推移

出所：厚生労働省「平成22年結核登録者情報調査年報集計結果（概況）および「平成22年病院報告」より厚生労働省健康局作成。

図表 3 − 11　肝炎対策の推進

【施策の方向性】
○肝がんへの進行予防，肝炎治療の効果的促進のため，経済的負担軽減を図る。
○検査・治療・普及・研究をより一層総合的に推進する。
○検査未受診者の解消，肝炎医療の均てん化，正しい知識の普及啓発等を着実に実施し
　ていく。

1．インターフェロン療法の促進のための環境整備
　○インターフェロン治療に関する医療費の助成の創設
　　・B型およびC型肝炎患者であって，インターフェロン治療を必要とするすべての肝炎
　　　患者がその治療を受けられるよう，医療費を助成。
2．肝炎ウイルス検査の促進
　○保健所における肝炎ウイルス検査の受診勧奨と検査体制の整備
　　・検査未受診者の解消を図るため，医療機関委託など利便性に配慮した検査体制を整備。
　○市町村および保険者等における肝炎ウイルス検査等の実施
3．健康管理の推進と安全・安心の肝炎治療の推進，肝硬変・肝がん患者への対応
　○診療体制の整備の拡充
　　・都道府県において，中核医療施設として「肝疾患診療連携拠点病院」を整備し，患者，
　　　キャリア等からの相談等に対応する体制（相談センター）を整備するとともに，国に
　　　おいてもこれら拠点病院を支援する「肝炎中核医療機関（仮称）」を設置。
　○肝硬変・肝がん患者に対する心身両面のケア，医師に対する研修の実施
4．国民に対する正しい知識の普及と理解
　○教育，職場，地域あらゆる方面への正しい知識の普及
5．研究の推進
　○肝疾患の新たな治療方法の研究開発
　　・多様な患者病態に合わせた抗ウイルス治療の適応検討やその副作用対策の研究などの
　　　臨床研究を推進。
　○肝疾患の治療等に関する開発・薬事承認・保険適用等の推進
　　・治療薬等の研究開発の状況に応じて，速やかな薬事承認・保険適用の推進。

程度であり，成人以降までの効果は持続せず，わが国では65〜70歳の間で再
度予防接種が奨励されている。

⑧　ウイルス性肝炎

(1)　ウイルスによる肝炎

　肝臓の病気は従来から飲酒との関係が疑われてきた。過度の飲酒も原因の1
つであるが，近年の研究からはウイルス感染の可能性が強く疑われるようにな
った。日本ではB型が100万〜150万，C型が250万〜300万，合計で約400万
人がウイルス性肝炎にかかっていると推定されている。放置すると肝炎はやが
て慢性肝炎を経て肝硬変や肝ガンへ進行し患者の生命を奪うことになる。現在

の対策が講じられる以前の主な感染源は，B型肝炎では出生時の母子感染が多く，C型では手術の際の輸血や治療のための血液製剤が多かった。理由は，B型のワクチンが開発されたのが1985年，C型肝炎ウイルスが発見されたのが1989年であり，それ以前はウイルスが発見されておらず，ワクチンも無かったのである。現在は医療機関での対策が十分なので新たに感染する可能性は排除されたが，その当時に感染して自覚症状もなく気が付いていない人が残っている可能性は否定できない。現在国内で感染する可能性は性感染ルートだけである。こうした状況を踏まえ2002年以来，国はさまざまな肝炎対策を打ち出してきた。それに伴いB型・C型肝炎の治療も格段の進歩をとげ，現在では適切な治療を行えば肝硬変や肝ガンへの進行をほぼ防げるようになった。同時に患者の補償と医療費援助についても一定の対策が打ち出されるようになった。ただし，補償を得るためには自ら申告することが必要である。

(2)　B型肝炎

　B型肝炎は，感染時期が乳幼児期か成人以降かによって感染後の病気経過が異なる。以前のB型肝炎は出産時の母子感染が多かったが，その後ワクチンによる予防対策が整い，1986年以降，日本の医療機関での母子感染は報告されていない。現在新たな感染の多くは性交渉によるものであるが，日常のお風呂や食器を介しての感染の心配はない。ただし，カミソリの刃や歯ブラシなど，血液が付着するものには注意が必要である。また，感染者と同居している場合は念のため予防ワクチン接種が必要である。

▌感染後の経過

① 乳幼児期の感染の場合

　母子感染などによって乳幼児期に感染した場合，約80％の人は肝臓にウイルスが住み着いたまま何の症状も起こさない無症候性キャリアの状態が生涯続き，残り20％は長い年月を経て慢性肝炎を発症し，そこで適切な治療を受けなければその後肝硬変や肝がんに移行することがある。したがって無症候性キャリアでは症状が出ていなくても定期的な検査を受診することが必要である。

② 成人後の感染の場合

　多くの人は感染後 1 ～ 3 ヶ月で急性肝炎を発症し，感染した人の約99％は 6 カ月以内に自然治癒するが，残り0.5 ～ 1 ％は劇症肝炎を起こし死にいたることがある。また，最近は性感染によるもので炎症が治まらず慢性化するケースも増えている。

▌治 療 法

　Ｂ型の慢性肝炎では主に核酸アナログ（内服薬）やインターフェロン（注射薬）による薬物療法が行われる。核酸アナログはラミブジン，アデホビル，エンテカビルなどの種類がある。免疫力を高めて完全治癒を目指すインターフェロン注射は主に30 ～ 35歳未満の若い世代に使われる。

(3)　Ｃ型肝炎

　Ｃ型肝炎は主に血液や体液を介して感染するが，このウイルスが発見されていなかった頃の手術の際の輸血などでの感染が多かった。現在は，医療機関での対策が整い，日本で新たな感染はほとんど起こらない。しかし，現在でも性交渉やピアスの穴開け，入れ墨などの際の感染リスクは高いままである。

▌経　　過

　Ｃ型の場合はＢ型と違って成人後の感染でも慢性化が起こりやすく，約 7 割の人が慢性肝炎を起こし，放置すると20 ～ 30年後には肝硬変に進行する。そのうちの約 8 割が 5 ～ 10年で肝ガンを発症するといわれる。

　Ｃ型肝炎の研究も近年目覚ましく進歩しており，以下に示す基本的な治療法の開発によって完治する病気となりつつある。

①　ウイルスの排除を目指す場合の薬物療法ではインターフェロンやペグインターフェロンの注射とリバビリン（抗ウイルス薬）服用の組み合わせが主に行われる。

②　ウイルスの排除が難しい場合にはインターフェロン少量長期療法によって肝ガンのリスクを抑える治療が行われる。

＊2011年に発売されたC型肝炎治療薬（テラピック：一般名テラプレビル）では肝炎は治るが，一方で重い副作用での死亡が15件も報告され使用が危惧された。現在は副作用の少ない新薬が開発され，テラピックの使用量は減少しているという。副作用には個人差があるものの，一定の解明がなされなければ病気の克服といい切ることはできないだろう。

COLUMN 肝炎訴訟の結末

　肝炎患者が国の責任と補償を求めて起こした裁判が肝炎訴訟。B型，C型肝炎ともにウイルス発見以前の感染については国の責任は問えないが，発見後の国の対応についてはその責任が問われそれぞれ裁判において一定の和解案が提示された。しかし，国が補償するのは肝炎患者全体の内で訴訟を起こした少数の患者達だけに限られ，訴訟を起こさないその他の患者について積極的な支援がされているとはいえない。

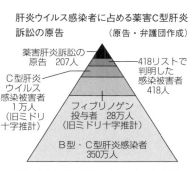

出所：読売新聞記事（2007.12.14）。

第4章　ストレスと健康
―ストレスに関する基礎知識―

第1節　ストレス社会の現状

　現代社会はストレス社会といわれ，年間3万人以上が自殺をしている状態が10年以上続いていた時期があった（図表4－1）。これは今の日本において社会問題になっており，国も自殺者対策基本法を2006年に公布したり，自殺・うつ病等対策プロジェクトチームを作ったりして，自殺者を減らそうと努力している。この3万人を超えていた自殺者であるが，2012年には3万人を割り，2015年には約2万4千人で18年ぶりに2万5千人を下回った。

　このように自殺者数の減少はみられているが，わが国の自殺者の割合は高水

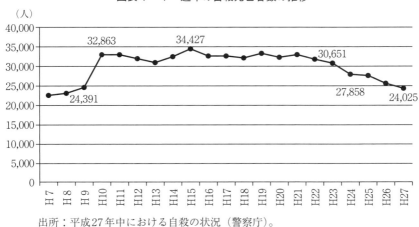

図表4－1　近年の自殺死亡者数の推移

出所：平成27年中における自殺の状況（警察庁）。

図表 4 - 2　平均自殺率の高い30カ国の自殺率

国　名	年	平　　均		男　　性		女　　性	
		自殺率 (10万対)	順　位	自殺率 (10万対)	順　位	自殺率 (10万対)	順　位
リトアニア	2005	40.5	1	68.1	1	12.9	6
ベラルーシ	2003	36.8	2	63.3	2	10.3	13
ロシア連邦	2005	34.0	3	58.1	3	9.8	14
スリランカ	1991	30.7	4	44.6	5	16.8	1
ハンガリー	2005	26.8	5	42.3	6	11.2	9
スロベニア	2006	26.6	6	42.1	7	11.1	10
カザフスタン	2005	26.6	7	45.0	4	8.1	19
ラトビア	2005	25.8	8	42.0	8	9.6	16
日　本	2006	24.0	9	34.8	11	13.2	4
ウクライナ	2005	24.0	10	40.9	9	7.0	23
ギアナ	2005	22.7	11	33.8	12	11.6	7
韓　国	2006	21.9	12	29.6	17	14.1	3
エストニア	2005	21.4	13	35.5	10	7.3	21
ベルギー	1997	21.3	14	31.2	14	11.4	8
フィンランド	2006	20.4	15	31.1	15	9.6	16
クロアチア	2005	20.1	16	30.5	16	9.7	15
セルビア	2006	19.8	17	28.4	18	11.1	10
モルドバ共和国	2006	18.3	18	31.5	13	5.1	29
フランス	2005	17.8	19	26.4	20	9.2	18
スイス	2005	17.6	20	24.7	22	10.5	12
中国（香港）	2005	17.6	21	22.0	25	13.1	5
ポーランド	2005	16.2	22	27.8	19	4.6	30
オーストリア	2006	15.9	23	24.7	22	7.0	23
チェコ共和国	2005	15.6	24	25.5	21	5.6	28
ウルグアイ	2001	15.5	25	24.5	24	6.4	27
中国（一部の都市と地方）	1999	13.9	26	13.0	30	14.8	2
デンマーク	2001	13.7	27	19.2	29	8.1	19
スウェーデン	2002	13.3	28	19.5	28	7.1	22
ブルガリア	2004	13.2	29	19.7	26	6.7	25
ドイツ	2004	13.2	30	19.7	26	6.6	26

出所：高橋祥友・竹島正編集『自殺予防の実際』永井書店，p.12。平均自殺率は，男女別自
　　　殺率を著者が単純平均したもの。日本とウクライナは四捨五入したため同一自殺率
　　　にみえるが，日本がわずかに高い。
　　　http://www.who.int/mental_health/prevention/suicide_rates/en/index.html

準である。2007年のWHOの自殺率の調査では，その時点で自殺率のデータを
比較できる101カ国でみると日本は9番目に高かった（図表4－2）。
　われわれは毎日のように交通死亡事故が発生したことをニュースなどで見聞

きしているため，その犠牲者は非常に多いと感じているのではないだろうか。実際の2015年の交通事故死亡者数は4,117人（警察庁）であった。1年間の自殺者数は最近減少傾向であるが，2万4千人という数字は交通事故死亡者数と比較し非常に多く，自殺というものが日本にとって深刻な問題であることがわかる。

　また2004〜2006年度に厚生労働科学研究費補助金（こころの健康科学研究事業）で行われた「こころの健康についての疫学調査に関する研究」では，過去1年間に自殺を真剣に考えた者は1.2％おり，自殺を計画した者は0.2％，自殺を試みた者が0.2％であった。このデータから推察すると2014年の自殺死亡率が10万人当たり20.0（0.02％）であることから自殺者の10倍程度は自殺を試み，すなわち25万人が日本全体で自殺を試みたことになる。そして自殺者の60倍以上は自殺を真剣に考えたことがあるなら，その数は日本全体で150万人に及ぶ。当然，人と人とはつながりがあることから，家族・友人など，自殺者と親密な関係がある人が自殺者1人当たり10人いるとすると，その数は25万人，自殺未遂者と関係する人が250万人，自殺を真剣に考えたことがある人の親密な関係者は1,500万人となり，その影響は非常に大きなものといえる。

　この自殺に至る原因としてはさまざまなものがある。そのなかの大きな原因の1つとして'うつ'が挙げられている。厚生労働省が3年ごとに全国の医療施設に対して行っている「患者調査」によると，1996年には43.3万人だったうつ病等の気分障害の総患者数は，2008年には104.1万人と12年間で2.4倍に増加している。「患者調査」は，医療機関を受診している患者数の統計データだが，うつ病患者の医療機関への受診率は低いことがわかっているため，実際にはこれより多くの患者がいることが推測され，その深刻さがうかがえる。

　そして，このうつの発症にはストレスが大きく関係していることが知られている。ストレスの原因となるストレッサーはわれわれの周りには多くある。ただ，同じストレッサーにさらされても，ストレスと感じる人と感じない人がいる。この差はどうして生じるのであろうか。

　ストレスが生じるメカニズムを理解し，そのストレスに対する対処法（コーピング）を理解すれば，精神的に追い詰められ病気になることも少なく，健康

を維持できると考えられる。そこで，この章では，ストレスに関して知識を深め，その対処法を理解し身につけることを目的にする。

（1）うつ病の理解

　世界のうつ病で苦しんでいる人は3億5,000万人以上（人口の約5％）いると世界保健機関（WHO）が2012年に発表した。人口の約5％ということは20人に1人がうつ病に罹患している状態である。このことから，うつ病はありふれた病気であり，誰しもなる可能性がある病気として「心の風邪」と表現されるのもうなずける。

　うつ病は一時的な気分の浮き沈みとは異なり，2週間以上ふさぎ込む状態となる。そして仕事や学業そして家庭での活動に影響が出る病気である。うつ病はさまざまな要因が組み合わさって発症するとされている。

　うつ病の発症の要因の1つとして考えられているのは脳内で起こる不調・変化である。うつ病の人は脳の活動が悪くなっていたり，海馬の容量が健康な人より小さくなっていたりしているとの報告がある。そして不安，悲しみ，自己嫌悪，恐怖などの感情をつかさどる扁桃体が大きく変化していることも知られている。その他にも危険因子として①性別・年齢，②ストレス，③遺伝的要因，④アルコールや違法薬物への依存，⑤性格，⑥過去の衝撃的な出来事が挙げられる。

①　性別・年齢

　女性は男性の約2倍，うつ病になりやすい。その原因としては，思春期における女性ホルモンの増加，妊娠・出産など女性特有の危険因子や男女の社会的役割の格差などが考えられている。うつ病患者は若年層と中高年層に最も多く，中高年層にも心理的な負担がかかっている可能性がある。

②　ストレス

　離婚，死別，その他の喪失体験や人間関係のトラブル，職場や家庭での変化（結婚，妊娠，昇進，転居，進学など）。

③ 遺伝的要因

　親・兄弟などの近親者に，うつ病にかかった人がいる場合うつ病にかかる確率は高くなる。実際，一卵性双生児の1人がうつ病となるともう1人は50〜70％の確率でうつ病になるとの研究データがある。

④ アルコールや違法薬物への依存

　うつ病や躁うつ病の患者の約3割にアルコールや薬物の乱用や依存がみられる。またアルコールや薬物依存の2〜7割の患者が過去にうつ病を罹患していたか，合併していると報告されている。

⑤ 性　　格

　きまじめさ，几帳面，凝り性，他者を思いやるなど，一般的に真面目な性格の人がうつ病になりやすい。性格は双子の研究より50％遺伝するといわれている。そのため，性格が遺伝する関係から，うつ病にかかりやすい家系，かかりにくい家系といったことが生じると考えられる。

⑥ 過去の衝撃的な出来事

　虐待や暴力などの心の傷となるような出来事の経験，重大な犯罪の目撃・被害などの経験で，不安などの心労が重なりうつ病となると考えられる。

第2節　心と身体の関係

（1）心から身体への影響

　ストレスから病気になることはよく知られており，家庭や仕事のストレスによってうつ病になる人が増えているが，ストレスは心に影響するだけでなく，身体にも影響することがわかっている。

　心身症という言葉を聞いたことがある人も多いと思う。心身症とは「身体疾患のなかで，その発症や経過に心理社会的因子が密度に関与し，器質的ないし機能的障害が認められる病態をいう。ただし神経症やうつ病など，他の精神障

害に伴う身体症状は除外する」(日本心身医学会 1991 年)と定義されている。

　では心身症によってなる病気は具体的にどんなものであろうか。高血圧症，帯状疱疹，胃潰瘍，腹痛（過敏性腸症候群），頭痛（筋緊張性頭痛），アトピー性皮膚炎，ジンマシン，円形脱毛症など，さまざまなものがあげられる。実際の病名をみると，ありふれた病気であることがわかる。このように，ありふれた病名であるだけに心身症の社会への影響は非常に大きい。たとえば，日本で現在，社会問題の 1 つとしてあげられる不登校児の増加であるが，多くの不登校児が心身症に関係する腹痛（過敏性腸症候群），頭痛（筋緊張性頭痛）などの症状を訴えるということがわかっている。このことからも心身症を理解し，その発症のリスクを軽減し，たとえ発症したとしてもその症状を抑える方法などを知ることが，うつ病にならないようにすることと同様に，現代社会にとって重要であることがわかる。

（2）身体から心への影響

　心から身体への影響は，今までの経験上，想像しやすいと思うが，その逆に身体から心への影響も非常に大きいことがわかっている。たとえば，視線 1 つでわれわれの心は変化することが，菅村らの研究で明らかになっている。視線を 30 秒間，上に向けた場合，正面に向けた場合，下に向けた場合で，その後の気分状態を心理調査用紙で調べると，視線を下に向けた場合，他の視線より，うつ的気分が大きくなることが報告されている。

　他にも，顔の表情から気分が変化することを明らかにしたストラックらの実験がある。強制的に，しかめっ面（マッチ棒を眉間に挟む），憂鬱な表情（ペンを縦にして唇だけでくわえる），笑った表情（ペンを横にして歯でくわえる）をさせて同じ漫画を読ませ，それぞれの顔で読んだマンガの面白さを得点であらわしてもらっている。そうすると，笑った表情を強制的にさせてマンガを読ませた群が他の表情でマンガを読ませた群より面白いと答えたという結果だった。10 点満点でつけると笑顔だと平均 6.6 点，つまらない時にする顔だと平均 4.7 点となり約 2 点も差が出ている。ペンを横にくわえることは笑顔の表情筋と同じ状況になっているので脳は今面白い物を読んでいると判断するのである。すなわ

ち，身体から心へ影響し，評価が変化したことがわかる。

このことを，Jamesは感情理論（1884）のなかで「泣くから悲しいのであって，悲しいから泣くのではない。」と的確に述べている。この実験をいい換えると，「笑うから面白いのであって，面白いから笑うのではない。」ということになる。

実際のわれわれの生活においてはどうであろうか。気持ちが暗くなると憂鬱な表情になり，しかめっ面となる。このようなネガティブな気持ちの表情によって，さらに気分が暗くなるという悪循環となっているのである。表情と心の関係を知っていれば，負の連鎖を断ち切ることは可能ではないだろうか。普段の表情にぜひ気をつけてほしい。たったこれだけで，ストレスが軽減する可能性があるのである。

また，姿勢によってもわれわれの気分は変化することがわかっている。鈴木らは，ある明るい印象の音楽を聴いている時に，3種類の姿勢（仰向け，背筋を立てて正面を見る，背骨を曲げてうつむく）を被験者に取ってもらい，その時の音楽の印象を答えてもらう実験をしている。その結果，背骨を曲げてうつむく姿勢で音楽を聞いた場合，その他の姿勢よりネガティブなように聞こえるという結果を得ている。すなわち，顔の表情と同じように姿勢が心に働きかけ，その時の気分をつくっているといえる。

以上のことからわかるように，身体を変化させることは心に大きな変化をもたらしている。時間もお金もかけることなく，心を明るい方向に持っていくことができる，この身体から心への働きかけは，ストレスを多く抱えている現代社会において，非常に魅力的なストレス対処法の1つではないだろうか。

第3節　他者とのかかわりに重要な対人認知

（1）対人認知とは

他者の言動や周りのうわさなど，さまざまな情報を手がかりにして，他の人についての印象を形づくることを，対人認知という。この対人認知によって人は，相手への対応，すなわち対人行動が変化する。この対人認知は主観的なも

のであり，しかも他者のすべての情報を基にして判断しているわけではない。そのため，他者の実像を正確にとらえているとはいい難い。特に，対人認知に影響を与える要因としては次のようなものが挙げられる。これらの要因をきちんと理解することで，誤った対人認知を防ぐことができ，そして自分自身が誤った対人認知をされないこととなる。そうすれば，誤解による不必要な他人との軋轢も減り，ストレスが軽減すると考える。

① 初頭効果

われわれは，人に初めて会った時の印象に，その後も影響されて付き合いをしていることがよくある。初頭効果とは，このように，最初の対人認知，すなわち第一印象が，その後の認知に及ぼす影響のことである。われわれは経験上このことを知っているので，入試や入社試験の面接では，服装や髪形などに気をつけ，第一印象を良くしようと努力をしている。

② 新近効果

対人認知において初頭効果の影響も大きいが，その後に，その人と関係を続けていくと第一印象と違ったと感じることがある。これは，第一印象も対人認知に大事だが，それと同様に，現在の姿も対人認知にとって非常に重要であることを示している。これを新近効果という。最初の第一印象を良くして好印象となり関係を開始しても，その後の接し方次第では，悪い印象に変化してしまうことに注意しなければならない。

③ 寛大効果

寛大効果とは，相手の好ましいところは過大評価し，好ましくないところは過小評価しやすい傾向のことである。この効果がしばしば問題となっているのが，入試の面接評価や，人事の評価などである。あまりに過大評価され甘い評価がなされると，それは適切な判断とはいえず，入試選考においては意味をなさない面接となってしまう。そして今，問題になっているDV（ドメスティックバイオレンス）にもこの効果が関係する。DVの被害者は，暴力を振るわれて

第4章　ストレスと健康　◎── 183

も，このマイナス面を過小評価し，「自分のことを愛してくれている」とプラスの面を過大評価する状況になっているといえる。

④　中心化傾向

アンケート結果や面接結果が中心点に集中し，評価結果に差が出にくくなる傾向がある。回答者や面接官が極端な評価点を付ける自信のない場合や，どのような評価点を付けて良いのかわからない時に起きる。中心化傾向を避けたいようなアンケート調査の場合，4件法や6件法などの偶数回答の質問を用いる。

⑤　光背効果（ハロー効果）

人は，一部分でも優れたところがある人に対する評価を高くする傾向がある。これ光背効果といい，さまざまな場面でわれわれの対人認知に影響を与えている。ちなみに光背とは，神仏の後ろにある光のことである。われわれが感じている光背効果の例を挙げると，何かのスポーツで全国大会に出場した人がいると，スポーツ以外の人格なども含めて素晴らしい人だと感じることがある。その他にも，政治家や芸能人の七光りが同じ光背効果だとえる。親が有名な政治家や芸能人だと，その子どもも優れているだろうと感じてしまい，人気が出ることがある。また，肩書に人は弱い。企業の社長だと素晴らしい立派な人だろうと勝手に思うだろうし，学歴についても有名大学出身だとわかると急に素晴らしい人だと感じてしまう。

⑥　ステレオタイプ（紋切り型の態度）

表面的な情報で他者をカテゴリーに分類し，判断する心のはたきのことである。たとえば，関西以外の人が関西人のことを，「話が面白く自己主張する人間だ」と思ったり，北海道の人だと「スキーやスノーボードなどのウィンタースポーツが上手だ」と思ったりする。

このようなステレオタイプのような判断の仕方は，対人認知を容易にするが，判断する情報は表面的なものであり，そして人を判断するには少ない情報であ

るため，よく誤って対人認知を行ってしまうことがある。

⑦　ピグマリオン効果（教師期待効果）

　今から約50年前に，ローゼンタールら（1968）によって発表された子どもの学力に関する実験結果から示された教育効果である。アメリカの小学校において，年度の初めに児童の知能テストが実施された。知能検査の結果とは無関係に，ランダムに2割の児童の知能が潜在的に高いと偽って教師に伝えられた。その結果，1年後に知能が高いと伝えられた児童の成績は飛躍的に伸び，特に低学年の児童で顕著であった。子どもに対する教師の期待が子どもの態度や行動に影響を及ぼし，教師の期待した方向に変化させる現象として教師期待効果とも呼ばれる。自ら彫った女性の像に恋をして，命の通った生身の女性であることを信じ期待をこめたところ，その思いが聞き入れられたというギリシャ神話の王ピグマリオンにちなんで，この実験結果を書いた本の題名を「教室のピグマリオン」としたため，この現象は一般的にはピグマリオン効果と呼ばれている。これは，専門家から潜在的に効果が高いと伝えられた児童に対して教師が期待し，愛情をこめ，励まし，そして賞賛することにより，児童の学習に対する意識や行動が促進される効果と考えられる。

⑧　ゴーレム効果

　ピグマリオン効果とは反対に，親や教師が子どもにマイナス印象ばかり持ってしまうと，実際にダメになってしまう効果。ゴーレムとは泥人形のことである。

第4節　ジョハリの窓 ―人間関係を理解するモデル―

（1）ジョハリの窓とは

　1957年にアメリカの心理学者であるジョセフとハリーによって考案された人間関係を理解するモデルが，ジョハリの窓と呼ばれている。このモデルの名前は，2人の名前を融合してできている。1人の人間と他人との関係を4領域

第4章　ストレスと健康　◎——　185

に分け，人間関係をわかりやすく図解するモデルである（図表4－3）。

　横軸に自分をとり，縦軸に他人をとる。自分は自分自身について知っている部分もあるし，知らない部分もある。また，他人は，私について知っている部分もあるし，知らない部分もある。そうすると4領域に分けることができる。

① 　開放領域（open area）：自分も相手も知っている領域
② 　隠匿領域（hidden area）：自分だけが知っている領域
③ 　盲点領域（blind area）：他人だけが知っている領域
④ 　未知領域（unknown area）：自分も他人も知らない領域

　自分も相手も知っている領域である開放領域は，人間関係を円滑に進めるうえでは重要で，この領域が広いほどヒトはリラックスして相手とコミュニケーションができる。想像すればわかるが，自分のことをよく知ってくれていている人と一緒にいると，われわれは安心する。それはお互いよく知っているので防御する必要がなく，思ったままに交流できるからである。

　自分だけが知っている領域である隠匿領域は，いい換えれば他人に隠している領域といえる。たとえば，この領域が広くなる対人関係として，あまり良い印象を持っていない人との対人関係が挙げられる。苦手な人がいたとして，その人と話さなければならないとき，多くの人は苦手なことを隠し，当たり障りのない挨拶をしてその場を後にすることがある。この時，その相手には自分の

図表4－3　ジョハリの窓

自分が

　　　知っている　　　　　　　　　　　　　知らない

	知っている	知らない
他人が　知っている	① 　開放領域（open area） 自分も相手も知っている領域 →	③ 　盲点領域（blind area） 他人だけが知っている領域
他人が　知らない	↓ ② 　隠匿領域（hidden area） 自分だけが知っている領域	④ 　未知領域（unknown area） 自分も他人も知らない領域

感情は隠されている。一方，苦手や嫌いとは反対の他人，すなわち好きな人に対して，好きという感情が隠されることもある。このように，親密でない人に関する感情は隠されることが多くなる。

　他人だけが知っている領域である盲点領域は，いい換えると，自分では気づきにくいが他人にはわかりやすいことである。たとえば，スポーツの練習の時を思い出すとわかりやすい。人は何かしら癖をもっている。これらの癖は，プレーしている本人はなかなか気づかない。ただ他人であるコーチや監督にはすぐわかるもので，コーチや監督が指摘しない限り気づかないことである。普段の生活においても，しゃべり方や人との接し方など，われわれは癖を多く持っている。他人からだとすぐわかるような癖であっても，自分のことだとなかなか気づかないことが多い。

　自分も他人も知らない領域である未知領域は，誰にでもある領域である。一生わからない領域かもしれない。しかし，人は無意識に判断することもよくあるが，そのようなときに無意識であることを意識することで新たな自分を発見できる領域であるとも考えられる。

（2）自己開示とフィードバック

　対人関係において円滑にコミュニケーションをとるのに必要な領域は開放領域と書いたが，より良い関係を持つためにはこの領域を拡大することが望まれる。そのためには，自分しか知らない領域である隠匿領域の情報を自己開示していくと開放領域は広がる。ただ，対人関係において，関係のないことをいくら相手に伝えても，それは相手との関係を悪化させるだけなので適切な自己開示ではない。本当に必要な自己開示が適切に相互に行われると，防衛機制が減少し，自由，安全の雰囲気が作られ，信頼関係が深まる。

　自己開示と同様に対人関係を円滑にするものとして重要なのはフィードバックである。これは，相手にしかわからない私について，相手から教えてもらうはたらきである。この時，重要なことは相手にフィードバックする内容に関し，批判などを行わないことである。あくまでもフィードバックは情報提供であるため，その情報を相手が受容できる心の状況にあると感じられるときに行うこ

とが重要である。相手の悪いことをそのまま伝えることも必要となるが，良い部分も合わせて相手に伝えると，より良い対人関係を形成できる。そして，その情報をどう処理するかは相手に任せることになる。

実際に，次のような学生がいた。学生に私が「卒業研究を頑張ってね」と伝えると，その学生はとても嫌な顔をして研究室を退出していった。数日後，その時，なぜ嫌だと思ったのか打ち明けてくれた（自己開示）。「頑張ってね」と私にいわれたが，「自分自身ものすごく頑張っているのに，まるで怠けているみたいにいわれるのが我慢ならないです」と。その時，私が「頑張ってね」といったのは挨拶程度で，特に深い意味はなく，怠けていると感じたからいったわけではない。そして，多くの人もそのように「頑張ってね」という言葉は使うことを伝えた（フィードバック）。

この自己開示とフィードバックを通して，私は学生とよく話し合うようになり，信頼関係が深まった。信頼関係が深まると，さらなる自己開示につながり，その学生は友人とも「頑張ってね」という言葉でトラブルになっていることを打ち明けてくれるようになった。また，友人が使用した「頑張ってね」という言葉には特に深い意味はなく，私の時と同様だと思う旨を話すと，少しずつではあるが，その学生はトラブルを軽減できるようになった。このように，自己開示・フィードバックを適切に行えば，コミュニケーションが円滑になることが多い。自分自身の生活でも同じように自己開示・フィードバックを行い，開放領域を広げることにより，人間関係を円滑にできることがあると思う。ぜひ，このモデルを心に留めておいて，相手との関係を考えたり，相手との関係を良好にしたりすることに活用してほしい。

第5章 ストレスと健康2
―ストレス軽減のための方法―

第1節 ストレスをためやすい人の特徴と，そのような人のストレスコーピング

（1）ストレスをためやすい人の特徴

　ストレスに対する人それぞれが行う"認知・評価"は非常に重要な役割を持つ。たとえば，非常に難しいレポート課題が出されたとする。ある学生は，この課題は難しいし嫌だなと感じ，こんなレポートはなければいいと思い，ストレスを感じる。また別の学生は，難しいが，この課題をやることで自分自身の知識が深まり成長するはずだと思い，ストレスと感じない。同じことでも，ストレスと感じる者もいるし感じない者もいるが，これはストレッサーに対する認知・評価がまったく異なることによって生じていることがわかる。

　前者はストレスをためやすい人の思考パターンであるが，このような人はマイナス思考であることが多い。マイナス思考に陥りやすい人は"過去"にこだわり，切り替えられない，"未来"に対しては悲観的であり，失敗を恐れる，"自分"に対しては自信がなく，自己主張ができない，そして"他人"に対しては評価を気にしすぎ，他人に期待しすぎるという4項目の特徴がある（図表5-1）。昔の失敗や失恋などをいつまでも引きずり，切り替えられない，すなわち，過去にこだわり，切り替えられない人は多くいるのではないだろうか。未来に対しては，バブル崩壊後の経済状況の悪化，大震災に伴う不安定な国内状況によって不安になったり，悲観的になったりする人は少なくない。さらに，数年前は大学生の就職状況は超氷河期といわれていたので，大学生は，失敗す

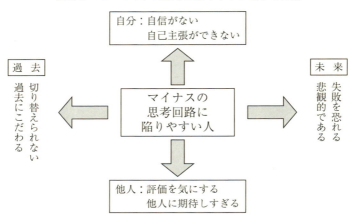

図表5－1　マイナス思考に陥りやすいヒトの特徴

出所：田中京講師・監修『メンタルヘルスのためのストレスコーピング入門　第2巻　ストレス原因へのコーピング』星和ビジネスサポート。

ることが許されないと感じていたとしても不思議ではない。そのため，就職活動がうまくいかなかった大学生の自殺者の増加が社会問題として数年前には新聞紙面でも取り上げられていた。他人に期待しすぎる人は，人が自分のことを手伝ってくれないと，なぜだろうと非常に悩み，ストレスをためるのである。自分自身がマイナス思考かどうかわからなかった人も，この4項目を挙げ，それから自分自身に当てはめて考えてもらうと，相当数がマイナス思考であると挙手をするので，マイナス思考に陥ってストレスをためやすい状態になっている人が多いといえる。

（2）ストレスコーピングとしてのセルフトーク

このようにマイナス思考の人が多い現状であるが，どのようにしたらマイナス思考の人がプラス思考に考え方を変えることができるのであろうか。それには，心のなかで唱える口癖（セルフトーク）をプラス思考の内容に変えることが有効であるといわれている。テスト勉強をするときも，「嫌だな，やりたくない」とマイナスの内容を心のなかで思わないで，「自分のためになることだか

らベストを尽くし，今は頑張るだけだ」と思うようにすることである。ここで重要なことは，本当はプラス思考ができていない内容のことでも，プラス思考の人ならどのように考えるのか予想し，その内容を心のなかで唱えるとよい。マイナス思考の人が，思っていなくてもプラスで考えることを習慣にすると，その思考パターンが身につき，プラス思考の性格になるのである。ただ，プラス思考の考えを持とうとすると，苦しくなる人もいる。このような人は，まずプラス思考の考え方もあるのだと知ることから始めるのがよい。当然，悩むことは人を成長させる上で重要な役割を担うので，"悩むこと"を否定するものではない。マイナス思考の人は悩む自分にさらに悩み，そしてこの負のスパイラルに陥る自分をさらに嫌悪するのである。プラス思考の人の場合，悩むことは自然なことであると考え，そのような自分を受け入れることができる。マイナス思考の人がプラス思考を身につけることで，ストレスに対する評価を変えることができれば，生活内で感じるストレスをかなり軽減できる。セルフトークをプラス思考の内容に変えることは，非常に有効なストレスコーピングの1つといえる。

（3）ストレスをためない為の価値観の捉え方

　私たちは，普段の生活で生じる出来事について自分の価値観で善悪を判断している。他人とトラブルを抱えたり，他人の行動や言動が間違っていると感じたりすることがあると思う。この時には，自分の価値観で判断しているが，当然自分の価値観が正しいとの前提で物事を判断している。相手の立場に立ち，他のヒトの価値観で物事を判断することはほとんどないと思う。

　価値観の違いによって生じるトラブルはさまざまなことがある。たとえば極端な例を除き，隣人との騒音トラブルは価値観の違いから生じていることが多いと考える。多くの人にとっては許容できる音でも，まったく許容できない人がいる。その為，悪気なく出している生活音が一方にとっては耐え難いストレスを感じる元となり，問題が大きくなることがある。一般家庭においても，部屋の片づけなどで自分自身の価値観と親の価値観の違いによって問題が生じていることが多いのではないだろうか。親の価値観では部屋が汚いと判断しても，

子どもの価値観ではまったく問題ない，きれいな部屋だと感じることがある。そのため親に片付けるように注意されても問題ないと思っているので改善されず，親子喧嘩になることがある。その他，お金に対する価値観の違いも夫婦にとって大きな問題となることがある。

そもそも人の価値観は千差万別であるといえる。なぜなら，価値観は育った環境に大きく影響され，つくられるからである。家族，家族構成，学校，クラブ活動，職場，育った地域も異なるなら価値観がまったく同じである方が不思議ではないだろうか。その他，時代によっても価値観は異なるだろうし立場が違うことでも価値観は変化する。

何か意見の相違や問題が生じた場合はどうしたらよいのだろうか。その場合は相手の意見をよく聞き，そして自分の意見を相手に知ってもらうことが重要となる。ヒトは自分の考えを十分知ってもらえれば自分の意見に固執しなくなる。そうすることでお互い譲歩し，意見は異なっていても，互いに理解が進むのである。

自分自身の経験で考えてほしい。部活動やクラスの会議などで一切発言することなく自分と異なった方針が決まった場合，会議終了後に不満が募ることがないだろうか。逆に自分の意見を出しきって，十分議論された場合，自分の考えた方向で決定されなくても不満は少ないことがあったと思う。

第2節　身体から心への影響を応用した，簡便で効果的な　　　　リラクセーション法

（1）呼 吸 法

運動会の徒競争や学芸会の発表直前，そして試験の時に緊張して，鼓動が速くなったことを多くの人が経験している。このような時，緊張感を和らげるためにした行動を思い出してほしい。多くの人が，意識的または無意識的に深呼吸をしたと答えると思う。これは子どものころから，緊張している時の緊張緩和には，親や教師から深呼吸が良いといわれているためにとった行動といえる。実際，梅沢（1997）は，ストレスフルな日常の出来事に遭遇した時，どのよう

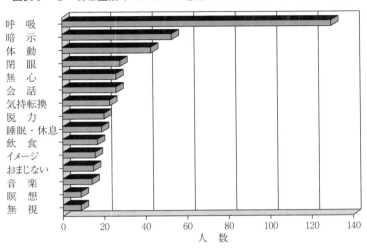

図表 5 − 2　日常生活でのストレス場面におけるリラクセーション方略

出所：有田秀穂編『呼吸の辞典』朝倉書店，2006年，p.402。

に対処するか調査している（図表5−2）。その結果，217人中120人以上が呼吸を変化させるという結果になっている。

　われわれの多くは何気なく呼吸によるストレス軽減を試みているが，緊張時にストレス軽減をもたらす方法として，深呼吸に似た呼吸法（腹式呼吸）が確立している（図表5−3）。そのほか「人間のいろいろな不調和を調和のとれた姿へと正すこと」と解釈されるヨーガにおいて，呼吸法（プラーナーヤーマ）が精神を落ち着ける重要な手法として取り入れられていたり，仏教の禅において，呼吸は精神を落ち着けるために重要視されたりしていることを知っている人はいると思う。

　ただ，このように普及しているストレス軽減方法ではあるが，なぜこのような呼吸法がストレス軽減や精神を落ち着けるのに役立つのか，理由を理解して深呼吸を行ってきた人はほとんどといないと思われる。緊張緩和に深呼吸が良いと教えてくれた教師や親でさえ，なぜ，その方法がリラクセーションにつながるのか理解していない者が多い。先ほどの梅沢（1997）の調査において，多くの人は緊張緩和のための深呼吸の時に，胸式と腹式の両方を行って深呼吸を

するのが良いと答えている（48.6％）。腹式で横隔膜を意識して使いながら呼吸を行うことが緊張緩和には良いことから考えると，正しい方法でリラクセーション効果が得られていない人が非常に多いことがわかる。そこで，呼吸法によるリラクセーション効果がどのようにしてもたらされるのかを理解して，正しい呼吸法を身につけ，その効果を高めたいと考える。

　われわれは，常に呼吸をしなければならないと意識することはない。何も意識することなく呼吸を続けることができる。肺を用いてガス交換を行って呼吸をするのであるが，肺自身は自ら形体を変化させることはできない。これは呼吸に関係する呼吸筋（肋間筋・横隔膜など）が収縮と弛緩によって胸腔内圧を変化させると肺は受動的に広げられ，その時に発生する弾性力によって肺の収縮が起こり，呼吸が行われているためである。安静時には呼吸の75〜80％を横隔膜が担っていて，この筋の運動に関係しているのは自律神経であり，無意識的に呼吸を行うことができるのである。

　呼吸法によるリラクセーションは呼吸筋が延髄の呼吸中枢によって支配されていて自律的な呼吸に用いられているのと同時に，大脳皮質からも直接支配を受けている随意筋であることを利用している。呼吸筋が随意筋であるので，呼吸回数を意識的に調節できる。呼吸法では初心者が行う場合，呼吸の1サイクルを15秒程度とするのが良いとされていて，これは1分間に4サイクルのペースである。成人の正常呼吸数は1分間に15〜20回であることから考えると，呼吸法における呼吸は随意的に呼吸回数を減少させているのがわかる。

　呼吸は自律神経である交感神経と副交感神経の支配を受けていて，緊張していたり興奮していたりして何らかのストレスを感じると交感神経活動が上昇するため，呼吸回数は増加する。逆にストレスが少なく落ち着いた状態だと副交感神経活動が上昇し，呼吸回数は減少する。呼吸法による呼吸は通常時より少ないことから，副交感神経活動が上昇した状態，すなわちリラックスした時の呼吸に近い呼吸の仕方である。大脳は，リラックスしている状況と同様の呼吸の仕方によって自分自身をリラクセーション状態と錯覚し，緊張などがほぐれてくるのである。

　また，呼吸法は呼気を長くすることが特徴となっている。この呼吸の仕方は

第5章　ストレスと健康2　◎── 195

頸動脈にある副交感神経の圧受容体を刺激して副交感神経系の活動を高める。このことからも，呼吸法によってリラックスするのである。

　そして，われわれは意識せず呼吸法に近い呼吸の仕方でストレスを軽減していることがある。ストレスがたまり気分が憂鬱になった時のことを思い出してほしい。そんな時は多くの人が"ため息"をついた経験があると思う。このため息は呼気が長く，呼吸法と同様に副交感神経系を刺激し，われわれをリラックスさせるようになっているとても意味のある行動である。ため息をつくことはよくないことだと思われがちであるが，ストレス軽減効果から考えると歓迎される行動だといえる。

▋ 呼吸法を効果的に行うポイント

　呼吸法では，呼気の時に口を小さくして肺の予備圧を高めることで，肺胞におけるガス交換効率をあげている。効率のよいガス交換は呼吸筋の疲労を抑えることができ，交感神経活動を抑え副交感神経活動の亢進につながるため，呼吸法によるリラクセーション効果を高める。

図表5－3　呼吸法の実践方法

1．腹式呼吸（横隔膜を意識的に使用する）を行う。：胸郭が拡張し，効率の良いガス交換が可能。

2．呼気は口，吸気は鼻で行う。この時，呼気を意識的に長くし，呼気対吸気の比率は2：1とする。最初は呼気8秒，吸気4秒程度が目安。

3．吸気後にいったん息を止め（1～2秒），呼気排気を吐ききる。

4．口をすぼめての呼吸（気道に予備圧）。必要な換気を，少ないエネルギーで可能。

（2）漸進的筋弛緩法

　人は緊張すると交感神経活動が高まり，無意識に骨格筋や内臓筋が気付かない程度ではあるが収縮する。精神的な緊張により，肩の筋肉が持続的に収縮している場合には，その結果，血流障害を伴う筋収縮による発痛物質の蓄積が起

図表5－4　漸進的筋弛緩法の実践方法（簡便法）

○基本動作

　　各部位の筋肉に対し，10秒間力を入れ緊張させ，15～20秒間脱力・弛緩する。

○身体の主要な筋肉に対し，この基本動作を順番に繰り返し行っていく。各部位の筋
　肉が弛緩してくるので，弛緩した状態を体感・体得していく。

　1．両手／両腕を伸ばし，掌を上にして，親指を曲げて握り込む。10秒間力を入れ
　　　　　　緊張させる。手をゆっくり広げ，膝の上において，15～20秒間脱力・弛
　　　　　　緩する。筋肉が弛緩した状態を感じるよう教示する。

　2．上腕／握った握り拳を肩に近づけ，曲った上腕全体に力を入れ10秒間緊張させ，
　　　　　　その後15～20秒間脱力・弛緩する。

　　　　　※以下，緊張させる部位について記述する。10秒間緊張後，15～20秒間脱
　　　　　　力・弛緩する要領は同様である。

　3．背中／2と同じ要領で曲げた上腕を外に広げ，肩甲骨を引き付ける。

　4．肩　／両肩を上げ，首をすぼめるように肩に力を入れる。

　5．首　／右側に首をひねる。左側も同様に行う。

　6．顔　／口をすぼめ，顔全体を顔の中心に集めるように力を入れる。
　　　　　　　筋肉が弛緩した状態
　　　　　　　口がぽかんとした状態

　7．腹部／腹部に手をあて，その手を押し返すように力を入れる。

　8．足　／a：爪先まで足を伸ばし，足の下側の筋肉を緊張させる。
　　　　　　　b：足を伸ばし，爪先を上に曲げ，足の上側の筋肉を緊張させる。

　9．全身／1～8までの全身の筋肉を一度に10秒間緊張させる。
　　　　　　　力をゆっくりと抜き，15～20秒間脱力・弛緩する。

出所：文部科学省HP参照
　　　http://www.mext.go.jp/a_menu/shotou/clarinet/002/003/010/004.htm

こって，筋肉痛である肩凝りとなる。このように，ストレスと骨格筋には強い
関係がみられる。このストレスによって骨格筋が収縮する関係を，米国の神経
生理学者であるジェイコブソンが応用し，開発したストレス軽減法が，漸進的
筋弛緩法である（図表5－4）。

　骨格筋が収縮すると，筋の長さや収縮力を感知するセンサーの筋紡錘[1]に

第5章　ストレスと健康2　◎——　197

活動電位が発生し，求心路系の神経活動が生じる。この神経活動は脳幹網様体
に伝わり，さらに自律神経（交感神経，副交感神経）活動の中枢である視床下部
などに情報が送られる。この緊張感から生じた一連の神経経路の活動の上昇に
よって交感神経活動が上昇し，呼吸回数や心拍数の増加につながる。呼吸回数
や心拍数の増加が緊張していることによって生じることは経験上知っており，
このような身体の状況になると自分自身を緊張状態であると人は認識するの
で，さらに緊張するといった緊張の悪循環が生じる。また視床下部などから大
脳皮質（頭頂葉・前頭葉）を興奮させると，大脳の興奮は身体反応としてフィー
ドバックされるので，緊張感が持続し悪循環となる。

　漸進的筋弛緩法は，体の一部分の収縮と弛緩を繰り返すことによって緊張感
を取り除くリラクセーション法である。骨格筋を収縮させている時は上行性の
インパルスが増え，弛緩させる時は上行性のインパルスが減少してリラクセー
ションしていると体が感じる。骨格筋を弛緩させることによってリラクセーショ
ン感を得るのであるが，その対照的な骨格筋の収縮を組み合わせることで，
より骨格筋の弛緩状態を気付きやすくしている。

　筋の痛みなどを伴う疾患や体の疲労状態が強い時は，骨格筋の収縮を伴う漸
進的筋弛緩法は困難なため，受動的筋弛緩法が効果的である。これは骨格筋の
弛緩のみを行うリラクセーション法であり，弛緩状態が漸進的筋弛緩法と比較
すると気付きにくいという難点はあるが，筋収縮による痛みや疲労を伴わない
のでこのような状態の人にはすすめられる。

（3）作り笑い

　作り笑いと聞くと，本心は面白くないのに無理やり笑顔を作るなどと，何か
良いイメージを持たないかもしれない。しかし，作り笑いがストレスに対して
良い効果を持つことが知られている。人はストレスを感じて緊張すると顔がこ
わばる。そうすると表情筋が硬くなり，硬くなった部分の血流が悪くなる。こ
のような状況の時に作り笑い（口角を上げて元に戻す運動）を1分程度繰り返すと，
血流が回復し自律神経に影響を与え，ストレスを軽減できるといわれている。
これは「自己知覚」という現象である。自己知覚とは自分自身があることに対

してどのように考えているか，好意，非好意を抱いているかを自己判断する際に他人の行動を観察して他人の感情や態度を推論する時のように自分の行動を見て判断することである。

　自己知覚の例としてValinsの男子学生にセミヌード写真の評価をさせた実験がある。男子学生にはセミヌード写真を提示しながら自身の心拍であると信じ込ませた低周波の音を聞かせた。この時，実験者が人工的な心拍数を操作し特定の写真の時に再生速度を上げると，写真に対する評価が変化をくわえない場合よりも高くなったと報告している。

　また笑顔に関する実験が1952年のアメリカで行われている。ウェイン州立大学のマイケル・クルーガー教授らは，アメリカのプロ野球に入った選手230名を対象に研究を行った。研究の目的は，笑顔が本物かどうかで，その後の寿命に影響を与えるかどうかである。そこで彼らが注目したのは入団時の写真であった。それを自然の笑顔，作り笑い，無表情に3分類した。そうすると50年以上追跡調査をした結果，笑顔なしが平均で72.9歳まで，作り笑いが74.9歳，自然な笑顔が79.9歳まで生きたことがわかった。自然な笑顔の寿命が無表情より7歳も寿命が長いのは驚きであるが，作り笑いさえ無表情より2歳も寿命が延びることは興味深い。

第3節　運動療法

　うつ病の治療には抗うつ薬を用いた薬物療法，精神療法などがよく知られているが，運動を用いた治療も注目を集めている。デューク大学医学部のグループは，週3回，1回30分間の運動を行うことは，抗うつ剤を服用するのと同じような効果があると報告している。さらに運動療法は，うつ病治療終了後の再発率においても非常に成績が良いとされる。薬物療法を行った患者の再発率より，運動療法を行った患者の方が再発率は1／4に抑えられているのである。

　ハーバード大学のグループは，運動を行うことは，うつ病に関連する不安やパニック障害，ストレス全般に効果があると報告している。運動は精神疾患の治療においてターゲットとなるノルアドレナリン，セロトニン，ドーパミンな

図表 5 - 5　身体活動がもたらす心理学的恩恵（ISSP，1992，日本スポーツ心理学会2004）

- 運動は状態不安の減少をもたらす。
- 運動は軽度－中程度の抑うつレベルの減少をもたらす。
- 長期間の運動は神経症的傾向及び不安の減少をもたらす。
- 運動は，重度の抑うつ専門的な治療に追加されるかもしれない。
- 運動は，さまざまな種類のストレスの減少をもたらす。
- 運動は，全ての年代と両方の性において有益な情動的効果を持つ。

どの神経伝達物質の放出を促進すると述べている。その他にも東邦大学の有田らのグループによってリズム性の運動（ウォーキング，ジョギング，ヨガ，ストレッチ，ダンス，ガムの咀嚼等）がセロトニンの放出を促進するとの報告がされている。

また国際スポーツ心理学会（ISSP，1992；図表5－5）やBiddle（2001；図表5－6）によって身体活動・運動と心理学的安寧との関係が要約されている

図表 5 - 6　エビデンスに基づく身体活動・運動と心理学的安寧との関係

- 運動と身体活動への参加は，肯定的気分および肯定的感情と一貫して関連している。
- 定量的に明らかにされてきた傾向として，有酸素運動は，小―中程度の肯定的な効果を活気にもたらし，小―中程度の否定的な効果を疲労と混乱にもたらす。
- 実験試行は，中等度の運動が，心理学的安寧にもたらす効果を証明しているが，高強度の運動がもたらす効果は明瞭ではない。
- 運動は，自尊感情の肯定的な変化と関連しており，身体的自己知覚と関連している。
- 1回の運動後または運動プログラム後における，状態，特性，および心理生理学的な不安の測度の種類は少なく，そして，その効果は小―中程度である。
- 有酸素体力の高いヒトたちは，心理社会学的ストレッサーに対する生理学的反応を減少させると思われる。
- 運動は非臨床的抑うつの中程度の減少と関連している。
- 運動機能に対する運動の効果は，有意だが小さいと思われる。
- 運動は，人格と心理学的適応に対して，肯定的な効果を持つ可能性がある。
- 運動を行っていないヒトたちと比較して，運動を行っているヒトたちは，早く入眠し，長く，深く眠ることが，わずかな効果によって示唆されている。
- 運動は，月経閉周期の女性に対して肯定的な効果を持つ可能性がある。

出所：Biddle（2001），日本スポーツ心理学会（2004）。

（日本スポーツ心理学会　2004）。これを見ても運動がわれわれの心理状態に対しかなり肯定的側面を持つことが理解できる。

　以上のことから運動習慣を身につけることが，肉体的健康だけではなく精神的健康を身につける上で非常に重要であることがわかる。

第4節　注目されているうつ病の治療法

（1）経頭蓋磁気刺激（TMS：transcranial magnetic stimulation）

　うつ病を発症している脳は，血流や代謝が低下していると報告されている。脳活動が低下しているうつ病患者の頭部に，磁気を照射することで脳活動を活性化し，うつ病を改善する方法が経頭蓋磁気刺激（TMS）である。この治療のターゲットとなるのは背外側前頭前野（DLPFC）であり，DLPFCは判断，意欲，興味をつかさどり，喜び・怒り・嫌悪・悲しみ・驚きなどの情動に関係する扁桃体の活動のバランスを保つことが知られている。

　DLPFCの機能が低下すると，意欲や思考力が低下し，扁桃体の過剰な活動を抑制することができないので，うつ状態となると考えられている。磁気を照射してDLPFCの機能を改善し，不安感・焦燥感の解消，判断機能や好奇心，意欲の機能が改善し，扁桃体の過剰な活動を抑制することで，うつ病の治療効果があるとされている。

（2）電気けいれん療法（ECT：electroconvulsive therapy）

　両前頭葉上の皮膚に電極をあてて通電することで人為的にてんかんと同様の電気活動を誘発する治療法。電気けいれん療法自体は約70年の歴史のある治療として知られる。修正型電気けいれん療法は全身麻酔と筋肉のけいれんを起こさなくする薬を用いて電気けいれん療法を行うことをいう。この療法は記憶障害をはじめ，さまざまな副作用を伴う療法である。

（3）高照度光療法

　1日の特定の時間帯に数千〜1万ルクスの強い人工光を浴びるのが高照度光

第5章　ストレスと健康2　◎── 201

治療である。この治療法は，季節性感情障害（「冬季うつ病」とも呼ばれる）や非季節性うつ病，睡眠障害などに有効であることが報告されている。特に季節性感情障害に対しては高照度光療法が有効であることは広く知られており，1万ルクスの光を1時間程度浴びると確かな効果が得られるとされている。光による抗うつ作用については，まだ解明されていない点が多い。ただ，眼から入る光信号が松果体に入り，頸部交感神経節を刺激して交感神経系を優位に保つことにより，体温，脈拍，血圧を上昇させ，覚醒レベルを上げ，これらを介して気分の改善につながることが考えられる。また松果体の働きとしてメラトニン合成がある。メラトニンは昼にはほとんど分泌されず夜になると活発に分泌されるのが特徴で，軽い催眠作用と体温低下作用などがあり，概日リズム形成に重要な働きを持つ。

第5節　行動療法

　行動療法は，以下の4つに分類されている学習理論モデルをもとに開発された療法である。

（1）応用行動分析モデル（applied behavior analysis model）

　"オペラント条件づけ"から発達した学習モデルで，環境への働きかけとそれに付随する強化が重要視される。

　このオペラント条件づけとは，アメリカの心理学者であるソーンダイクの試行錯誤学習，効果の法則をうけて，行動分析学のスキナーによって提唱された学習理論である。ソーンダイクは「ネコの問題箱」という実験をして試行錯誤学習，効果の法則を明らかにしている。空腹のネコを箱のなかに入れる。この箱には仕かけがしてあり，紐を引っ張ると扉が開くようになっている。ネコが偶然紐を引っ張ると，扉が開き餌を食べられる。最初に入れられた猫は扉を開けるまでに時間がかかったが，これを繰り返すうちに，徐々に扉を開けるまでの時間を短縮して，最終的には無駄なく扉を開けられるようになった。

　スキナーは，ネズミをスキナー箱といわれる実験装置に入れ，行動の変化を

分析した。スキナー箱には押すと餌が出てくるレバーがあり，ネズミが偶然そのレバーに触ると餌が出て，餌という報酬によってネズミのレバーを押す行動が強化され，この行動が増えるということがわかった。行動の結果による行動の増加と減少が，オペラント条件付けである。たとえば，子どもの時，親のお手伝いを行い，その時にほめられるとうれしくてお手伝いを率先してやるようになることがある。これもオペラント条件づけによる学習理論によって説明できる。"お手伝い"という行動を増加させる強化因子は親の"ほめる"という行為である。その結果"お手伝い"の行動が増加したといえる。

この療法の1つとして，シェイピングがある。患者が難易度の低い行動から徐々に取り組み，最終的に目標となる行動ができるように強化を与えながら援助する療法である。

（2）新行動S-R仲介理論モデル（neobehavioristic meditational stimulus-response theory model）

"古典的条件づけ"から発達した学習モデルで，代表的な療法として系統的脱感作法と暴露法などがある。

この古典的条件づけは，ロシアの生理学者のパブロフが行った実験で「パブロフの犬」が有名である。もともとある行動を引き起こしていた刺激と，新しい別の刺激を対提示すると，新しい刺激も同じ行動を引き起こすようになることで，反射的で不随意的な行動が学習されるときの原理として知られている。パブロフの犬の実験の場合，もともとある行動を引き起こしていた刺激が「餌」，対提示された新しい別の刺激が「ベル」，反射的で不随意的な行動が「唾液」であることを理解していると，古典的条件づけは簡単に理解できる。

この学習に深く関係する脳の部位として大脳辺縁系にある扁桃体が知られている。扁桃体は，ヒトや動物の行動の根底にある情動（喜び・怒り・嫌悪・悲しみ・驚き等）に深く関与している。過去のサルを用いた動物実験で，扁桃体を含む両側の側頭葉を破壊すると，本来なら怖がるはずのヘビに対して恐怖を示さず，情動の低下や性行動の亢進，周囲にあるものを手当たりしだい口に持ってきて，なめたり，噛んだりする口唇傾向などを示す（クリューヴァー・ビュー

シー症候群）。ヒトの非侵襲的（fMRI，PET）な実験でも，扁桃体が情動的評価に関係していることが明らかにされつつある。脳血流を計測すると，健康な人は，不快な写真を見ていときや悲しい出来事を思い出しているときに扁桃体で脳血流の増加が計測される。同じ不快感や悲しい出来事の回想でも，心的外傷後ストレス障害（PTSD）の患者では著しく扁桃体の血流量が増加することがわかっており，統合失調症の患者では健康な人と比較し血流量が低下していた。このことから，扁桃体が感覚刺激の生物学的価値評価に深く関与していることがわかる。

① 系統的脱感作法

神経症的不安を軽減・消去する療法として用いられ，不安反応と拮抗する弛緩反応に置き換える方法である。この方法では，ステップを踏んで徐々に恐怖対象に接近しながら，ステップごとに恐怖感をリラックスの学習によってやわらげていく療法である。恐怖や不安を訴える相談者は，リラックスを意図的に起こせるような，漸進的筋弛緩法等のリラクセーション法を身につけておく必要がある。

たとえば，ゴキブリに対して非常に恐怖を覚えるヒトの場合，以下のようにこの療法を用いる。

- ステップ１，「ゴキブリ」の文字 → 恐怖 → リラックス訓練 → 成功
- ステップ２，ゴキブリの写真 → 恐怖 → リラックス訓練 → 成功
- ステップ３，おもちゃのゴキブリ → 恐怖 → リラックス訓練 → 成功
  ・・・
- 最終ステップ，本物のゴキブリをみる → 恐怖 → リラックス訓練 → 成功

② 暴露法

ある刺激がくり返し提示されることによって，その刺激に対する反応が徐々に見られなくなっていく現象を馴化という。この馴化を，不適切で過剰な不安反応の治療に用いるのが暴露法である。いきなり強い不安喚起刺激に患者を暴露するフラッディングと，段階的に不安喚起レベルを上げていく段階的暴露と

いう方法がある。

（3）社会学習理論モデル （social learning theory model.）

　自分以外の人（モデル）の行動とその結果（代理経験）を観察することによって，新たな行動の獲得を可能とするものである。徐々に上手になっていくモデルを示す"コーピング・モデル"や，最初から上手にできるモデルを示す"マスターモデル"などがある。学習効果を高めるためには，観察した後に実際に患者が直接経験する方法があり，この方法は"参加モデリング"という。

（4）認知行動変容モデル （cognitive behavioral modification model）

　精神分析から発展したベックの認知療法と，行動療法から発展した認知行動療法（cognitive behavior therapy：CBT）は，別々の流れから発展してきたが，大体1990年代くらいから，これらを認知行動療法と総称し，統合しようとする動きが盛んになった。このCBTは「自分でストレスマネジメントが上手にできるようになるための心理的な手法」といわれる。

　認知とは頭のなかに浮かぶ考えやイメージのことである。生活のなかでわれわれは，環境（状況・他者）と影響しながら生きている。この環境をどのようにとらえるかという「認知」をCBTでは注目し，生活していて生じる問題の解決を試みる。そしてCBTでは，人間の体験を基本モデルに従い理解することを基本にしている（図表5-7）。そのなかで，相談者がどのような環境に置かれているか，まず考えることが基本となる。そして，その環境をどのように認知しているかが重要となる。なぜなら，認知によって個人の身体の反応，行動，そして気分・感情はまったく変わったものになるためである。

　たとえば，挨拶をしても相手から何の反応も無かった時に，「友人に嫌われた」と認知する人もいれば，「友人は何か他のことを考えていて，挨拶が聞こえなかった」と認知する人もいる。このように，意識することなく自動的に浮かぶ考えのことを「自動思考」という。これは考え方のクセであり，人によってさまざまである。自分の自動思考（考え方のクセ）は，友人からのメールの返信がとても遅いと，「友人は忙しいのかな」とおもうのか，それとも，「嫌われ

図表 5 − 7　認知行動療法の基本モデル

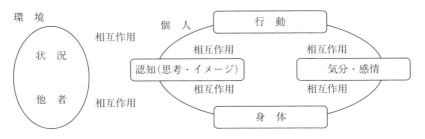

出所：伊藤絵美『認知療法・認知行動療法カウンセリング』星和書店，2005年，p.9。

たのかな，怒っているのかな」と思うのか，あなた自身はどうであろうか。環境に対する認知の違いがあれば，身体の反応，行動，そして気分・感情がまったく変わったものになるのは当然である。調子が悪くなったり思い悩むヒトは，何事も自分に関連付けたり，全部他人のせいにするなど極端な認知になりがちである。そうなると身体，行動，気分・感情がすべて否定的になり，さらにそれが認知に相互作用し，悪循環に陥ってしまう。自分のパターンすなわち自動思考を理解し，自力で悪循環から抜け出せるように，基本モデルにそって自分自身の全体像をカウンセラーと理解することが重要となる。そして，相談者とカウンセラーは協同チームとしてストレス対処法を考え，解決を目指す。従来型のカウンセリングはひたすら相手の話しに耳を傾ける「傾聴型」で，カウンセラーはアドバイスをしないで，相談者自身が自分で解決策を見いだす方法であるので，CBTとは異なっている。

第6節　その他の簡単に実行できるストレス対処方法と，そのメカニズム

（1）文章（筆記）療法

　今流行しているものの1つに，ソーシャル・ネットワーキング・サービス（SNS）というものがある。なぜ多くの人がこのようなことに夢中になり，広まったのだろうか。流行している要因の1つに"文章療法"と，これらの関係

が考えられる。

　文章療法とは，自己の悩みや苦しみを書くことで悩みを"外在化"して認め，自分を客観視することにより，苦しみの軽減や解消をはかる方法である。SNSは電子媒体を用いた日記のようなものであり，日々のSNSの更新・投稿には日常のイライラや不安に思っていることも含まれる。SNSの利用によって，文章療法の苦しみの軽減や解消といった効果が利用者にあるため，これほどまで多くの人にこれらのシステムは広がったと考えられる。

　また，日記と異なりSNSは，他の人に見せることを前提に書かれていて，相手からの反応もある。これは，悩みを聞いてもらうことによってストレスを軽減させる傾聴というものにも関係しているかもしれない。ただ，傾聴のようにすべてを受容し，共感してくれる反応だけではないので，ストレス軽減とは逆にストレス増加になることもあるので注意が必要である。

　このように，自分自身のことを書くことによって心と体のストレス軽減につながることが実験による科学的なデータによって証明されてきている。ぜんそく患者やリュウマチの患者を対象とし，実験群には自分自身のトラウマを1日20分間，連続で3日書いてもらい，対照群にはトラウマの代わりにその日のスケジュールを書いてもらうという実験がある。この時，綴ったトラウマは，誰にも見せる必要はないことを対象者には伝えてある。この実験では実験群のみストレスが軽減し，それぞれの疾病の症状が良くなったとの報告がある。この結果から，患者にとって負の感情を表現することが，たとえ特定の相手に向けられたものでなくても，自分のストレスを認め，それに耐え，そして解決への見通しを立てる助けになるのではないかと考えられ，文章療法がストレス軽減に有効であることの1つの証拠といえる。中井らの研究でも，ストレス経験の記述が普段の不安状態を軽減する傾向が示唆されている。

　他にも，HIVの患者を対象とした実験でも文章療法が有効的であるとの報告がある。HIVに罹患しているグループをランダムに2群に分け，実験群にはHIVに罹患して生活しているなかで，心の奥底で考えていることや感じていることを書いてもらい，対照群には直近の24時間の行動を書いてもらう。その結果，実験群にのみ免疫系の活性が観察されたとの報告がある。ストレスによ

って免疫系のはたらきは弱められるので，自分自身の辛い境遇を書くことはストレス軽減に良いことが示唆されている。

　そして，つい最近の研究でも，人が自分について語りたがることが，ハーバード大学の脳科学の研究グループによって明らかにされている。人は自分自身が何を感じてどう考えたかを他人に話すことが日常会話の40％を占めていることがわかっている。なぜこのように自分を語りたがるのか，非侵襲的に脳血流量を計測できるfMRIを用いて，このことに関する脳部位を示した。この実験の被験者は，他人のことを語ればお金が多くもらえる状況下におかれる。しかし，自分の報酬金額が17～25％減額されても自分自身のことを語ろうとする。この他人について語っている時と，自分自身を語っている時に活動が異なる部分がわかった。ヒトは，他人のことを語るより自分自身のことを語る自己開示をしている時の方が，中脳辺縁系ドーパミン経路に関係する経路の活動が高まるのである。この領域は食事やお金を得た時，そして恋愛やセックスをした時に得られる満足感や快感時にも活動が高まる領域である。このことから，脳が快感や満足感を得られることにより，自分自身を語ることを止められず，話し続けるということが示唆された。これは話すという行為であるが，SNSなどの文章も自分自身のことが多く語られており，同じ働きがあるのではないだろうか。

　人間関係がうまく築けず誰にも相談できない人や，友人はいてもどうしても他人に相談することが苦手な人は多いと思う。このような人にとって，誰にも悩みの内容を見せなくてもストレス軽減効果のある文章療法は，実行しやすくきわめて効果的なストレス対処法といえる。

（2）食事によるストレス解消 ～おいしく感じる理由～

　われわれはストレス解消法の1つとして，おいしい食べ物を食べることが良くある。なぜ，人が食べ物を食べるときにおいしいと感じるのであろうか。それは4種類あるおいしさによって感じるとされる（図表5－8）。この食べ物をおいしいと感じるメカニズムを理解し，利用することで，日々の食生活の満足度を上げることは，ストレス社会といわれる現在を生きているわれわれにとっ

図表5-8　おいしさの4本柱

a）生理的な欲求に合致するものはおいしい
b）生まれ育った国や地域あるいは民族などの食文化に合致するものはおいしい
c）脳の報酬系を強く刺激してやみつきになる
d）情報がおいしさをリードする

出所：伏木　亨『人間は脳で食べている』ちくま新書，2005年，p.39。

て，非常に重要であると考える。伏木亨「人間は脳で食べている」（ちくま新書）のなかに書いてあること参考に，私の経験と知識を交えて書く。

① 生理的な欲求に合致するものはおいしい

　極端な生理状態におかれた時には，この要因がもっとも強くおいしさを左右する。たとえば，脱水状態になると人は，飲水行動を起こすための喉の渇き感が発生する。これは，体液の浸透圧の上昇や，アンジオテンシンⅡ（血管収縮作用やアルドステロンを分泌させ血液量を増やす作用）量の増加という内部環境の変化を飲水中枢（視床下部外側野の脳弓背外側から不確帯を含む部位）が受容することによって生じる。成人の場合，身体の水分量は60～65％，新生児に至っては75％が水分で占められているように，身体の多くを占める水分の維持は生命を保つために非常に重要である。この水分量の維持が，おいしいという感情につながることは生命の維持にとって合目的であるといえる。

　ダイエット法の1つに，「食事をしてからスーパーに行って買い物をすること」というのがある。これはまさに，生理的な欲求に合致するものはおいしいということに関係している。食事をしていないと，血糖値は低下するため，すべての食品が通常よりおいしいと感じられ，必要以上に購入してしまうからである。

② 生まれ育った国や地域あるいは民族などの食文化に合致するものは
　　おいしい

　なぜ，生まれ育った国や地域あるいは民族などの食文化に合致するものはお

いしいのだろうか。それは，味の刷り込みによるものと考えられている。"刷り込み現象"とは，はじめて見た動くものや鳴き声の主を親とみなすということで，ある種の鳥類で見られる。アイガモ農法はこの刷り込み現象をうまく利用していて，よく知られている。人間の食事においても，初期の体験が後々まで強く影響する場合もあると考えられている。"おふくろの味"という言葉があるが，まさに食事における刷り込み現象があることを経験的に知っているため，このような言葉ができたと思われる。海外旅行に行ったときに，日本食がおいしいと感じたり，そして自分の地域，郷土料理がおいしいと感じたり，ひいてはお母さんの料理がおいしいと感じるのは，この味の刷り込み現象によると考えられている。

③ 脳の報酬系を強く刺激してやみつきになる

われわれは，生きるために必要なものを口にすると，脳内の報酬系の活動が活発になる。生きるために必要なものとは，カロリーの高い脂質や，糖質がそれにあたる。そして重要なのは，その食品を食べた後に体調が良く，変調をきたさないことを学習していることである。多くの人に経験があると思うが，好物な食べ物であっても，一度，食中毒などを起こして体調が悪くなると，その食べ物を選択しなくなる。このように，食べ物がやみつきになるためには学習が必要となる。

この食べ物がやみつきになることに関与している報酬系（快楽中枢）は1950年代に実験心理学者であるオールズらが行動発現の本源を見いだす実験過程で発見した。ラットの頭部に刺激電極を留置し，ラットがレバーを押せば通電して，刺激電極先端部位周辺の脳神経細胞が活動するようになっている（図表5－9）。この実験過程で，ある部分に刺激電極を留置すると，ラットが寝食を忘れてレバーを押し続けることがわかった。その回数は，1時間に8,000回にも及ぶ。これは，脳内に，快情動（快感）を生みだし，それに基づいて行動を発動する特異的な部位が存在することを示していて，この系が報酬系であり，神経伝達物質としてドーパミンが関与している。

生きていくうえで有利な食べ物（脂質や糖質）を口にすると，過去の経験を動

図表 5 — 9　快楽中枢への刺激実験

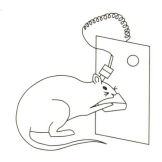

出所：中原雄二『薬物乱用の科学』研成社, 1999年, p.37。

員してこの報酬系のドーパミン神経細胞が活動する。学習が進めば，脂質や糖質などの食べものが食べられるとわかっただけでも，ドーパミン神経細胞は活動し，その行動が強化され選択されるようになり，やみつきになるのである。

　このことを裏付ける研究結果が，Amanda Bruceらのグループによって報告された。ファストフードのロゴが，子どもの幸福感や食欲を司る脳部位を刺激するという研究結果である。これは生きていくために有利な高カロリー食を連想させるファストフードのロゴが，普段の食生活で学習されたために生じる結果と考えられる。また，このことは味の刷り込みと関係している。幼少期からファストフードを食べると，それが高カロリーであるため病みつきになり，その味が刷り込まれ，さらにそれを連想させるロゴも刷り込まれるのである。車を走らせていてファストフードのロゴが目に飛び込むと無性に食べたくなるのは，幼少期の学習の結果といえるかもしれない。

④　情報がおいしさをリードする

　安全，美味，価格，産地，などの情報が，脳内での味覚の処理に強い影響を与える。たとえば，有名な産地の魚だと，同じ魚であっても他の漁場で取れた魚の何倍もの値段になることがある。これは"希少性"といって，人の心理のなかで，ある対象に対して自由に選択の余地がない状況になると，自由度の広い状況のときよりも，魅力が高くなる。すなわち，魅力が高くなることでおい

しいと感じ，高い値段がついていてもこのような食品を買うのである。

このことを悪用して，新聞に載るような事件になるようなことが良くある。近年では，タケノコの産地偽装事件や，牛肉の銘柄偽装事件などがそうである。この場合，業者は本来の産地や銘柄ではなく，希少な産地や銘柄などを記載して販売することで，消費者への情報を操作し，情報によって味を変化させるのである。その結果，ほとんどの消費者は，その情報によっておいしいと感じ，本来の値段より高い金を払っているにもかかわらず，納得するのである。

情報によって味が大きく変化したことが私自身にもあった。学生時代に，スポーツジムでアルバイトをしている時に，ある会員の方からバレンタインデーの義理チョコをいただいた。男性インストラクター6名全員がいただいたので，そんなに高価なものではないだろうと思っていて，実際食べてみると「少し苦いな」と思った。後日，友人が家に訪ねてきたときに，そのチョコレートはベルギーの高級チョコレートメーカーの物で1粒200円する，そして，このサイズのチョコレートだと5,000円は下らないということを教えてくれた。確かに，思い起こせばくれたのは，ある会社の社長であり，車も高級車に乗っていたなど，高級チョコレートと話がつながってきた。そうしてから，チョコレートを食べてみると，「苦さが上品でおいしい」と感じるようになったのである。

ただ，1つだけ気になっていることがあった。それはこのチョコレートが高級品だと知る前は，一箱200円の国産メーカーのチョコレートのほうがおいしいと感じていたのである。もしかしてとは思ったが，一粒200円と一箱200円では，比較するだけ無理があると自分を言い聞かせていた。このことから数年後，偶然にもベルギー人の友人ができたので，ベルギーのチョコレートメーカーの評判や感想を聞いてみると，友人は次のようにいったのである。「その高級チョコレートメーカーはイメージ戦略が上手なだけで，そんなにおいしいとは思わない」と。このことを聞いて，私はやはり，一箱200円のチョコレートがおいしいと思った感覚は間違っていなかったのではないかと強く感じた。その他にも，チョコレートの話と同じような経験がある。いただいた羊かんを食べたときに，「味が濃すぎる」と大学の友人と話していると，それが京都の老舗の1本4,000円のものであるとわかった。想像がつくと思うが，その後，全

員の羊羹に対する感想が「濃密でおいしい」と変化したのである。

これらのエピソードでは物質的な変化は一切ないのに，情報によって食べ物の味が大きく変化していることが変わる。それだけ情報というものは味をリードすることがわかる。

以上の4つのおいしさの理由を踏まえて，普段の食事をとったり，他人をもてなしたりすれば，生活満足度は当然あがる。食べ物を食べるということはわれわれの生活では基本であり，毎日必ず行う行為であるので，このことをより良い方向にもっていくことによるストレス軽減効果は大きいと考えられる。ちょっとしたことなのでぜひとも実行してもらいたい。

第7節　問題のあるストレス解消方法

（1）禁止薬物の依存症になるメカニズム

恋をしたりリラクセーションしたりする時と薬物依存には共通点がある。その共通点とは報酬系の関与である。依存性乱用薬物は，ドーパミン神経細胞によるドーパミンの放出や，シナプス間隙におけるドーパミン濃度を高く維持するなどの働きがあるのである。

たとえば，依存性乱用薬物である覚せい剤やコカインはどのようにして，報酬系に働きかけるのだろうか。通常ドーパミンはドーパミン神経細胞の神経終末にあるシナプス小胞内にあり，ドーパミン神経終末の細胞壁とドーパミンを含んだシナプス小胞の膜が融合し，内容物が放出される（エキソサイトーシス）。そして放出されたドーパミンはドーパミントランスポーター（DAT）から再取り込みされる。

覚せい剤はDATからドーパミンを放出させ，コカインはDATからの再取り込みを阻害する（図表5−10）。その結果，シナプス間隙のドーパミン濃度を高く維持するのである。この時に感じる多幸感，そしてその行為が強化され，心理的依存が起こり，禁止薬物を止められなくなると考えられている。

ドーパミンの平常時の分泌レベルを100とすると，おいしい物を食べると約

第5章　ストレスと健康2　◎── 213

図表5－10　なぜ薬物依存になるのか

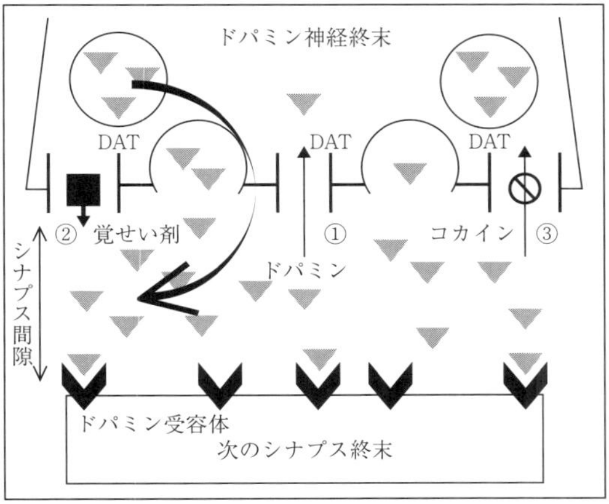

薬物依存に深く関わっているのは脳内報酬系を構成する中脳辺縁系である。その神経系の主な伝達物質であるドパミンは，通常，神経終末からシナプス間隙に放出された後，ドパミントランスポーター（DAT）を通って再吸収される（図中央の①）。覚せい剤はドパミントランスポーターからドパミンを放出し（図左側の②），コカインはその再吸収を阻害する（図右側の③）。結果的に，覚せい剤もコカインもシナプス間隙のドパミンの量を増やし，神経興奮を高める。

出所：前田　均・切池信夫編著『薬物依存Ｑ＆Ａ』ミネルヴァ書房，2006年，p.80。

150，性交渉では約200，タバコを吸うことで摂取されるニコチンでは約220，覚せい剤にいたっては約1000すなわち通常の10倍のドーパミンが分泌されることがわかっている（図表5－11）。

▎覚せい剤使用・所持等で摘発された者の再犯者率は約65％

　過去，警察に摘発された者の内，覚せい剤使用・所持等で摘発される者は約65％いる。年齢によっても覚せい剤事犯に関する再犯者率は大きく異なり（図表5－12），警察庁がまとめた平成27年のデータによると，20歳未満の再犯者率は16.0％，20〜29歳は36.0％，30〜39歳は57.9％，40〜49歳は72.2％，50歳以上は83.1％となっている。覚せい剤事犯の検挙人員は，薬物事犯検挙人員の約8割を占めており，依然として我が国の薬物対策における最重要課題とされている。覚せい剤事犯の再犯者率が他の薬物に比べて高いことから，強

図表5－11　ドーパミンの分泌レベル

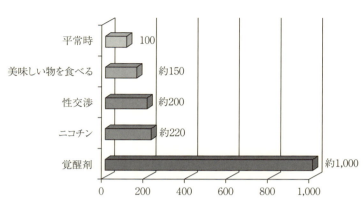

出所：アメリカNIDA（国立薬物乱用研究所）。

い依存性を有しており，一旦乱用が開始されてしまうと継続的な乱用に陥る傾向があることが指摘されている。

　依存性乱用薬物を摂取する行動は，報酬系によって強化され続ける。また，依存性乱用薬物を反復摂取した結果，からだが薬物の作用に適応し，薬物を切らすと退薬症候(いわゆる禁断症状)が出るようになった状態（身体的依存）にな

図表5－12　覚せい剤事犯の再犯者率

区　分	年　別		平23	平24	平25	平26	平27
覚醒剤事犯	検挙人員		11,852	11,577	10,909	10,958	11,022
	うち再犯者数		7,038	7,116	6,899	7,067	7,147
	再犯者率（％）		59.4	61.5	63.2	64.5	64.8
	年齢別	50歳以上	81.5	81.3	79.8	80.2	83.1
		40～49歳	70.4	70.0	69.7	71.2	72.2
		30～39歳	56.1	56.8	58.9	57.3	57.9
		20～29歳	32.9	37.6	39.0	39.2	36.0
		20歳未満	12.0	14.9	15.3	5.4	16.0

出所：平成27年における薬物・銃器情勢　確定値　警察庁。

図表5-13 マズローの「欲求5段階説」

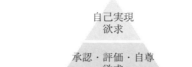

る。また，依存度が増すと，欲求レベルは1次欲求レベルまで下がるとされる。1次欲求レベルとは生理的欲求のことであり，水分欲，食欲，睡眠欲などである。生理的欲求とは，まず何より実現したい欲求である（図表5-13）。このことからも，どうしても薬物をやめられないことが理解できる。想像してほしい，喉がからからの時に水を差しだされても，その水を飲まないで我慢できるだろうか。このたとえからも，覚せい剤の依存症を抜け出すことが非常に難しいことが想像できる。

（2）タバコの依存症になるメカニズム

現在，病院のなかには禁煙外来があるところもあり，禁煙がブームとなっている。なぜ病院までいって禁煙をしなければならないのであろうか。それは喫煙には覚せい剤やコカイン同様の報酬系の関与があるからである。

体内に摂取されたニコチンはドーパミン神経細胞のシナプス前末端にあるニコチン受容体に結合し，ドーパミンをシナプスに過剰に放出する（図表5-14）。そうすることで多幸感・快感・覚醒効果・緊張緩和などを身体が感じるのである。そして，喫煙者においてニコチン依存度が高いほどドーパミン放出量が多いことが，最近のポジトロン断層撮像法（positron emission tomography；PET）を用いた研究で明らかにされた。喫煙したいと思う気持ちが強化され，心理的

図表5-14 ニコチン依存の脳内メカニズム

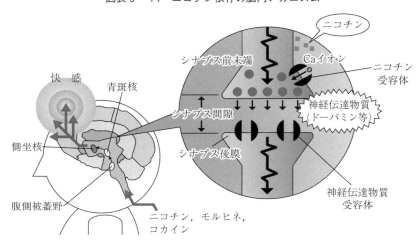

出所：http://www.e-kinen.jp/reason/mechanism.html

依存状態となる。

またドーパミン以外にも，ニコチンを摂取することによって，不安と緊張を緩和するβ－エンドルフィン，記憶力が改善するバソプレッシン，うつ病と非常に関係深く，放出されると気持が安定するセロトニンなどの神経伝達物質も放出される（図表5-15）。また，ニコチンには他の依存性乱用薬物同様に退薬症候が出るので禁煙を難しくしている。

さらに，喫煙習慣も禁煙をさらに難しくする。喫煙者の多くは，生活習慣として喫煙行動をしている点である。食後，時間があいた時，起床後など，決まった時に喫煙行動をとっている喫煙者が多い。そのため，禁煙には生活習慣を変える難しさがあり，喫煙者に禁煙実行者の周りで吸わないように依頼するなど周囲の協力なども必要である。

以上のように，薬物によってドーパミンが放出されることで，多幸感があり，ストレス軽減になるかもしれない。禁止薬物はもちろん論外であるが，タバコにおいても，ガンの原因，皮膚の老化，呼吸器への悪影響，そして胎児への悪影響などがわかってきている。ストレス軽減効果以上の悪影響があるのである。

図表5－15　ニコチンによって分泌される神経伝達物質

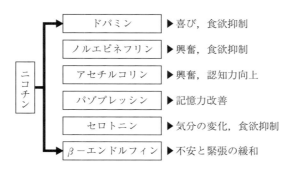

出所：http://www.e-kinen.jp/reason/mechanism.html

このことからも，法的には認められているとはいえ，喫煙習慣を見直すべきではないだろうか。

第8節　恋愛における脳内の反応とストレス

　恋愛中，われわれは非常に喜びを感じる。お互いのことを四六時中考え続け，恋愛関係の継続のためには労力を惜しむことはなく，そして疲れさえ感じない時がある。このように疲れを感じないのは，どうしてであろうか。実は，この時，脳内で，ある神経の活動が活発になることによる。

　非侵襲的に脳血流量の変化をとらえることによって脳活動を計測できるfMRIを用いた実験で，恋愛中の男女で同じ領域の活動が活発になっているところがわかった。それは中脳のドーパミン神経細胞で人が喜びを感じたときに活動する領域で報酬系と呼ばれている。学習にも関与していて，ドーパミンが放出されるとその行動が強化され，その後もその行動をとるようになる。恋愛中の男女にそれぞれの顔の写真を見せると，ドーパミンが放出されている。すなわち，相手の顔をみるという行動が強化され，相手に逢いたいと思うのである。

　ただ，恋愛中の男女のドーパミン神経細胞の活動の活発化は永遠に続くわけ

ではない。研究では，1年半から3年程度でその活動の活発化は消えるという報告がある。このことは恋愛経験者であればわかるのではないだろうか。はじめはすごく会いたい，話したい，一緒にいたいと思っているが，付き合う期間が長くなっていると，四六時中考えていた相手のことを，あまり考えなくなっている。このことを"マンネリ"とよくいうが，その時には脳内の神経の働きが変化しているのである。

　ドーパミン神経細胞が恋愛中に活動が上がるのとは逆に，恋愛初期には活動が低下する場所がある。それは大脳辺縁系にある扁桃体といわれる組織である（図表5−16）。扁桃体は快不快，好き嫌い，情動などに関係した部位のため，このはたらきが落ちるということは恋愛初期には相手を批判的にみられなくなり，ドーパミンによりただ単に幸福感が増えるのみ，すなわち「愛は盲目」という状況になるのである。

　たとえば，頼りない男性と付き合っている人がいたとする。その友人が，頼りないのにどこがいいのか理解できないと伝えると，付き合っている本人は，「頼りないところが母性本能をくすぐって，かわいい」と答えることがある。その他にも，時間を守らない彼・彼女を友人が批判しても，いわれた本人は意に介さないなど，恋愛初期にこのような状態になったのは，扁桃体の働きが低下したことに起因するとされる。

　ドーパミンの他に，愛情を司るホルモンとしてオキシトシンが注目されてい

図表5−16　大脳辺縁系にある扁桃体

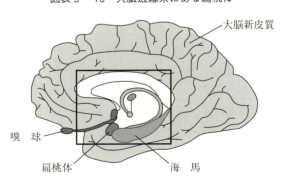

る。オキシトシンは視床下部で産生されるホルモンで，子宮を収縮させること
による陣痛促進作用や乳房の腺房や導管を取り囲む筋上皮細胞を収縮させるこ
とで乳汁分泌作用をもつことがよく知られている。その他の働きとして，恐怖，
不安，ストレス反応に関係する扁桃体の働きは抑制し，一方，報酬系は活性化
する作用があることなどにより愛着行動を増幅させることがわかってきた。オ
キシトシンの分泌はスキンシップ，目を見て話す，ゲームや映画，そして本な
どで感動することによって増やすことができる。

　ドーパミンやオキシトシンが多く放出される恋愛は，われわれの生活にとっ
て活力になり，ストレスに打ち勝つ原動力になりうる。そのため，年齢を重ね
ても恋愛をしている人は，若々しく見えるのではないだろうか。うまく，その
働きを利用し，現在のストレス社会を乗り切ってほしい。

【注】
1）骨格筋の収縮の大きさと速さの情報を検知しているセンサー
　　感覚器で数本の筋線維からなっていて，そこから2種類の求心性感覚神経（Ⅰa群線
　　維とⅡ群線維）がのびている。
　　錘外筋に並列に配列されているため，筋収縮時には筋紡錘の緊張がゆるむが，遠心性
　　神経（γ運動ニューロン）の支配をうけることにより，筋収縮時に錘外筋とともに錘
　　内筋も収縮させることで錘内筋の緊張を保つことができ，筋紡錘のセンサーとしての
　　役割を維持できる。

第6章　身体観の変遷

第1節　古代の身体観から学校体育まで

（1）スパルタとアテネの身体教育

　BC 8 ～ 4 世紀の約400年間はヨーロッパのなかで古代ギリシャ文化隆盛の時代であった。いくつかの有力な都市国家（ポリス）が生まれ，武力の強いポリスが弱いポリスや異民族を征服し，支配下におく力の支配の時代でもあった。そのために自分たちのポリスを護るための軍隊の強化や訓練はとても重要なことであった。アテネ（アテナイとも称される）とスパルタは有名なポリス国家であるが，両方ともに国家繁栄のために市民や子どもの教育や身体の鍛練を重視した。しかし，教育の理念・方法においては相反する面を持っている。すなわち，スパルタでは国家が絶対であり，個人は国家に忠誠をつくすように教育されたのに対し，アテネでは個人が尊重され，個人が希望する職業や活動によって国家に貢献するように教育された。そのため，身体観や身体教育（体育）の方法にも違いが現れている。

①　スパルタの教育

　スパルタでは，生まれた子どもは国家による検査を受け，もし虚弱で身体的欠陥があれば遠隔の地に棄てられることになっていた。理由は，神から強健な身体を授からなかった子どもは社会にとっても本人にとっても有益にならないと考えられていたからである。健康な子どもは 7 歳まで母親が育てたが，日常生活のなかで粗食，薄着，荒っぽい遊びなどによって，丈夫な体と忍耐力の基

礎を育てることが求められた。

男子は，7歳から市民権を与えられる30歳までの間，国家による強制的義務教育が課せられた。子どもたちは親もとを離れ寝食をともにする団体生活によってスパルタ的人間教育を受けることになる。ここでは模範的生徒がリーダーとなり，グループごとの集団生活によって教育が行われた。教科としては徳育と体育が重視され，体育種目としては走，槍投げ，弓，ボクシング，レスリングなどの格闘技が行われた。怠ければ罰が課せられ，10日おきに肥満と虚弱の身体検査が行われたという。

女子は自宅で育てられたが，強健な子孫を生み育てるための母性教育が行われた。自宅からの通いだが，国立の女子専用運動場で女性指導者により走，レスリング，水泳，槍投げなどの指導がなされた。

このやり方には当時から賛否両論があったというが，「スパルタ市民は全ギリシャで最も美しい肉体の軍隊と賛美され，古代オリンピックでも常勝した」との記録が残っている。ただし，それは他のポリスがこのような教育をしていなかった期間のことであって，他でも似たような鍛錬が行われるようになるとスパルタもやがて勝てなくなったという。また，スパルタに批判的であった哲学者ソクラテスは「スパルタでは1面的教育で勇気が野獣になった・・・」と酷評したとされている。

今日，いわゆる「スパルタ式」という言葉は理由もなく厳しいだけの鍛錬のような印象を持たれるが，まったく理由がないわけではない。スパルタは少人数の市民で大勢の近隣ポリスを支配して，防衛と繁栄を遂げたポリスである。繁栄を維持するために市民はみな優れた軍人となり，常に強力な軍隊を維持することは当時の必然であったはず。そのためにスパルタにおいては，市民は国家に忠誠を誓い，鍛錬されたエリート階級軍人になれるようにスパルタ式に教育されていた。幾つものポリスが隣接して存続のために戦った時代，スパルタの置かれた地理的環境もスパルタを「力の統治」に突き進ませた1つの要因であろう。

図表6-1 古代ギリシャの地図

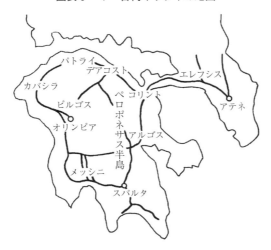

出所：佐藤信一・外園一人『オリンピアの研究』歩兵出版，1969年，p.6。

② アテネの教育

　アテネはアッティカの中央に位置し，侵略からの脅威が少ない点でスパルタと対照的である。前4～5世紀頃にはエーゲ海一帯を領地にし，そこには平野，山間部，海岸部があり，それぞれの地域に適合した人々の生活が営まれていた。スパルタ的な国家に対して絶対服従とは異なり，アテネでは個人の能力を生かしながら国家に貢献するという民主主義が根付いていた。アテネにおいても個人は国家を護る軍人であるが，それとともに自分の希望する職業に就くことも許され，個人個人が異なる社会的役割を果たすことでポリス全体の繁栄が築かれると考えられていた。したがって教育もその理念に基づいて行われていた。

　アテネの教育は国家の強制ではなく，市民である父親の責任として，自発的に行われた。男子は，6歳以下では身体的発達のための遊戯や英雄の物語などが中心であった。6歳以上は初等・中等・高等に分かれて行われ，文法・音楽・体育などが実施された。

　身体的健康と強い精神を育てることも重要な市民教育の一部とされ，身体を鍛える目的で，レスリング・ボクシング，円盤投げ，やり投げ，競走などの陸

上種目が行われていた。ただし中等以上は金持ち階級の子弟に限られていた。

　スパルタでは女性も社会的に重要な役割を与えられていたのに対し，アテネでは教育的には何もなされず，身体的鍛錬においても男性とはまったく別であった。

（2）ローマの身体観

　ローマではBC 8世紀には王政が敷かれ，BC 6世紀には共和政に移行し市民国家となった。やがてイタリア半島を支配し，ローマ帝国の繁栄は拡がりを見せるが，3～4世紀頃からは国力の衰退がはじまり，395年にはついに東西ローマに分裂する。西ローマ帝国はその後ゲルマン民族の侵略によって滅亡し，東ローマ帝国はその後も存続するがそれまで以上の隆盛期を迎えることはなく

COLUMN　ヘレニズムとローマ文化

　ポリスは山頂を城壁で囲んだ要塞のような領域を意味するが，当時はその丘の下の周囲を広く城壁で囲んで居住し（アクアポリス），場外にも領地を持ち全体で都市国家（ポリス）を形成していた。スパルタはペロポネス半島南部に位置し，前7世紀には近隣ポリスを征服しギリシャ時代最強を誇るポリスであった。

　ギリシャは外部の侵略者と度々戦わねばならなかった。前490年にはペルシャの軍が攻めてきたがこの時アテネはスパルタと協力して撃退した。その後スパルタとアテネは前431年～404年の30年にもわたって戦った。スパルタが勝利するが，このようなポリス間の戦いはやがてポリス崩壊を招き，前338年にはギリシャはローマのマケドニア総督の支配下におかれることになる。当時の総督が暗殺され，その後を引き継いだのが若き王子アレクサンダドロス大王である。大王は歴史上野蛮な戦士と評されるが，反面アリストテレスによってギリシャ精神を吹き込まれていたといわれている。彼が東方インド大遠征に伴ってギリシャ文化が広がりヘレニズム（ギリシャ風文化）時代が出現する。

　オリンピア競技は，ポリス国家のもとその理念も起源も尊重され発展し，マケドニア総督下においても存続されたが，度重なる戦争で荒れ果てたギリシャの地での本来の伝統継承は徐々に衰退してゆくことになる。

数世紀後に消滅する。

ローマにはギリシャのような学校という施設はなく，教育は家庭において両親が行うものであった。教育の目的は国家の軍人を育てることであり，そのために身体訓練としてはギリシャと同じように走，やり投げ，水泳，レスリング，馬術などが実施されていた。

BC146年，ローマはアテネを征服し，以来ローマはギリシャの文化を取り込んでゆくのである。権力においてはローマが制圧するが，文化においては逆転現象が起き，結果的にはギリシャ文化がローマを圧倒したといわれている。

ローマの身体観や競技は，自分たちが鍛錬として行う「するスポーツ」から「観るスポーツ」へと変化してゆく。自らは観客席から競技を見て楽しむショウ的スポーツが主流になってゆく。同時に競技者のプロ化が始まり，勝敗にお金のからむ賭博が人気となり，イカサマ・反則やドーピング行為が横行した。円形競技場では，多くの市民が酒を片手に奴隷剣闘士や猛獣と人間の戦いなどの残酷なシーンに熱狂し，酔いしれたという。

▌「健全なる精神は健全なる身体に宿る」だろうか？

ローマ時代の詩人ユベナーリスの作とされているが，しかし，当時のローマ市民の狂喜乱舞を見ていたユベナーリスが訴えたかった内容は違っていた。彼の意図は，BC 2 ～ 1 世紀のローマ帝国繁栄期・文化華やかな時代のローマ社会の堕落ぶりを詩で風刺することにあったらしい。繁栄が続き市民の価値観が大きく変わり，社会で重んじられるべき学者・教育者などの評価は地に落ち，代わりにショー的歌手や競馬騎手ばかりがもてはやされ，多くの市民が遊興三昧に酔っていた世相を憂いた詩であった。したがってその風刺の意図を読み取るとすれば「だから，もし，祈るならば健康な身体に健康な精神があれかし（宿る）と祈るべきだろう」であり，まったくそうなっていない現実を風刺した詩なのである。それが明治初期に日本に伝わった際の翻訳のなかで現在のような解釈に変わり，名言として残ってしまったらしい。

（3）古代オリンピック

　古代オリンピックは前776年にギリシャで始まり，紀元393年に廃止されるまで1169年間で293回続けられた。はじめの頃の競技種目は1スタジオン（Stadion：192.27m）の短距離走のみであったが，その後中距離走，槍投げ，円盤投げ，レスリングやボクシング，馬車競争などが加わり，さらに戦場を連想させる武装競走や戦車競走も行われた。前6世紀頃まではスパルタの選手が圧倒的に強かったと記録されているが，他のポリスからも鍛えられた選手が出場するようになると簡単には勝てなくなったという。前3世紀頃には全ギリシャから選手が集まるようになり，職業化・プロ化が進み，不正行為も横行するようになる。最初，勝者にはオリーブの樹冠だけで名誉を讃えるという簡素なものであったが，競技が盛大になるにつれて勝者の像・彫刻寄贈から金品・地位の獲得に及び，それを目当ての出場者（プロ化）が現れてくる。さらに祭典はローマ時代にも続くが，ローマの「観るスポーツ」への変移もあり見世物的要素が一段と強くなっていく。

　その後，ローマ皇帝テオドシウス一世がキリスト教を公認し，それ以外の異教を禁止したので，紀元393年に異教であるゼウスの祭典オリンピア競技も廃止された。

COLUMN　ソビエトのスポーツの祭典「スパルタキアード」

　スパルタキアードとは，4年に1回，オリンピックの前年に開催され地方予選から中央の決勝まで組織的に行われる旧ソビエト時代のハイレベルなスポーツ競技会である。大会名はローマの剣闘士スパルタクスの名に由来する。古代ローマで人気が高かった観戦競技は剣闘士の殺し合いであるが，剣闘士の多くは政治犯に特殊訓練を施したものであった。スパルタクスは紀元前70年カプアの剣闘士養成所を集団脱走した囚人70名を指揮して反乱を起こしベスビオ火山に立てこもったが，翌年捕殺された。「大修館：スポーツ大辞典1987」

第 6 章　身体観の変遷　◎── 227

（4）中世以降の身体観と学校体育

①　ローマ以降の身体観

　ローマ帝国滅亡から中世までの時代は，現在の体育学的観点から意義ある資料は少ない。

　5 ～ 15 世紀には，いわゆる暗黒時代の西欧はキリスト教による教会中心の社会が続いた。『人間は愚かで無知な存在であり，絶対なる指導者（神や信仰）によってのみ導かれるのである。』と信じられていた時代であった。キリスト教の社会では肉体的満足は精神の修養に対して障害であると考えられ，そんな身体観のなかでスポーツ・遊戯が重んじられることは無かったであろう。この間，7 世紀頃に生まれたイスラム教は異文化交流に柔軟で，中東地域を中心に広く地中海周辺に華やかな文明を形成して繁栄したが，身体観やスポーツについて詳しくは知られていない。

　15 ～ 16 世紀の頃は，ペスト・コレラなどの伝染病や飢餓のため多くの庶民が満足な治療も受けられずに命を落とした。当時，権力者であった教会や領主貴族は，庶民に対して威張っているくせに，伝染病や貧困対策では何もせず無力であることに対する庶民の不満や怒り，不信感がたまり，やがて宗教改革やルネッサンス（文芸復興・再生：ギリシャ・ローマの時代への回帰の動き）のうねりに結びついてゆく。人々が神や権力者に頼らず，今まで以上に自分自身で自身のことを考え・判断する新たな時代への流れが始まった。当時の芸術作品の変化のなかにルネサンス時代の身体観の大きな変化を伺うことができる。

②　近世以降の身体観

　現在のスポーツ・体育へつながる流れは主に 17 ～ 18 世紀以降からと考えられる。18 世紀頃に生まれた啓蒙思想によって，それまで人々を抑圧してきた伝統・迷信，腐敗した教会から民衆を解放し，自由な思想や知識を尊重し人間の理性にしたがって行動することができる時代が始まる。この動きは，イギリスに始まり，フランス，ドイツに波及してゆく。イギリスのジョン・ロックに始まり，フランスのボルテール，ルソーを経て革命が誘発し，ドイツのカントなどへ伝搬する。この頃から，人間は神の教えに頼って理想を与えられるのでは

なく，自らの意志で理想的な生き方とは何かを求める姿勢が芽生え始めた。それに伴い禁欲的時代の抑圧された身体観も徐々に明るい変化の兆しが現れる。

18世紀末のドイツでは，啓蒙期の哲学者でもあり，教育論においてルソーのエミールに強く感化されたといわれるバセドーが1784年に学校（汎愛学院）教育のなかに体育を組み入れた。翌1785年グーツムーツが別の汎愛学院の体育専任者に就任し，本格的に体育科教育を実践した。これが近代学校体育の本格的な始まりとされている。また，学校以外の場においても，産業革命以降の都市労働者の生活・労働環境悪化と健康対策が大きな課題とし浮上し，いくつかの健康体操や美容体操が発案されヨーロッパ中心に拡がってゆく。

③ ナショナリズムと体育

1789年，フランス革命により旧制度が打破され，近代市民社会の形成が始まるが，この民主主義とナショナリズムの高まりも各国の学校教育の発展を促進させ，体育教育の地位をも一段と押し上げることになる。革命後のヨーロッパでは，グーツムーツに学び，体育の重要性を説いたスウェーデンのリング（『スウェーデン体操：教育的・美的・軍隊的・医療的な4つの体操の創始者』）とドイツのヤーン（『ドイツ国民体育の父』）の体育が高く評価され，それぞれに発展し，ヨーロッパを中心に一斉を風靡した。ナポレオンの出現により革命後の混乱は一時期安定したが，彼の進軍は各地でナショナリズムを刺激したために，結果として，リングとヤーンの体育は，ともに国民の体力強化と軍隊強化が一体化した形で発展する結果となってしまい，両方ともその後の時代に弾圧され挫折に至る。その後，『ドイツ学校体操の父』といわれるシュピースによる体育の展開以後が現代体育への直接的な流れである。

④ パブリックスクールでの体育

19世紀イギリスでは，パブリックスクールでの教育のなかにスポーツが採用され成果を上げた。ラグビー校校長のトマス・アーノルド（校長在任期間1828～42）は，「従来の訓育主義を廃止して，青少年が没我的情熱を示すスポーツ活動を存分に教育の中に取り入れた。ここでは，教師の介入を極力抑え，生徒

自身の自主活動を重んじ，若者の人格陶冶の効果を上げようとした。教育活動として週に3回程度の団体種目を行う中で管理は彼等自身に一任し，様々な体験の意義を重視した。」先輩が後輩を指導しながら行われる課外活動のような形態であり，フェアプレイ（公正）やスポーツマンシップの精神文化が生まれ，現在に受け継がれている。スポーツを通じての身体鍛錬や人格陶冶は，当時，イギリスの将来を担う若者の人間教育として効果をあげ高く評価された。しかし一方で，植民地政策を推進し世界に帝国主義を拡大する若者を育てる貴族主義的教育との批判もあった。賛否はどうあれ，身体観からみれば，スポーツの教育的効果が認識された歴史的事実と評価できる。

▌「スポーツマンシップ」

　団結・協力，規則遵守，個人ではなく全体への忠誠・母校愛，公正・正々堂々，フェアプレイの精神・・・など，人格陶冶としてスポーツ活動で培われる要素。それらは教室ではなくグラウンドで経験を通して学ぶのがより効果的であるという考え方。パブリックスクールでの試みは高く評価され，その後全世界へ普及してゆく。これがきっかけで1860年代以降，多くのスポーツ競技団体が組織され交流試合が盛んになり，国際試合も開催されるようになり，19世紀末の近代オリンピック競技開催へ至る流れの1つとなった。

▌スポーツとは

　スポーツの語源は「気晴らし」「娯楽」「解放」「遊び」に由来し，「日常の労働やストレスから心身を解放し健康になることが本質」であり，単に競技で勝敗を争うことではないと理解されている。労働もスポーツも身体活動に違いは無いが，前者は生産的で，後者は非生産的という点で区別できる。ただし，語源的解釈だけで現在のスポーツ競技や選手の努力を否定するのは間違いである。そこにはメリットもデメリットもあるが，古代から勝負に勝って名誉や賞品を獲得するアスリートが存在していたし，現在も勝敗を競うスポーツが盛んである。競技で勝つために行う努力のなかにさまざまな教育効果と意義があり，全人教育の宝庫でもあることに否定の余地はない。教育とは，個人の能力や適

性を見出して伸ばしてやる作業であり，己の得意分野を努力して磨きあげて職業を得て生きることは人間の理想である。競技スポーツのなかにも多くの教育要素が内包されている。ただし，整理すべき課題もある。一例として，従来はプロとアマに分けてきた競技スポーツだが，頂点を目指すための方法や費用を確保しようとするとき両者間の境界線が不明瞭で，その在り様が検討課題とな

COLUMN　スポーツ禁止令

1365　国王エドワード３世，フットボールを禁止。〔イギリス〕

1365　国王シャルル５世，ジュ・ドゥ・ボームを禁止。〔フランス〕

1372　ロンドンでフットボール禁止。〔イギリス〕

1385　ロンドン司教，教会内でのファイブズを禁止。〔イギリス〕

1388　国王リチャード２世，職人・奉公人に武器携行，テニス，フットボール，石投げ，円盤投げ，九柱戯を禁止し，弓射を奨励。〔イギリス〕

1389　イングランド下層民のテニス禁止。〔イギリス〕

1397　パリの裁判官，日曜と祭日以外のジュ・ドゥ・ボームとスールを禁止。〔フランス〕

1401　国王ヘンリ４世，フットボールを禁止。〔イギリス〕

1410　国王ヘンリ４世，フットボール禁止令を再公布。〔イギリス〕

1412　ライプチヒの学生，武器携行を禁止される。〔ドイツ〕

1415　ハイデルベルクの学生，剣術を禁止される。〔ドイツ〕

大衆的なボールゲームと禁止令

　中世のイギリスの大衆的スポーツにフットボールがある。近代においては，パブリッククスクールなどの上流階級の間で盛んに行われた，イギリス紳士を育てるスポーツであるが，当初は大衆的な，時として大混乱を招く，荒々しいスポーツであった。相対した２つのチームがゴールをめざしてボールを蹴り運ぶ方法は近代同様であるが，都市の広場や街路で行われたため，家や壁を壊したり，乱闘による負傷者を生じるなど，しばしば問題を起こしていた。エドワード２世，３世，さらにリチャード２世らは，いずれも，治安を乱すという理由からフットボールを禁止している。国防に欠かせない弓術の練習をなおざりにしてフットボールに興じる国民に対し，くり返し禁止令が発せられるが，フットボール熱がさめることはなかった。

出所：近代体育スポーツ年表から抜粋。

っている。

　スポーツの解釈をめぐる議論は今後も続くだろうが，常に傍らに置きたいのは，スポーツマンシップ，フェアプレイの精神，ルールの遵守など，スポーツによって獲得した身体文化である。

⑤　日本の学校体育

　明治維新後，早く欧米諸国に追いつくために明治政府が広い分野にわたって先進諸国の文化・技術・人材を持ちこむ政策を迅速に進めた結果，日本は近代化に成功した。学校教育もそのなかの重要項目であった。学校教育のなかには「身体教育」が含まれており，これが今日の「体育」科目名となった。また，自らは体育の実践者ではないが，スコットランド出身の哲学者H・スペンサーの「知育・徳育・体育」の教育論は，ルソーの「自然教育」とともに明治初期の日本に大きな影響を残した。スペンサーの理念は，体育は身体自体を教育する科目であり，知育，徳育とは別物だが，教育のなかで同じく大切なので併行して実施すべきものという心身2元論的な解釈がなされた点で，現在の体育とは少し異なっている。

　その後，戦時下の日本においては，軍による統制が強く，教育の中にも影響力を及ぼし，体育科目も一時的に軍事教練に色濃く染まることになり，主に国防目的の集団実技・行進・身体鍛錬が行われた。第2次大戦後，米国民主教育が導入されるようになり，我が国の体育科目もその影響で「国防」から「健康」へ大きく変化した。当時，米国のプラグマティズムに影響を受けた教育観では「教育は経験の再構成」という考え方が中心にあったため，経験主義的思想は体育科目の中にも影響を及ぼし，現在の「身体活動を通しての教育」という理念が育った。すなわち，スポーツなどの身体活動の場には単に体の健康のみならず人格形成・人間教育にかかわる多くの資源が内包されており，実際の活動を通してそれらを広く深く体験させることが体育科目の使命と考えられるようになった。その実現のために，現在の学校体育の具体的な目的に主に4項目が挙げられる。

(1) 身体の発達

(2) 運動技術の発達

(3) 精神の発達

(4) 人間性・社会性の発達

　わが国の小・中・高校での体育科目としては，体の知識と健康，保健衛生の学習と，心身の発育発達に応じて体操・各種スポーツ・ゲーム・武道の実技種目が地域の状況に合わせて柔軟に実施されている。大学体育では，生涯にわたる健康維持のための基礎知識の講義と生涯スポーツ種目の実技が中心に実施されている。

（5）近代オリンピック誕生

　フランスのクーベルタン男爵[1]が1894年に近代オリンピック開催を提案したのは29歳のときである。2年後の1896年に第1回近代オリンピックがアテネで開催されたが，参加国13，競技参加者285名の小規模な国際競技大会であった。以来約120年の歴史を重ね，現在では世界最大のスポーツイベントになっている。その間戦争による中止や政治的問題での変則的開催も経験した。一方で平和の祭典としての役割も幾度か果たしてきた。開催中の停戦，分裂中の国の合同チーム結成，スポーツによるさまざまな人間交流などが過去にオリンピックの場を借りて実現したこともある。他方，最近では開催規模が過剰に拡大したことによる新たな問題も浮上して，さまざまな議論が巻き起こっている。

▋最近のオリンピックに関する諸問題

(1) 巨額の運営費用と巨大施設建設の問題

(2) 開催国決定にかかわる組織的問題

(3) アマチュアリズムの維持，プロアマ問題

(4) 従来からの国家主義，記録主義，勝利主義の問題

(5) ドーピング問題

クーベルタンのオリンピック精神

　近代オリンピックには当初から強く提唱されてきた2つの精神がある。

(1)　「勝つことより参加することに意義がある」の精神。

　　勝敗自体よりも，努力して戦うことにスポーツの人格陶冶の価値がある。

(2)　「平和の祭典」

　　スポーツによる国際交流の場を通じて世界平和に貢献する。

　クーベルタンは，「運動の目的は，健全な身体と精神の育成であり，スポーツは楽しむための遊戯である」とし，オリンピック精神のなかでは過度の勝利主義・記録主義・国家主義・物質主義（金・報酬）などに支配されない「健全なアマチュアリズム」の大切さを説いた。彼のスポーツ価値観の背景には，留学したイギリスのパブリックスクールでのスポーツ教育への高い評価と，その後のイギリスにおける近代スポーツの発展と世界へ拡がり行く時代があったと考えられる。

【注】

1）クーベルタン：1861〜1937，仏の男爵，ソルボンヌ大学卒業後，英国オクスフォードに留学し，パブリックスクールの改革者トマス・アーノルドを研究したことが国際大会の構想やオリンピック精神に影響していると考えられる。

第7章　健康と運動

第1節　運動の効用

（1）運動の効果

　運動は副作用のない健康薬である。もちろん，激しすぎる運動や体調が悪い場合の運動は健康を害することもあるが，適切に行えば理想的な健康法であることは間違いない。

▎主な健康的効果

(1)　代謝促進　適度の血流刺激で血管の細胞の若さを保つ（血管年齢改善）効果
　　　　　　　　血糖・血中脂質消費で血液サラサラ効果，血圧正常値効果

(2)　心肺機能増強　酸素・栄養運搬供給十分で細胞活き活き効果

(3)　脳，神経系刺激　末梢からの運動刺激で発育・発達促進・ホルモン系活性
　　　　　　　　運動機能持続で若さ維持，ケガ防止，安全効果，認知症予防効果

(4)　筋力強化　筋力・筋持久力増強，筋肉ポンプ作用強化で心臓負担軽減，筋
　　　　　　　　肉細胞による糖・脂肪の代謝促進で身体づくりと生活習慣病予
　　　　　　　　防，冷え性予防効果
　　　　　　　　肩こり・腰痛予防，ロコモティブシンドローム予防

(5)　骨強化　運動刺激と栄養摂取で子どもの骨強化，女性の骨粗鬆症予防効果。

(6)　免疫系強化　病気に対する抵抗力強化，ガン予防効果

(7)　精神的効果　規則正しい生活リズムは心身の健康促進，病気治療を助ける。
　　　　　　　　運動の楽しさ・気晴らしによってストレス解消，認知症予防

運動による脳・筋肉・内臓への血流促進や神経系へのほど良い刺激は，結果として身体的にも精神的にも良好な状態をもたらす。気持ち良い程度の運動を継続している時にはセロトニンやβ―エンドルフィンといういわゆる快楽物質が脳内に盛んに分泌されることが医学的にも証明されている。また，少しぐらい辛い運動でも，健康上有益とか目標達成意識などがあるとストレス以上に脳で充実感を覚える。したがって，極端な場合を除いて運動が害になることはない。運動中に多くなる活性酸素の有害性についても，健康な人の場合にはまったく問題ないことを日常のスポーツ活動が証明している。

（2）運動と年齢・性別

動作の指令は脳から手足へ送られるが，運動時には末端側（眼耳手足など）からの情報が逆に脳を刺激して血流を盛んにしてくれる。適度の運動は脳を常に健康に若く保つために大きな効果がある。子どもの遊びは体の発達ばかりでなく脳の発達をも促す効果があり，中高年以降の運動・スポーツには心身の若さの維持と認知症予防効果なども期待できる。

人間誰しも加齢と死は避けられない。運動に寿命延伸効果があるか否かは永遠に未解決であろうが，スポーツ習慣を持ち，活動的に生きることで高齢になっても身の回りのことは自身で行える体力（健康年齢）を持ち続けることが可能である。死の直前まで自立して「死ぬまで元気」な人生を送れる高齢者が増えれば，それだけ国民総医療費の節減と介護問題の軽減になり次代の若者の苦労の肩代わりにもなる。体育学の目的と意義がそこにある。

①　幼　少　期

この時期は体のなかで神経系機能の発達が特に盛んであり，10歳くらいまでに大人と同程度にまで発達する。したがって運動スキル能力の基礎を養成するのに適した時期である。また遊びのなかでのさまざまな刺激は体の発達だけでなく脳と心自体の発育・発達も促進する。同時に遊びによって体得するさまざまな動作はそのまま本人の運動系財産となり，将来のスポーツ学習や高齢になってからの危険回避行動に大いに役に立つ。しかし，まだ筋力や心肺機能の

発達期ではないので長時間の運動やウェイトトレーニングなどは不向きである。極端に重いものを持ち上げる運動は骨の成長に悪影響を及ぼすこともある。

② 青少年期

心肺機能や筋肉の発達が盛んな時期はウェイトトレーニングや持久力，瞬発力などのトレーニングに適している。個人差はあるが，体力的に優れている者であれば少しくらいの無理が利くのもこの年齢であり，運動・スポーツによって大いに心身の鍛錬をしてほしいものである。一旦身についたスキルは加齢で体力が低下してもあまり衰えることはない。逆に加齢のため体が固くなってからの運動学習では，効果が得られにくいのとケガの心配が大きくなる。生涯スポーツの観点からすると，若い頃に高いスキルを身につけることが望ましい。

ただし，この年頃のスポーツ選手では心と体の成長のバランスを崩す者もいるので，課外活動などの指導者には，留意した指導が望まれる。

③ 中高年期

中高年以降は体力の個人差が大きいので，体力に応じた運動が基本である。高齢者の場合は「体力低下 → 転倒 → ケガ → 入院 → 運動不足 → 寝たきり → 体力低下」の悪循環に要注意である。特に骨粗鬆と骨折が重なる場合には回復が遅く，場合によっては完治不可能となる。その上，入院中の運動不足が心肺機能や姿勢を保つための筋力低下の原因になり，寝たきり・介護者になるケースが多い。

高齢者の運動では安全対策が最も重要である。したがって準備運動に十分な時間をかけ，自分の体力を正しく把握し無理をしない運動量が基本である。特にいきなり強度を上げることはケガ・傷害の原因になる。十分なウォームアップ後ならば，年齢によるスキルの衰えは少ないので若者に負けないパフォーマンスも十分可能である。上手に行えば何歳までも若い頃の高い技術を楽しみながらスポーツを続けることができる。

④ 女　性

　女性は骨粗鬆症リスクが高く，高齢化に伴い骨折や要介護者の比率も男性より高くなる。女性ホルモンの関係で閉経後は誰でも骨量減少が顕著になるので，特に女性の場合は以下のごとく予防対策が大切である。

(1)　若い頃に骨量をできるだけ多くしておく。
(2)　日常の運動習慣で筋肉と骨の強さを保つ。

　また，女性では股関節の発達不良が原因の変形性股関節症も少なくなく，その予防のためにも子どもの頃の遊びや運動を通して骨格を鍛えることも大切である（図表7−1・2）。
　脊柱そく湾症は，頭部・両肩の重さを支えきれず脊柱骨が背中側に曲がってしまう中高年女性に多く，骨粗鬆症に加え頸部・胸部付近の筋力不足と姿勢の悪さが原因で脊柱骨の一部に圧迫骨折が発生した結果である。歩行中にバランスを崩して転倒しやすく危険でもある。また，腰部の筋肉不足は中高年以降の女性に多い尿漏れの原因の1つになる。また，運動で筋肉を使うことは，女性に多い冷え性対策として効果的である。痩せているのに糖尿病になる女性は筋肉不足で代謝が悪いことが原因の1つである。また，痩せ願望の強い女性の過激なダイエットはさまざまな疾患から命の危険性も起こす。胆汁濃縮による胆石などもできやすいという。

図表7−1　骨量の変化と女性ホルモン

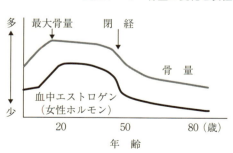

　骨量は20歳までに最大に達し，50歳までは男女とも緩やかに減少する。
　女性の場合は，閉経によって，骨の破壊を抑制していたエストロゲンの分泌が急激に低下すると，骨量も急激に減少する。

図表7-2　圧迫骨折の人と健康な人の比較

健康な人　　圧迫骨折を
　　　　　　起こした人

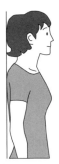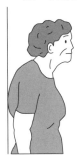

壁に背中を付けて，まっすぐに立つ。骨粗鬆症があると骨の内部がスカスカになり骨全体が変形する圧迫骨折になりやすい。頭が壁につかず前かがみ姿勢になりやすく，バランスも低下する。

COLUMN　サルコペニア（サルコ：筋肉，ペニア：減少の意味）

　1989年頃に米国で提唱された新しい病気の概念「サルコペニア」とは加齢や生活習慣などが原因で筋肉が急激に減少する状態をさす。したがって転倒・骨折を起こしやすく，治療後も回復が難しくなり，要介護に移行するリスクも高くなる。また，運動量が減り，感染症や骨粗鬆症リスクも高まり，同時に生活習慣病の悪化も促進させる。

　65歳以上から出現し，75歳頃から急に増えだし，85歳以上では70％程度の高齢者に症状がみられるという。65歳以下でも生活形態によっては予備群になってしまう人もいる。予防としては若い頃からの生活習慣が大切であり，治療としては，運動，食事，薬が基本。すでに海外では薬の開発が盛んである。

（3）有酸素運動の効果

　運動不足解消・健康管理のため，有酸素運動が推奨されているので，最近はウォーキング，スイミング，エアロビクス体操，ジョギングなどが盛んである。しかし，それだけが有酸素運動ではない。運動生理学的には，テニスやバドミントンなどのゲームやゴルフ（練習を含め）でも一定時間継続的に行うことで体内に酸素を取り込み，糖や脂肪を燃焼する運動はすべて有酸素運動である。

① ウォーキング

最近はメタボリックシンドロームの予防効果が認識されて愛好者が激増している。朝でも夜でも自分の生活に応じて実施すればよい。食後少し時間をおいてから行えば血中糖分や脂質の燃焼がより効果的になり，糖尿病や脂質異常症の改善効果が期待できる。

効果を高めるならスピードウォーキングが推奨される。背筋をやや伸ばした正しいS字カーブを維持しながらの姿勢で，大きめの歩幅で腕を大きく振りながら歩くと効果的。姿勢を良く保つと全身の血流が促進される。腰部に少しのひねりが起きる程度に股関節を大きく動かしヒザ関節もしっかり動かして踵から着地するようにすればさらに大きいエネルギー消費が期待できる。息は鼻から吸ってお腹まで入れて口から吐くのが呼吸の基本である。短く切るのではなく，なるべく細長く行う。吸う時間を吐く時間より短めにし，吐くタイミングで動作を行うと良い。ウォーキング中は2歩で吸って，吐くのに3〜4歩かけるくらいが良いであろう。

② ジョギング

日本では2,000万人もの人がジョギングを楽しんでいるという。ウォーキングよりきついが，その分血流速度が上がり血管内皮細胞への摩擦刺激効果が期待でき，その結果，血管年齢若返り効果が得られることも最近医学的に証明されている。

走動作中，着地の際に片足には体重の2〜3倍の負荷がかかる。それに耐えしっかりバランスをとることが必要なので，走ると筋力に加えバランス能力も強化される。可能ならばジョギングの方がお勧めである。

片足立ち体力テストの結果によれば，年齢とともにバランス能力も著しく低下することが知られている。ジョギングやスキー愛好家の中高年者は同年代のなかでは比較的高いバランス能力を維持している報告もある。バランス能力は転倒回避・安全能力に直結する大切な機能でもあるので，体力的に可能ならば走ることが理想的である。

図表7-3 血管の構造

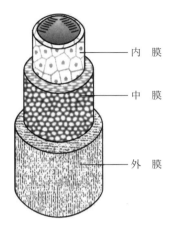

規則的なリズムの血流の摩擦効果で内膜が刺激されると「しなやか物質」の分泌が盛んになり，血管年齢も若返ることがわかってきた。

③ スイミング

スイミングの健康効果は周知されているので，利点・欠点を提示する。

▍利 点
- 水圧による心臓への負荷が大きいので心肺機能に対する運動効果が高い。
- 浮力で関節への負荷が軽減され太り気味の人，障害者の運動に活用しやすい。
- 水中では陸上でできない動作や姿勢が簡単になり運動の幅が広がる。
- 水の抵抗力のためにクイック動作が無いのでケガが少ない。

▍欠 点
- 施設運営費用が高額になり，都会以外では年間を通じてのプール使用が難しい。
- 都会のプールでは混雑して思うように泳げないことが多い。さらに遊泳禁止レーンやプールが増加しているのは泳ぐ側からすれば不便。
- 衛生管理や利用者のエチケット・マナーが悪いと不衛生になってしまう。

いずれにしても身近に施設が確保できる場合はスイミングも健康維持効果十

分である。

④ エアロビクスダンス・体操

音楽に乗ってリズミカルに身体を動かすダンス・体操・ジャズダンスも有酸素運動である。しかし健康のために愛好されるエアロビクスによる股関節やヒザ関節の障害が増加しているのも事実。原因の1つは「その場でのジャンプとランニングの繰り返し」が自然な走り・歩きに比べて身体へのダメージが大きいことである。上級者のような激しいエアロビクス運動を行う場合には先に十分な体力づくりが必要ではなかろうか。

⑤ ウインタースポーツの役割

雪国で生活する人の冬の運動不足は大変な健康問題である。「雪国では高齢者はひと冬ごとに老いてゆく」といわれる。春から秋までいくら頑張っても、結局、冬の運動不足によってひと冬ごとに体力の低下を招くことになる。ウィンタースポーツは雪国の生活を豊かにし、健康と若さを提供する重要な身体文化でもある。冬はウィンタースポーツを楽しみながら春を待ち、春から秋も運動を楽しみながら冬を待つ生活リズムが健康のみならず雪国の暮らし自体を豊かにする。

歩くスキーよりは滑るスキー・ボード・スケートの方が、身体のさまざまな機能を刺激する効果が期待できる。雪の上で若者と同じファッションで年を忘れてスポーツを楽しむだけで心身が若返り、認知症予防にもなる。

（4） スポーツ実施上の留意事項

運動を行うのに実施する時間帯や季節による効果の差はない。いつでも良いが、できれば習慣性を持つべきであろう。早朝は十分な準備体操で体を覚醒状態にすることが必要であり、食後なら少なくとも1時間はあけること。試合などの場合は4時間前に起床し、2時間前には食事を済ませるのが基本だろう。試合が長時間なら、炭水化物・脂肪の組み合わせ（バター餅など）メニューは開始と持続両方エネルギーの補給に便利である。

第7章　健康と運動　◎── 243

健康目的でスポーツ活動を安全に行うために，以下の事を知っておきたい。

①　メディカルチェック（既往症も含む）

運動不足や，運動から遠ざかっていた中高年の人は，事故防止・突然死（心臓病，腎臓病，高血圧，動脈硬化，血栓などが原因）の予防対策としてメディカルチェックを受診すべきである。専門のスポーツ内科が奨励されるが，身近な内科医でも可能。

②　ウォームアップ（体温38度程度の方が運動に適している）

高いパフォーマンス実現とスポーツ傷害予防（人体は運動用につくられていない）の2つの目的で運動前の準備は大切である。

- (1)　循環系　　無酸素，有酸素エネルギー産生回路の立ち上げ
- (2)　筋肉系　　筋温上昇・内部抵抗減少（ストレッチ），筋肉ポンプ作用（静脈還流）
- (3)　神経系　　興奮・伝達回路覚醒（ジャンプなど），ホルモン分泌（アドレナリン他）
- (4)　メンタルコンディション（モチベーション，集中力），イメージ形成

特に，関節の軟骨組織には血管が通っておらず，一度痛めると治りにくいので十分な屈伸運動によって軟骨組織を滑らかにすることが大切である。また，首は複雑な構造なので急激な動作を避けてゆっくり無理せずに行うべきである。運動が得意な人ほど，体への負担が大きい場合が多いので念入りな準備が必要である。

③　ストレッチ

ストレッチは，1959年J. Lラスボーン女史（米国リハビリ医）がインドのヨーガにヒントを得て考案し，著書『矯正体操』で発表し，世界的に普及したものである。実施上の基本は，伸展反射を起こさないように強い反動を使わずゆっくり筋と腱を伸ばすことで，静的と動的2つの方法がある。

(1) 目的・効果：ケガ予防と高いパフォーマンス達成のため

　　　　　　　ウォームアップ・・・筋温上昇，柔軟性（関節）向上

　　　　　　　クールダウン・・・疲労回復（乳酸処理促進）

(2) 方法：静的・・・一般的な方法（大きい筋から小さい筋へ，筋に意識を，呼吸
　　　　　　　は止めない）

　　　　　　動的・・・伸展反射を起こさない程度の強さで行うのが基本（同
　　　　　　　上）（少し強めのストレッチとして）

(3) 利点：①　筋繊維の伸展限界を越えないでできる

　　　　　　②　少ないエネルギー消費量で実施できる

　　　　　　③　筋肉痛（筋毛細血管のキズ）が起こらない

　　　　　＊最近の研究では，静的ストレッチのやりすぎは筋の弾力を低下
　　　　　　させ記録向上に結び付かないとする報告もある。

④　熱 中 症

体温調節機能の異常によって体温上昇と脱水の合併症状に陥る４つの病気，熱射病，熱疲労，熱失神，熱けいれんを総称して熱中症と呼んでいる。重篤な場合には多臓器不全から死に至ることがある。暑さと高湿度によって高齢者や子どもで発症リスクが高まり，若者の場合でも過激なスポーツ時には発症リスクが高くなる。

(1) 原因：高い湿度・・・発汗低下（多湿状態では，気温が低くても風通しが必要）

　　　　　高い温度・・・放熱低下（高温時のスポーツは要注意，35度以上はスポー
　　　　　　　ツ禁止）

(2) 対策（夏に発生しやすいが，気温がそれほど高くない時の発生には要注意）

　　　　　　温度と湿度・・・風通し対策が効果的

　　　　　　水分・ミネラル補給（塩分補給），適度な休息

　　　　　　スポーツウェアー対策（毛細管現象応用や新素材繊維による速乾性ウエ
　　　　　　アなど）

(3) 救急処置（特に熱射病での体温上昇，意識不明状態は急を要する）

　　①　至急に救急車を呼ぶ。

② その間，涼しい場所に移し，何かで扇いで冷やし，水分補給させる
（ミネラル含む）

⑤ 水分・ミネラル補給

運動時の水分補給は熱中症予防のためばかりではない。僅かな水分不足が循環機能の負担増大による血流・酸素不足，心臓負担増，脳機能低下，神経伝達機能低下を誘発し，結果的に体力ばかりでなくスキル低下など運動の全能力低下の原因となる。

図表7−4　発汗による水分損失と体調の関係（体重に対して）

1%減	のどの渇き（水分ミネラル補給のタイミング）
1.7〜3.3%減	血液濃縮　頭痛，だるさ
4%減	運動機能低下　血圧上昇
10%減	熱中症　発汗停止（死亡？）

補給のタイミングは基本的に20〜30分おきとされるが，種目に合った方法で行えばよい。量は100〜150ml／回，飲みすぎは運動低下の原因なので要注意。冷たいものは腸への到達が速いので，その分，吸収もスムーズとされている。

	運動中	運動後
軽スポーツ	水・茶 スポーツドリンク（冷） （市販を2倍に薄める）	水（腎機能予防） 寝る前のコップ1杯の水
激スポーツ	上記プラス果汁など （糖，ミネラル，ビタミン）	果糖，はちみつ 塩分（Na），野菜（K） 栄養，睡眠（成長ホルモン）

＊市民マラソン中に水分過剰摂取で体液が薄まり意識障害になるケースも散見される。水だけの過剰摂取も一方で危険ということ。

⑥ サプリメントの種類と機能

サプリメントの開発が進み，さまざまな機能を併せ持つ混合タイプが多くな

り製品の単純な分類は難しいが，基本的に以下のような機能が盛り込まれている。

(1) 電解質補給
神経伝達（Na, K），筋収縮（Ca, Mg），Fe（ヘモグロビン機能）などを補う。

(2) エネルギー補給
糖質補給（即効的な低分子のブドウ糖・果糖類に加工して製品化。疲労回復にも有効）

(3) 抗酸化機能強化（体内における酸化は疲労と考えられている）
活性酸素を抑えるために，β―カロチン（ビタミンA），ビタミンE，C，ポリフェノールを補給する。

(4) アミノ酸補給（たんぱく質の元になる必須アミノ酸を補給）
特に，バリン，ロイシン，イソロイシンというアミノ酸成分を加工した製品が中心。

⑦ 疲　　労
肉体疲労と精神疲労があり，肉体面はオーバーワーク，精神面の疲労はスランプとの関係で運動計画や指導者の注意が必要。

⑧ 回　　復
疲労の性質を正しく判断して適切な休息・栄養・リラクセーションによって回復を図る。

(1) 酸素負債，ATP－CrP系・・・数分～数十分（酸素補給で乳酸除去）

(2) グリコーゲン回復・・・数時間～数日（激運動後の栄養補給で2日程度）

(3) タンパク質再合成・・・数日（キズ修復・筋肥大，体力・体格発達）

(4) 慢性的疲労の回復・・・数日～数週間（身体，精神リラクセーション）

＊ 慢性疲労の場合は深刻なケースもある。しばらく休養を取り，場合によっては内科，心療内科などを受診する。

COLUMN　スポーツ頭部外傷

　「スポーツ頭部外傷」とは，スポーツ中に頭部に衝撃が加わり脳に損傷が起こることであり，単に頭部表面の傷から出血するようなケガのことではない。

　スポーツ時に受ける大きな衝撃によって頭蓋骨の中で脳がずれて表面の血管（架橋静脈）が引っ張られて小さな出血を起こすことがある。この状態で，再度脳に衝撃（セカンドインパクト）を受けると大出血して急性硬膜下血腫を起こしやすいのである。急性硬膜下血腫を起こすと脳と硬膜の間に血液が溜まり脳を圧迫するために死亡または重大な後遺症を残すことが多い。原因としては「脳しんとう」「外傷性くも膜下出血」「脳挫傷」などが多いと報告されている。

　スポーツ種目で特に多いのは柔道，ラグビー，アメリカンフットボール，スノーボードなどである。スポーツ中の脳しんとうでは頭痛を感じ，一時的に記憶を喪失することがある。稀に意識を失うこともあるが，一般的にすぐに回復するために従来はあまり重大なこととは認識されなかった。1回の脳しんとうで命に関わることは多くはないが，2回目以降は大出血の可能性が非常に高く，最近セカンドインパクトの怖さが分かってきた。

セカンドインパクト症候群

　1回目の脳しんとう後数日から数週間以内に再度衝撃を受けて大出血を起こすことをセカンドインパクト症候群というが，この場合は死亡率も30〜50％と高く，助かっても重い後遺症を残すことが多い。

　スポーツの指導者は，日頃から頭部外傷予防も当然ではあるが，選手が脳しんとうを起こした場合には最低24時間は目を離さず，頭痛などがあればすぐに脳神経外科を受診させるべきである。

スポーツ現場での診断基準

　脳しんとう症状が完全に治まるまでスポーツへの復帰は禁止である。症状の判断には国際診断基準が有効だが，基準に照らして回復を確認したとしても復帰の際には軽めの運動から徐々に始めるべきである。逆に脳損傷や症状がある場合は原則スポーツを中止して脳神経外科の医師の指示に従う。

スポーツの現場での診断基準

●自覚症状と記憶の異常

自覚症状	意識消失・痙攣・頭痛・頭部圧迫感・吐き気・嘔吐・めまい・ふらつき・混乱 など
記憶の異常	「今日の試合会場はどこか？」「今は（試合の）前半か，後半か？」などの質問に答えられない

(Pocket SCAT2)

自覚症状が1つでもあったり，質問に正しく答えられなかったりする場合は，脳しんとうが疑われるので直ちに競技をやめる。

●バランステスト

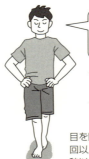

足を前後にそろえて立ち，目を閉じて20秒間保つ

・目を開ける，よろけるなどが6回以上
・5秒以上保持できない
(Pocket SCAT2)

目を開ける，よろけるなどが6回以上あるいは開始の姿勢を5秒以上保持できなければ，脳しんとうを疑う。

(チェックリスト：「今日の健康」2014. 10, p.102)

COLUMN　中高年の運動障害

肩甲骨・胸郭機能障害

　腕の運動は肩甲骨や肩関節の正しい動きによって支えられている。加齢や運動不足によって肩甲骨の可動範囲が低下すると腕の動作も不十分になり，そのために肘・肩に大きな負担がかかり，肘関節痛，肩関節周囲炎（五十肩）や腱盤断裂を起こすことがある。対策として，運動前の肩甲骨まで含めた準備運動が大切である。

足の中足骨疲労骨折

　ランニング中の足は，踵から着地して，アーチがたわみ，最後に指側で踏み蹴って行く動きをする。この際に中足骨部位に大きな負荷がかかり無理を繰り返すと疲労骨折を起こすことがある。オーバーユースが原因なので違和感を持ったら我慢せずに休養を取り，完治してから再開すべきである。衝撃と治癒を何度も繰り返すうちに骨の変形が起こることもある。予防としてはシューズの選択とインソールで衝撃緩和，運動前後のマッサージによる血流促進が効果的。

第7章 健康と運動 ◎── 249

> **アキレス腱付着部症とアキレス腱炎**
>
> 　運動の衝撃や加齢によって，アキレス腱と踵の骨が付着している部位に炎症が起きたり，アキレス腱のコラーゲン繊維が断裂と修復を繰り返すことで腱中央部が炎症を起こし太くなってくることがある。アキレス腱断裂のような1度の衝撃によるものではなく，小さな衝撃が繰り返すことでアキレス腱の質が徐々に低下し柔軟性が失われて炎症に至る。最初は押すと痛む程度だが，悪化すると階段の上がり下がりや走る際にも痛むようになる。軽い程度なら運動量を半分程度に軽減して治すことも可能だが，元々オーバーユースが原因なので痛む場合は無理せず休養が必要。消炎鎮痛薬や湿布が有効であり，症状が軽快したらストレッチや軽い運動から開始する。復帰を急ぐスポーツ選手などの場合は腱の移植手術も行う。予防には運動前のストレッチが効果的である。

第2節　運動の科学－1

（1）体をつくる元素

　ヒトは食物から栄養素を取り込み，体内で分解・合成を繰り返して生命活動に必要なエネルギー（異化）と体組織（血，骨，筋肉，ホルモンなど）構成物質の再合成（同化）を行っている。この営みを代謝という。最終的に利用されなかった残留物も排泄され微生物により分解され再び自然に戻る。いい換えれば，地球上のすべての生命活動がこのような物質の合成・分解で行われ，ヒトも元素循環の中の一部になっている。生物の体を構成する物質の多くは地球上で最もありふれて容易に得られやすい元素であることは，生物の個体数の増加に都合よく，質量が小さいことは軽い体をつくれて移動に都合がよいといえる。

　タンパク質，炭水化物，脂肪，ビタミン，ミネラルなどの5大栄養素を構成する主なものは，炭素，水素，酸素，窒素，硫黄，カルシウム，リンで，その他，必要な微量元素でさえも特に稀ではない数十種類の元素である。また，ヒトの生命活動はそれらの物質の一連の生化学的反応ということになる。ただし，ヒトの体内環境は，普通温度約36度（体温）・弱アルカリであり，実験室のように人工的な反応環境をつくることはできない。したがって穏やかな条件のな

図表7－5　人体を構成する主な元素

元　素	含量(%)	主な化合物・機能
O（酸　素）	63	糖質，脂質，タンパク質，水
C（炭　素）	20	糖質，脂質，タンパク質，核酸，炭酸
H（水　素）	9	糖質，脂質，タンパク質，水
N（窒　素）	5	タンパク質，核酸
Ca（カルシウム）	1.85	骨歯の無機化合物，筋肉縮
P（リ　ン）	1.0	核酸，糖質中間体，骨の無機化合物
K（カリウム）	0.35	細胞内液，神経伝達
S（硫　黄）	0.25	タンパク質
Na（ナトリウム）	0.15	細胞外液（血液，組織液），神経伝達
Cl（塩　素）	0.15	細胞内外液
Mg（マグネシウム）	0.05	細胞内外液，筋肉縮
Fe（鉄）	0.006	ヘモグロビン
Zn（亜　鉛）	0.003	骨歯，皮膚，味覚
Mn（マンガン）	0.0003	酵素の共同因子
Cu（銅）	0.0002	銅タンパク質

他に微量元素としてI, F, Co, Si, B, Al, Se, V, Cr, Mo, Ni, As,
Srがある。

図表7－6　人体を構成する
主な元素

元　素	含量(%)
O（酸　素）	47
Si（ケイ素）	28
Al（アルミニウム）	8
Fe（鉄）	5
Ca（カルシウム）	4
Na（ナトリウム）	3
K（カリウム）	3
その他	2

かで化学反応を進める手助けとしてさまざまな酵素，補酵素が沢山存在している。多くのビタミン類やミネラル類なども同様の働きを担っている。

（2）「エネルギーの貨幣」ATP

　体内でのエネルギー産生の中心的役割をするのが有機リン酸化合物であり，主なものはアデノシンにリン酸基（～$PO(OH)_2$）が結合したヌクレオチドの一種のアデノシン一リン酸（AMP），同一二リン酸（ADP），同一三リン酸（ATP）とクレアチンリン酸である。

　ATPは分子中に3個のリン酸基をもつ有機リン酸化合物であり～で示した部分が高エネルギー結合になっている。加水分解して～$PO(OH)_2$を1個ずつ放出するごとに順々にATP $\rightleftarrows$ ADP $\rightleftarrows$ AMPまで変化できるが，通常生体内では主にATP $\rightleftarrows$ ADPだけが起きている。ATPは体内広く分布しているが無限というわけではなく，運動によって減少し短い時間で枯渇する。エネルギー消費に伴ってATPがADPに変化し，運動すれば一時的ATP不足状態に陥ること

図表7－7　ヒトの細胞と小器官

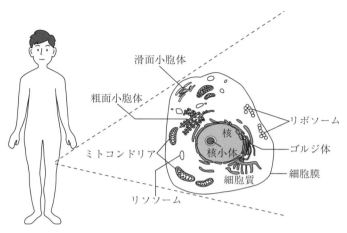

ATPもDNAもこの中で働いている。TCA回路はミトコンドリアの中。

がある。通常，体内でADPは利用できず，運動継続のためには再度ATPに戻してやる必要がある。その時体内で利用されるのが食物として摂取した栄養素（主に糖質・脂質）である。その際，炭水化物として摂取したブドウ糖分解過程からは沢山のATPを再合成するエネルギーが得られる。

　すなわち「ATPを使って運動（筋収縮）をする。運動するとATPが消費される。無くなったら働いて（食物を燃焼して）ATPをつくる。ATPが貯まったら，また運動ができる。」というサイクルのなかでお金のような役割に例えられるので「エネルギーの貨幣」と呼ばれている。

　ATPが加水分解してリン酸基が1個とれるときには7～8kcalの化学的エネルギーを放出する。身体運動とは，ATPの結合エネルギーが化学的エネルギーに変換され，さらに筋収縮という機械的エネルギーに変換される現象である。ただし，ATPは運動だけでなく，広く生命活動エネルギー全般に使われる化合物でもある。

図表7-8　ATPの化学構造式

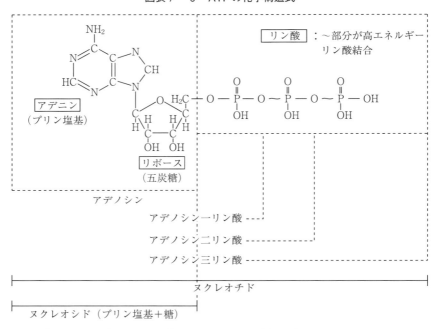

リン酸と糖分子と塩基からなる構成はDNAやRNA（遺伝子）の構造と類似している。

ATPからリン酸基が離れやすい化学的理由

① ATPの状態よりもADP，～PO(OH)$_2$のほうが共鳴構造の数が多く安定構造を形成できるからATPの分解反応は進みやすい。

② 立体構造的に－P－O－P－O－P－鎖は静電的反発で結合が切れやすい。

生体内の共役反応系

　体内の化学反応は，穏やかな体内環境下でいくつかの反応が連携（共役）して進行する複雑な経路をもっている。そのなかには単独で進行できる反応（発エルゴン反応）と単独では進行できない反応（吸エルゴン反応）があるが，後者は他と共役することで相手からエネルギー供給を受けて自ら反応を進行させ，結

果的に全体の化学反応が進行できるようになる。

(3) 食物と代謝経路

食物は胃・腸で吸収され，門脈を経て肝臓に運ばれ，化学工場と呼ばれる肝臓で分解・合成されて，血液によって体中の各組織に運ばれ，さらに細胞のなかで処理される。異なる食物でも分解すればC，H，O，N，S・・・など共通する元素に戻る。代謝とは，結合して食物となっていた物質を分解してそのエネルギーを取り出すことといえる。糖質から完全にエネルギーを取り出せれば（完全燃焼），最終的に二酸化炭素と水になる。

体内でエネルギー源として使われるのは主に糖質と脂質である。通常糖質が先に利用され，不足してくると脂質も動員される。脂質は基本的に貯蔵という性質をもっているので糖質より後に利用される。タンパク質は主に身体構成物質だが状況によってエネルギー源にもなる。極端なダイエットや飢餓状態では生命維持のエネルギーをつくるために筋肉や骨までも分解することもある。

糖質は体内の共通代謝経路と呼ばれるシステムで処理される。貯蔵型のグリ

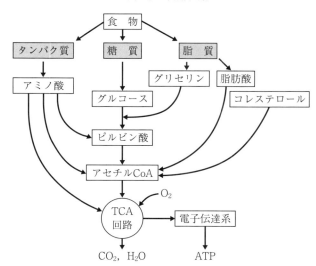

図表7－9　主な栄養素の代謝経路

コーゲンと血中グルコースとして取り込まれた糖質は，無酸素・有酸素的な一連の経路のなかで処理される。無酸素過程から連続的に有酸素過程に導かれる場合は，中間生成物のピルビン酸を経て一旦アセチルCoAという形につくりかえられてからミトコンドリアのTCA回路に送られる。ミトコンドリアでは送られてきた酸素によって有酸素的に処理される。TCA回路のなかには水素伝達系，電子伝達系，チトクローム系とよばれる一連の処理システムがあり，そこで基質（中間生成物）は少しずつ酸化処理され，最終的に二酸化炭素と水になり体外に排泄される。またそれらからのエネルギーを利用して酸化的リン酸化反応を行ってATPを再合成する。酸素は，ヘモグロビンによって運ばれミトコンドリアに取り込まれて酸化反応系で利用されるが，利用された正味の酸素量を内呼吸といい，肺での酸素取り込みを外呼吸という。

　また，激しい運動でTCA回路でスムースに処理しきれない場合，糖質はピルビン酸まで分解された後，一部はミトコンドリアには取り込まれずに細胞質内経路で無酸素的に不完全燃焼して乳酸になる。その乳酸は血中に出て電離して水素イオンを発生し体内の酸性化（アシドーシス）を促進し疲労の原因になる。

　脂肪が使われる場合は，β－酸化という特殊な処理を受けてからアセチルCoAを経て共通代謝経路に取り込まれ，TCA回路に取り込まれて有酸素経路のみで処理される。

図表7－10　共通代謝経路：この経路の解明の経過自体が生化学の歴史でもある。

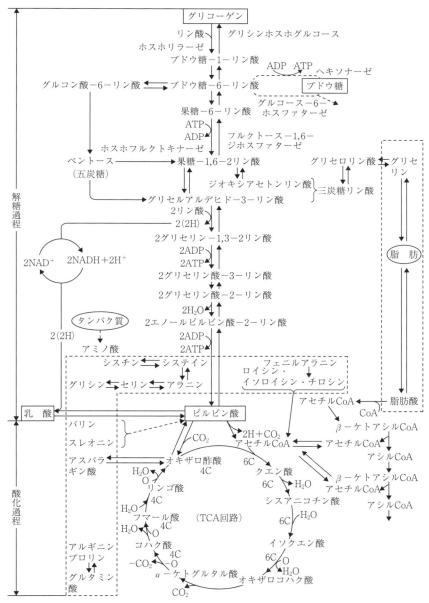

図表7-11　グルコースの代謝

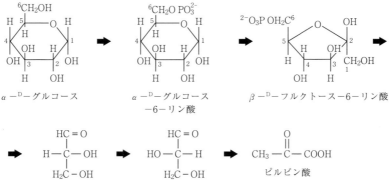

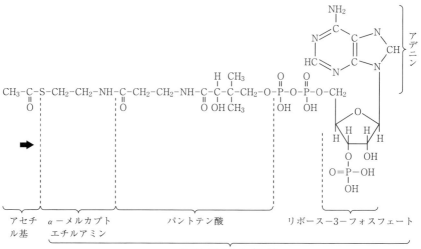

グルコースが代謝経過のなかで少しずつ分解されて，小さな分子にされピルビン酸まで変化する。その後アセチル基を運ぶアセチルコエンザイムA（CoA）と結合してはじめて酵素活性となりTCA回路に取り込まれていく。

第7章　健康と運動　◎―― 257

COLUMN　ヒトのエネルギー効率は

　グルコース１モルから取り出せるエネルギーをATPの数に変換して実験室と体内
で比較すると，ヒトのエネルギー効率が推察できる。一般の機械の効率が20％程度
だとすると，人間は効率の良いマシーンともいえる。

a) グルコース１モルを完全燃焼したときに放出されるエネルギー

$$C_6H_{12}O_6 + 6O_2 \rightarrow 6CO_2 + 6H_2O + \boxed{686キロカロリー}$$

b) グルコース１モルからできるATPの数（酸素のある場合）

解糖系	2
TCA回路	2
電子伝達系	34
	38

エネルギー利用率
$$= \left(7 \times \frac{38}{686}\right) \times 100$$
$$= 38.8\%$$

（4）エネルギー産生と運動の分類

　筋収縮の直接のエネルギー源はATPであるが，体内に貯蔵できるATP量は
きわめて少なく，運動継続時間としては数秒程度である。したがって通常の運
動を遂行するにはATPを消費する一方で絶えずATPを再合成しなければなら
ない。そのための仕組みとして体内には，クレアチンリン酸系と無酸素（解糖）
系と有酸素（酸化）系の３タイプの機能が備わっている（図表7-12）。

　クレアチンリン酸は体内のATP変動に敏感で，ATPを一定に保つように働
く機能を持ち，運動中や開始直後などでATPが急激に減少するような場合に
は自らがクレアチンとリン酸に分解してATP再合成のために働く。クレアチ
ンとリン酸の一部はATPにより再びクレアチンリン酸に再合成され，その他
は尿として処理される。クレアチンは筋肉細胞内にATPの３倍程度含まれて
いる。このプロセスは乳酸がつくられないので無酸素系非乳酸性運動とよばれ，
持続時間は10数秒が限度と考えられている。

　共通代謝経路では，無酸素系でATPがいくつかつくられ，いくつか使われ
トータルで２モル得られ，有酸素系で酸化を繰り返すなかで合計36モル供給

図表7−12　運動エネルギー産生過程略図

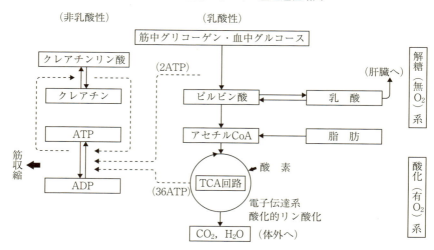

される。したがって，ブドウ糖1モルからは合計で38モルのATPが得られる。

　ATPの数だけから判断すると酸化系の働きが大きく見えるが，それは有酸素系運動の場合のことである。運動強度が増すにつれて乳酸をつくる無酸素系の役割が重要になる。運動が激しくない時，糖質は無酸素系処理を通過して順調にTCA回路の酸化過程に送られるが，激しい運動の場合にはTCA回路の処理能力を超える速さでATP供給が要求され有酸素系回路のみでは対応できなくなる。体内ではその分をピルビン酸から乳酸をつくる無酸素経路で対応することになる。乳酸を細胞外（血液中）に放出することが可能なので激しい運動でも多少の時間は継続可能である。この場合には筋肉量の多い人が有利といえる。

　ただし，乳酸は分解して水素イオンを発生し体内の酸性度を増し酵素反応に影響を及ぼす。結果的に肝臓のグリコーゲン分泌が抑制され，糖質利用が低下するので最終的には乳酸性限界に到達し運動不能になる。血中含有乳酸値が安静時の約10倍（0.3％）以上になると運動不能になり，筋収縮がにぶくなったり痛みを感じたり，極度の疲労状態に陥る。生成した乳酸の約80％は肝臓に戻され再処理（糖新生）され，残り20％は運動終了後に再びピルビン酸を経てTCA回路に取り込まれて処理される。したがって，激しい運動の直後はすぐ

図表7-13 軽めの運動と激しい運動に対するエネルギー産生の比較

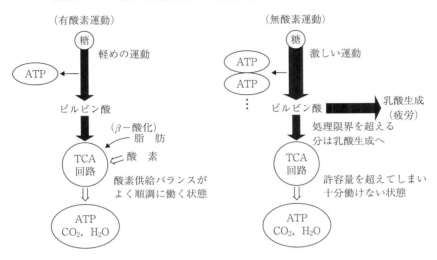

に運動を停止せずに軽めの運動で体内に十分酸素を供給することが疲労回復に効果的といえる。

　有酸素運動でも開始後20～30分からは主なエネルギー源が糖質から脂質に移行する。軽めのジョギングやスイミングなどでも長時間継続することで体内の脂肪燃焼が十分期待できるので有酸素運動が健康のために推奨されている。ただし、実際には有酸素運動でも無限には持続せず、疲労蓄積や運動初期の酸素不足などの影響もあり限界がある。

(5) 運動と酸素

　呼吸とは、肺のガス交換によって外界の空気から酸素を取り込み炭酸ガスを排泄（外呼吸）する作業と血中ヘモグロビンによって細胞内に運ばれた酸素が行う一連の酸化反応（内呼吸）を合せた作業のことである（図表7-14）。そして運動で消費した酸素量（酸素摂取量）とは、細胞のミトコンドリア内での酸化反応に使われた正味の酸素量のことである。酸素摂取能力は、体内の呼吸・循環・処理などのさまざまな因子により制限を受けるが、スポーツマンの有酸素

図表7－14　外呼吸と内呼吸

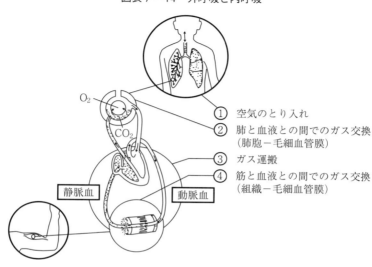

① 空気のとり入れ
② 肺と血液との間でのガス交換（肺胞－毛細血管膜）
③ ガス運搬
④ 筋と血液との間でのガス交換（組織－毛細血管膜）

能力に結び付く重要機能である。

運動中の酸素取り込み

　運動を開始すると，直後から体内への酸素取り込み量が急増する（図表7－15）。この時スポーツマン自身は酸素不足による少しの苦しさを感じながら頑張る状態が続く。強度が比較的高くない運動の場合には，ある状態（死点）を通過すると酸素の摂取量と需要量のバランスがとれた定常状態（セカンドウインド）に到達する。このような状態が形成される運動強度では長時間の運動が可能になる。運動強度が高い場合にはセカンドウインドは形成されず，酸素不足により乳酸が形成され短時間で限界に到達（オールアウト）する。運動停止と同時に運動自体に使われる酸素は不要になるが，しばらくは激しい呼吸状態が続く。体内を完全に元の状態に回復するまでにはさらに酸素摂取を継続する必要があり，酸素負債は停止後すぐに解消されずさらに時間が必要となる。
　図のA部分の酸素不足分は，クレアチンリン酸系と無酸素的な乳酸形成による初期の対応と少し遅れて始まる酸化反応に伴う酸素利用の応答遅延部分と考

図表7-15 運動中の酸素摂取量

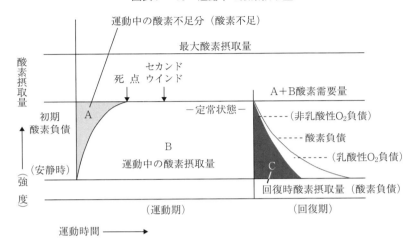

出所：高井茂編著『概説健康スポーツ科学』八千代出版社，2011年，p.33。

えられる。Ｃ部分の酸素負債は運動中の不足分酸素の取り込みであるが，そのなかには運動後に乳酸を再酸化するための酸素分も含まれる。

　スポーツマンが自分の快適なペースで走っているときにある種の爽快感を感じ，いつまでも走り続けられるような状態を体験することがある。このとき脳内ではβエンドルフィンというモルヒネ系の物質の分泌が盛んになっていることがわかっている。この状態をランナーズハイ，またはランニング中毒とも呼ぶ。うつ病の治療への実用化が期待されている。

　酸素摂取量は運動のために体内で消費された酸素量のトータル量として次式で表される。

　　酸素摂取量 ＝ 心拍出量（ﾘｯﾄﾙ／分）× 動静脈血中酸素含有較差（％）

　＜影響する主な因子＞
　　① 心拍出量（心拍数 × 一回拍出量）
　　② 拍動量（心拍出量 ÷ 心拍数）

③　心拍数

④　動静脈血中酸素含有較差

⑤　血　圧

⑥　肺胞におけるガス交換能

⑦　筋細胞におけるガス交換能

⑧　ヘモグロビン－酸素解離能

⑨　血液性状（粘性・イオン状態などの化学的性状）

⑩　組織への血流速度

　筋細胞に出入りする血中酸素の含有量の差が正味の酸素量に相当し，その最大酸素摂取量は持久力の指標として使われる。酸素摂取量に影響を与える因子は複雑で，しかもこのなかのいずれか１つが限界に到達してしまえば，他の因子に余裕があっても全体としての限界点になってしまう。したがって，最初に限界になる制限因子を特定して鍛えることがトレーニングの重要ポイントであるといえるのだが，現実には具体的な因子をみつけだすことが難しい。

（6）有酸素トレーニング

　一般的に有酸素トレーニングには大きく３パターンある。レペティショントレーニングは運動と運動の間に完全休息をおくことで１回ごとに全力を出し切るようにして何セットか実施する方法。インターバルトレーニングは運動と運動の間を不完全休息でつなぎ意図的に心臓に大きな負荷を課す方法で，特に心臓機能向上を期待できる。持続的トレーニングでは長時間一定強度で行うことによって呼吸循環系全体の連携と効率の向上が期待される。繰り返しによるスキルアップと動作の効率化（省エネ）もプラスされて結果的に有酸素能力（持久力）向上が期待でき，ジョギングや水泳などではこれらのトレーニングがよく用いられる。

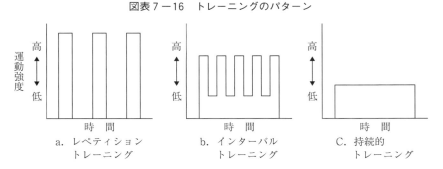

図表7－16　トレーニングのパターン

効果がそれぞれ異なるので目的を明確にして実施する。

（7）運動と心臓

　運動時はカテコールアミン（アドレナリン，ノルアドレナリン）の分泌が亢進されて心臓の活動が活発になる。開始直後には，まず拍動量（1回あたりの拍出量）が増加して血流量を増やし，拍動量が一定になる頃から心拍数が増加して全拍出量が増加する。鍛錬されたスポーツマンでは心臓の筋肉自体の発達による肥大化がしばしば起こり，1回あたりの拍出量も増大し，普通の人よりも少ない心拍数でも大量の血液を送り出せるようになる。しかも最大心拍数の方が下がることも無い。したがって，運動時にはきわめて高い循環系能力を発揮し，平常時の心拍数が50回／分以下になることも稀ではない。鍛えて健康的に発達した心臓がスポーツ心臓であり，高血圧や心臓病が原因での心筋肥大とはまったく別ものである。ただし，トレーニングは可逆的変化であるから運動を止めれば元の心臓に戻る。

（8）筋肉の構造

　ヒトの筋肉は心筋，平滑筋（内臓などを形成），骨格筋の3つに分けられる。平滑筋は自律神経支配を受け意志によってコントロールできないので不随意筋ともいう。骨格筋は運動神経支配下にあり意志によりコントロールできるので随意筋ともいう。運動は主に骨格筋によって行われる。

　骨格筋は筋繊維が束になったもので，骨格に筋頭・筋尾が付着した状態で収

縮することで張力を発生する。骨格筋の筋繊維の太さは直径50〜100μmであり，横紋がみられるのが特徴であることから横紋筋とも呼ばれる。筋線維は多くの筋原繊維という細い線維（直径1μm）の束であり筋電子顕微鏡では明るい部分と暗い部分とに分かれてみえる。複屈折の強い方が暗い部分のA帯であり，弱い方が明るい部分のI帯である。I帯の中央部にあるZ線は電子密度の高い部分，H域は暗帯のなかにあってわずかに明るくみえる部分である。さらに図表7－17Eのように筋原繊維は太いフィラメントと細いフィラメントとが交互に重なり合うように配列している。太いフィラメントはミオシン分子を主成

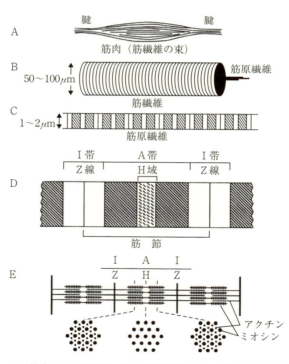

図表7－17　骨格筋の構造

A：筋肉，B：筋繊維，C：筋原繊維，D：筋節各部の名称
E：筋節におけるフィラメントの配置とその横断面。

出所：高井，前掲書，p.39。

図表7-18 筋節の長さと発生張力の関係

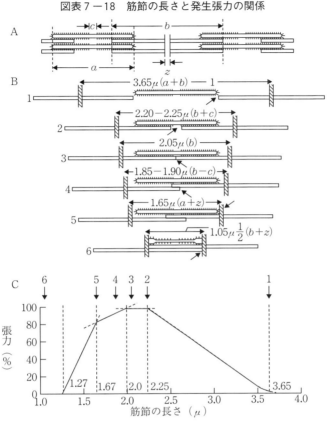

出所：高井，前掲書，p.40。

分としており，細いフィラメントはアクチン分子を主成分としたたんぱく質の化合物である。フィラメントが重なり合っている部分が暗帯であり，そうでない部分が明帯である。筋収縮はフィラメント自体の長さを変えないで重なり具合の変化によって筋が収縮し張力が生まれるという現象である。すなわちA帯の幅は変化せずⅠ帯の幅だけが狭くなる。これが筋収縮に関する「すべり学説」である。

図表7-19　アクチン，トロポニン，トポミオシン模型図

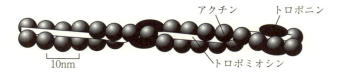

出所：髙井，前掲書，p.41。

図表7-20　筋細胞の興奮と収縮の模式図

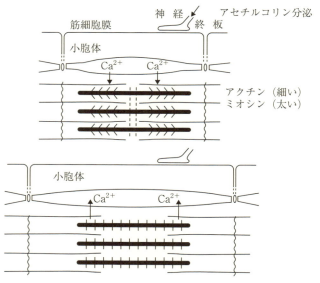

出所：髙井，前掲書，p.42。

（9）命令の伝達と筋収縮メカニズム

　脳からの命令が届くとそれを受けて筋が収縮をする。随意的部分と反射的部分に分けられるが，いずれも神経細胞内を興奮という形で電気的な信号が伝達されてくる現象である。

　弛緩状態では筋線維中のタンパク分子のトロポニンとトロポミオシンがアクチンとミオシンが接近し重なり合うのを妨げるように作用している（図表7-19）。信号が遠心神経を伝達して神経筋接合部にある運動終板に届くと，そこ

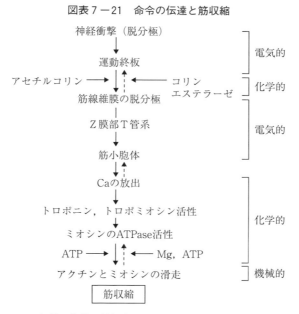

図表7-21 命令の伝達と筋収縮

出所：高井，前掲書，p.42。

で神経伝達物質であるアセチルコリンという化学物質が放出され，これが筋細胞膜において活動電位を発生させる。すると筋小胞体からカルシウムイオンが放出される（図表7-20）。カルシウムイオンはトロポニンを不活性化させる作用をする。しかも，そこでミオシンのATPase（分解酵素）がカルシウムイオンによって活性化しATPを分解してエネルギーを生み出し，そのエネルギーを受けてアクチンとミオシンの重なり合いが起こるのが筋収縮で，これが化学的エネルギーから機械的エネルギーへの変換である。刺激が去るとカルシウムイオンは再び小胞体系にもどり，ATPase作用が消えて元の弛緩状態にもどる。このときにはMg－ATPが関与している（図表7-21）。

(10) 筋の神経支配と運動単位

筋繊維は多数のニューロンと連絡しており（図表7-22），そのうちの1本のニューロンによって支配される筋繊維群をひとつの運動単位という。1本のニ

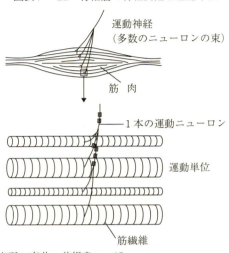

図表7－22　骨格筋の神経支配と運動単位

出所：高井，前掲書，p.42。

ューロンが多くの筋繊維に連絡していれば1つの興奮が多くの筋繊維を活動させることができる。舌の動きは数本の運動ニューロン支配しか受けない単純なものであるが，手・足の運動などは1本のニューロンが150本以上もの筋繊維と連絡して大きな力を発揮できる。

運動は脳支配で成り立ち，脳皮質の興奮レベルによって収縮に動員される運動単位の数が違ってくる。興奮レベルが高いほど多くの運動単位が動員され，多くの筋線維が活動して大きな力が発揮される。

ヒトの筋力の大きさは一般的に次式であらわされる。

　　　筋力 ＝ 筋単位断面積あたりの筋力 × 筋総断面積

式からは断面積が大きいほど筋力は大きく，筋全体が太いほど大きい筋力が発揮できることがわかる。ただし，単位断面積あたりの筋の強さは筋のタイプによっても異なる。また，脳の興奮や集中力によっても発揮する筋力の大きさは変わる。腕相撲で細い腕の人が太い腕の人に勝てるのは，興奮や集中力の違いによって動員される筋肉の質量の違いと考えられる。

（11）筋の形態と生化学的分類

　バイオプシー法により筋を化学処理すると酵素活性度などの違いが染色度の差になって現れ，タイプの異なる筋繊維の分類が容易になる。それによって白筋と赤筋に分類したのが図表7－23である。遅筋はミオグロビンを多く含むために赤く見えるので赤筋，速筋はそれが少なく白っぽく見えるので白筋とよんでいる。ミオグロビンは血中でのヘモグロビンと同じく筋肉中の酸素運搬の働きをする。無酸素的に活動する速筋はグリコーゲンの供給と乳酸放出のための経路としての血管があればよいから，赤筋ほどに毛細血管網が発達していない。また，速筋にはクレアチンリン酸や無酸素（解糖）系において作用する酵素が多く含まれるが，遅筋には有酸素（酸化）系で作用する酵素が多く含まれる。

　電気刺激に対する筋収縮特性からみると筋は3タイプに分類ができる（図表7－24）。短収縮時間が長く疲労耐久性が高いS（slow twitch）と短収縮時間が短いFF（fast twitch, fatigable），FR（fast twitch, fatigue resistant）分けられるが，FRはFFに比べると耐久性が高くなっている分，異なる性質を備えているといえる。これはトレーニングによる速筋の耐久性向上の可能性を示唆している。

　その他，化学的組成，酵素活性などの違いによる分類も可能である。有酸素

図表7－23　「白」「赤」筋肉の形態的・生化学的・機能的比較

「白」筋繊維 ◀─── 筋力トレーニング 持久的トレーニング ───▶		「赤」筋繊維
繊維羽状構造	組織学的構造	繊維状構造
少ない	筋形質	多い
多い	アクチン──ミオシン	少ない
少ない	ミトコンドリア	多い
解糖（作用）的	酵素	酸化的
少ない	ミオグロビン	多い
多い	クレアチンリン酸	少ない
大きい	電気的興奮性	小さい
速い	興奮伝導性	遅い
速く・力強い	機能	遅く・持久的

出所：多くの研究報告のまとめ。

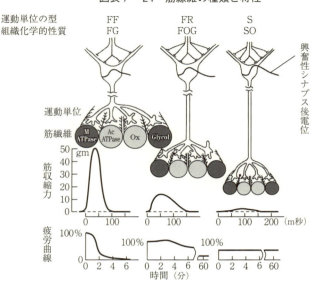

図表7-24 筋線維の種類と特性

FF：速い収縮で疲労しやすい，FR：速い収縮で疲労しにくい，S：遅い収縮，
FG：速い収縮で解糖，FOG：速い収縮で酸化と解糖，SO：遅い収縮で酸化。
出所：高井，前掲書，p.45。

的条件下で働き，収縮速度は遅い（遅筋）が疲労耐性の高いSO（slow twitch oxidative）と無酸素的条件下で働き，筋出力が大きいが疲労しやすいFG（fast twitch glycolic fiber）と同じ無酸素系でも耐久性の高い中間的なFOG（fast twitch oxidative glycolic fiber）に分けられる。

遺伝・性差

速筋，遅筋線維の数の比率には性差がなく男女ほぼ1対1であるが，個人差は大きい。優れた長距離選手では遅筋線維の比率が高く，無酸素系の短距離選手では速筋線維の比率が高いことが知られている。

双生児を被験者にした多くの実験からは，筋肉の生化学的成分は遺伝的要素によって強く支配されていることが示唆されている。したがって筋肉の質的な部分がトレーニングによって変化する可能性はきわめて低いといわれている。

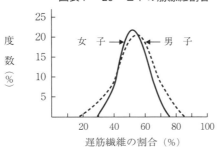

図表7－25　ヒトの筋線維割合

遅筋と速筋繊維の割合が50％ずつを示す人が最も多いことを示している。一方、どちらかに偏った組成を示す者も見られる。

出所：高井，前掲書，p.45。

すなわちトレーニングによって遅筋が速筋に変化するとか，それぞれの筋繊維数が増加するような変化はないとされている。しかし，速筋を鍛えれば速筋が発達したり肥大化したりして，結果的にその線維の断面積が増大して全体のなかの比が多少変わることはありうること。持久性トレーニングによって遅筋が，無酸素系の瞬発的トレーニングによっては速筋が主に発達するが，瞬発的トレーニングの繰り返しや長期間の継続によって速筋が鍛えられ疲労耐性の高い中間筋的方向に改善される可能性もあると考えられている。

(12) 種目に応じた筋力強化

　スポーツにおける筋力はその種目に応じた形で発達させなければ高いパフォーマンスに結びつかず，意味が無い。短時間でもよいから大きい力（最大筋力）が必要な種目，逆に小さくてもよいから長時間持続する筋力（持久筋力）が必要な種目では求める筋力が違っている。同じく静的状態での筋力や動きのなかでの筋力が必要な種目の違いもある。さらにスピードと一体化させた筋力（瞬発力，パワー）が必要な種目もあれば，同じ一体化でも小さい筋力でスピードと持続力とが必要な種目もある。

　トレーニングの第一の基本は総合的体力の養成であるが，それを前提として選手の体力，技能レベルを考慮した基本的な筋力トレーニングとそれぞれの種

目特性に応じた実践的筋力トレーニングを併用して実施するべきである。加えて，バランスの良い筋力はスポーツ傷害予防としても有効である。

（13）筋力発揮様式とトレーニング

　筋力は運動負荷のかけ方や部位の違いに応じてそれに適応するように発達する。筋の張力発揮様式は基本的に等尺性，短縮性，伸張性の3通りであるが，トレーニングの方法としては「伸張―短縮の組み合わせ」を加えて4通りある（図表7－26）。

　また発揮できる力の大きさは実験的には伸張性が大きく，等尺性，短縮性の順で小さくなる（図表7－27）。等尺性で行うアイソメトリックトレーニングは手軽さや種目に応じた姿勢で行えるメリットがあるが，正しく行わないと十分な効果を期待できない。アイソトニックには伸縮性や伸張性の2パターンがあり，バーベルなどを使って行うのが最も一般的である。重さを大きくすれば最大筋力の強化になり，軽くしてスピードを速めればパワー強化，また回数を多くすれば筋持久力の強化が期待できる。選手レベルや実施の目的に応じて，

図表7－26　筋活動様式別に見たトレーニングの分類

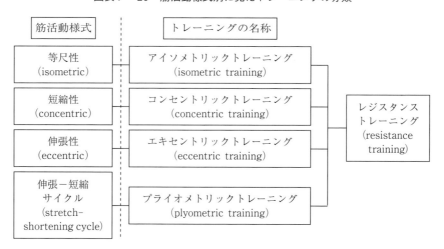

出所：トレーニング科学研究会編『レジスタンストレーニング』朝倉書店，1996年。

図表7－27　筋の収縮様式と力の大きさ

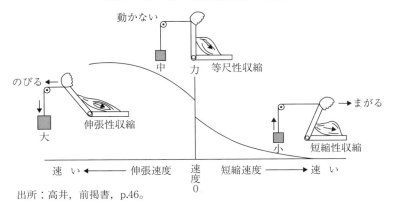

出所：髙井，前掲書，p.46。

負荷の大きさ・時間・反復回数・セット数を考慮したトレーニングを行えばよいが，反動に頼らないで行うのが基本とされている。

マシーントレーニングではさまざまな目的に応じた大きな負荷量を正確に安全に準備できるのがメリットである。また，不必要な反動・加速を抑えた動作も可能であり大きなトレーニング効果が期待できるが，場所が限定されることや高価であるというデメリットもある。

(14) トレーニング効果

トレーニング効果は神経系と筋自体の発達の2面で現れる。トレーニングの初期段階では運動の意識・集中力の高まりによる脳の興奮レベル向上の形での効果が現れ，それによって運動に動員される筋線維の数が増加する。次いで一定のトレーニング期間後からは筋たんぱく質合成増大による筋線維の肥大化が起こる。この筋肥大化は筋の活動様式とも関係している。

＜筋トレの効果の2要素＞（図表7－28, 29）
(1) 量的向上として筋繊維の肥大化
(2) 質的向上として運動に参加する筋線維数の増大

これ以外にもトレーニングは筋の化学的組成や成分比率などの変化を促すこ

図表7-28　筋力トレーニング効果のメカニズム

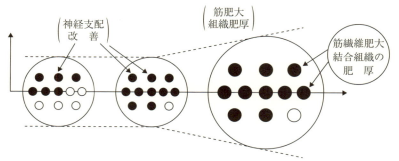

最初に筋肉内神経支配の発達，次いで筋の肥大が起こる
●：収縮繊維，○：弛緩繊維

出所：高井，前掲書，p.47。

図表7-29　筋肥大における短縮性，伸張性のトレーニング効果

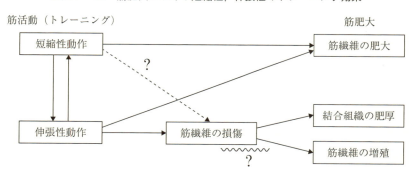

出所：トレーニング科学研究会編，前掲書，p.30。

とを示唆する報告も近年は少なくない。

　伸張性動作のほうが短縮性動作よりも大きな負荷がかけられ効果も大きいという報告もある。すなわち，強い伸張性の負荷によって筋損傷をつくる方が運動後の栄養・休息による筋たんぱく質合成により効果的に結び付けられ，筋は多めに回復する（超回復）というのである。また，睡眠中は成長ホルモン分泌が盛んになり，たんぱく質合成が活発になるのでスポーツマンには十分な睡眠が大切であることもわかっている。高い効果を期待する加圧トレーニング法は

図表7-30 スポーツパフォーマンス（運動行為）を構成する要素

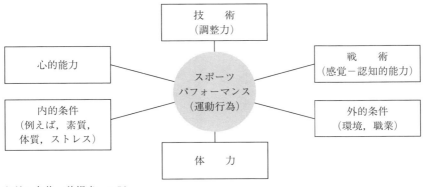

出所：高井，前掲書，p.50。

元々病気回復のリハビリテーションから考案され，加圧により少ない負荷量で効果的に筋力を向上させることをねらいとするが，健康なスポーツ選手にとってどれだけ必要かは疑問もある。

第3節　運動の科学－2

（1）スポーツスキル

　身体動作をスムーズに行うためにはリズム，テンポ，速さ，強弱，判断，予測・・・など多種多様な要素が必要である。しかも単純な一要素だけではなく複数要素が機能した総合的なものでなければならない。日常的には「運動神経がよい」とか「運動センスがよい」と表現される運動スキルは，スポーツマンの脳・神経系の情報処理と筋肉の連携活動および心理的要素まで動員した結果のパフォーマンスである。

　スキル（Skill [skil]）の語意は術，業，巧妙，熟練・・・であるが，スポーツのなかではテクニック・技術，また，これらを広く包含する意味で使われる。

　　＜スキルに含まれる要素＞
　　　　技術，技能，調整力，巧緻性，器用さ・・・

勘（カン），コツ（骨をのむ），ヨミ・・・
　　　スピード，テンポ，リズム，強弱・・・

　高いスキル要素をたくさん持つスポーツマンはセンスが良いといえるが，現実に完璧なスポーツマンはいない。目指すべきは自分のスキルを正しく認識して弱点を補い，長所を伸ばすトレーニングを実施することである。また試合などにおいては自身の長所を最大限に活かしたプレースタイルを構築することである。さらに実際の試合などの場では，身体能力だけで良い結果が得られるとは限らず，最高の結果を得るためには，スキルを活かせる体力，精神力，戦術も併せて高めることが大切である。

　スキル ＋ 体力 ＋ 精神力 ＋ 戦術 ＝ 高いパフォーマンス（成果）

（2）子どもの遊びと「運動系財産」

　現在の科学では人間の能力は少なからずDNA支配を受けることを否定はできない。したがって運動能力でも生まれつきの差があるのは他の分野と同じであり，仮にトップアスリート育成が目的ならば，才能のある選手を発掘して鍛えることが早近である。ただし，通常のスポーツレベルでは，個人の努力による技術の向上が遺伝を克服し，誰しもスポーツ活動を楽しむことができる。

　神経系の発育が最も盛んな子どもの頃には，さまざまな遊びを通して多くの基本動作を体得することがスキル育成に非常に役に立つ。結果的に人生を通しての運動系財産の蓄積となり，後の運動学習で活きてくる。ゆえに小学低学年までは楽しい遊びやゲームを積極的に体験させ，その後の成長期に合わせて筋力・持久力などの強化を行うのが合理的である。

（3）スキル向上に最適年齢

　中枢神経系の成熟期は3～5歳とされ，この時期に成人のほぼ8割まで到達し，10歳ではほぼ完成を迎える。したがって，この頃がスポーツを含めたさまざまな英才教育開始時期として適している。ただし，スキルだけで才能が開

花するわけではなく，その後の成長に合わせた筋力・持久力，とりわけ精神力の鍛錬が必要である。また，心身両面の発達時期を考慮すると最適年齢は女子の方が少し短いという。

　男　子　6〜7歳　〜　12〜14歳
　女　子　6〜7歳　〜　10〜12歳

（4）運動動作メカニズム

　人の行動パターンは，図表7−31・32のようなフィードバック回路によって表わされ，運動動作もこの回路のなかで遂行されている。

　したがってトレーニング効果の点では，回路のどの部分を向上させるかがポイントになる。図中では，運動の指令は主に判断・決定にかかわる脳中枢部分と情報伝達を担う神経系部分の2つの機能に分けて考えられる。脳中枢は，運動の理解・判断などであり，「運動の学習」の仕方によって効果が違ってくる部分であるが，伝達にかかわる生理的神経機能は通常のトレーニングではあまり変化は期待できない。

図表7−31　ヒトの行動のフィードバック回路

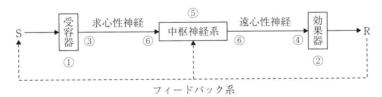

① 刺激を受け入れる受容器そのものの性能
② 行動を出力する効果器そのものの性能
③ 受容器と求心性神経の接点の性能
④ 効果器と遠心性神経の接点の性能
⑤ 中枢神経系の性能
⑥ 中枢神経系と末梢神経系の接点の性能

スキル向上のために①〜⑥のどこを鍛えるべきかが重要な問題だが，実際にはどこの部分にトレーナビリティーが存在するかが，未解明で難しい課題である。

図表7−32 ヒトの行動と興奮の伝達経路

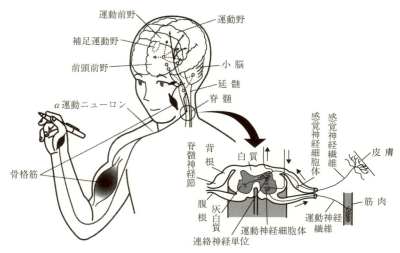

「脊髄の構造と興奮の伝達経路」
皮膚の刺激で生じた興奮は，背根を通って脊髄に入り，白質を経て脳に向かう場合と，灰白質を経てただちに腹根から運動神経へいく場合とがある。

出所：高井，前掲書，p.52。

(5) スポーツスキルと物理学

　スポーツの動作メカニズムを理解するのに物理学的知識は大いに役に立つ。物理学的に動作を観察することで上達のヒントが得られることが多い。ただ一方，物理学でスポーツ動作を完璧に説明することは不可能であり，スポーツ現場で実際に使える物理学は限られている。したがって，完璧でない力学的理論にこだわりすぎると弊害もある。人体動作が多くの関節と筋収縮から成り立っているというのが理由である。運動中の人体は弾力，ねじれ，反動があり，多くの関節の複雑な連携によって遂行されており，しかも瞬時に複雑な動きも行う。これらを数学や物理学で数量的に扱うには無理がある。部分的な要素を取り出して有効利用するために物理学的知識は必要だが，物理学法則のみで身体動作を扱うには限界がある。

第7章　健康と運動　◎—— 279

▌運動に役に立つ物理学

- ・モーメント（綱渡りの棒，両腕を広げる動作，シーソーの加重位置）
- ・ボール（弾性体）の変化と回転（サッカー，テニス，野球など）
- ・慣性の法則（重量上げ・・・）
- ・運動量と仕事（スローイング,吹き矢飛距離，インパクト・・・）
- ・力　積（インパクトとスイングフォロースルー，キャッチング・・・）
- ・角運動量保存（各種スピン・回転運動調整，スイング速度など）
- ・向心力（スキーターン，コーナーリング，ハンマー投げなど）
- ・力の分解・摩擦力・揚力（風の抵抗）（スキーターン，ジャンプ，遠投など）

（6）運動学習の実際

　運動スキルは,動作の構造・メカニズムを理解すれば誰でも上達可能である。基本部分のやり方を理解できれば，それを身体感覚に結び付けることはそれほど難しいことではない。逆にいえば，上達しない理由は，動作を頭で理解していないからである。以下のようなステップで学習を進めれば効率よくスキル向上を図れる。ただし，非常に高いレベルを目指すなら，子どもの頃の運動系財産も必要である。

▌第1段階　（運動メカニズムを理解する段階）

　動作要領を理解し基本型を覚える段階である。良いお手本を模倣し，形から入るのが早道。模倣を繰り返すなかで本質の理解を深めることが基本。動作イメージをできるだけ鮮明にすることがポイントである。眼を閉じてお手本のイメージが浮かんでくるのが上達の条件である。さらにお手本に自分を重ね合わせたイメージができれば理想的。

　書物・DVD・ビデオなどの静止画，動画からの視覚的情報と文字・言語によって動作の理解を深め，脳内に動作イメージを構築するのも良い。

▌第2段階　（反復練習によって動作を身体感覚に置き換える）

　始めは意識して動作するが，繰り返すことで無意識に動作できるようになる。

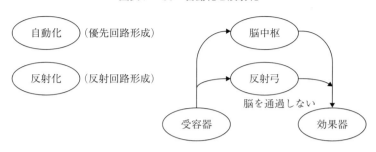

図表7−33　自動化と反射化

すなわちフィードバック回路が洗練化され，動作の無駄も削減される。応用とは基本技術の熟練による質の高い技術のことである。基本の繰り返しは，速さ，強弱，メリハリ，リズム，テンポ，長短など要素の質を高め，結果として，対応能力を向上させる。

■ 第3段階　（自動化の段階）

　自動化によって最終的に意識せずとも適切な動作が瞬時に遂行できるようになる。全力でプレーしても動作の乱れが少なくなり，逆にリラックスしても遂行でき，動作のコントロールが自在になる。これは，脳の運動支配が上位中枢から下位中枢へ移行した段階と考えられる。この段階になると，それまでに関与していた運動から上位中枢が解放され，その分を新たに他の動作学習の余裕が生まれる。今の自分のテクニックの上に新たな技術練習を加えられる段階に移行できるようになる。

■ 上達のヒント

　スポーツの得意な人は真似するのが得意である。良いと思った他人の動作をよく観察して真似し，しかもお手本以上に上達することも珍しくない。

■ その1　上手な人の動作を観察する

　まずお手本としたいプレイヤーを決めることが必要。体力・体格的に自分と

似ているタイプが良い。自分の好きなタイプ，基本に忠実な一流選手，いつも みられる身近な上級者などが適している。上達とともにお手本を変えてゆくの も良い。自分より上のレベルのプレイヤーとは限らない。どれがよいかは，自 分の上達に伴って見る目も養われるはず。トップ選手でも下位の選手の良い部 分を見習い，さらに磨きをかけ本人以上の技術にしてしまうことはよくある。

▌その2　その種目の特徴的フォームを知る（形からはいる）

最初は，特徴的ポーズが重要である。その後に細かな要素であるスピード， リズム，テンポ，強弱などに注目する。種目によって特徴的ポーズがある。一 見違うように見えるフォームでもよく観察すると上級者の基本部分はほとんど 同じであることがわかってくるはず。この洞察力がスポーツ上手の重要な要素 なのである。

身近なお手本が無い場合は写真や静止イラストでも良い。フォームを理解す るには動画より静止画の方が特徴をとらえやすい場合も多い。また，手足の複 雑な形の情報が多くて理解が難しい前方からのフォームよりも，後方からの方 が動作の特徴が理解しやすいことも少なくない。

▌その3　全体構造と部分構造

優れた動作というものは常に動き全体のバランスも良く見える。この正しい 動作を学習する過程では全体の雰囲気と部分構造の両方に注目することがポイ ントである。投球を例にとると，正しい腕振り動作を覚えるために，まず手 首・肘・肩の正しい動きを覚え，それらの連携で腕を振り，上半身との連携， さらに下半身との連携へと確認しながら全体としての投球動作に持ってゆくこ とである。その後で反復によって強弱・速さ，メリハリ・・・などの要素を身体 感覚として覚えることが上達の道筋である。

（7）フェイントの原理

トレーニングを積んだ選手は運動の自動化や反射化が備わっている。そのた めにいちいち考えなくても勝手に体が動くようになっている。このことを逆手

図表7-34 フェイントのメカニズム

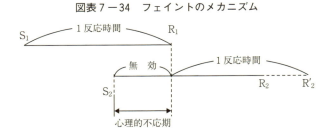

に取って行うのがスポーツにおけるフェイントである。

(8) 運動の転移

子どもの頃の運動系財産や別のスポーツでの技術が他のスポーツを始める時に役に立つことが多い。逆に身についた動作が無意識のうちに邪魔をして上達の妨げになることもある。役に立つ場合はプラスの転移，逆はマイナスであり，

図表7-35 さまざまな運動効果の転移

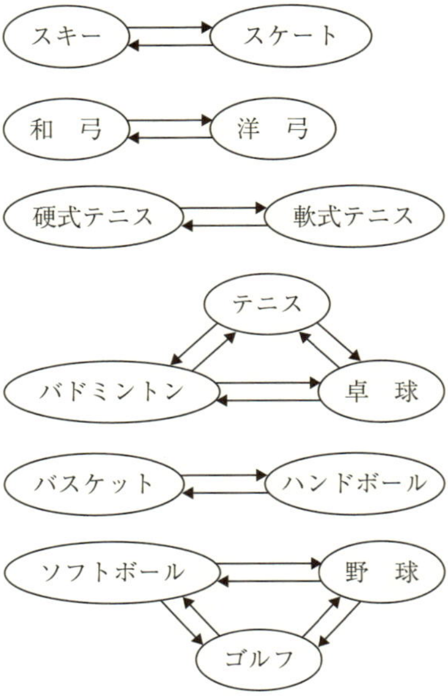

第7章　健康と運動　◎── 283

類似の種目間で良く見られる現象である。通常は大した問題ではないが，１つ
の種目に専念する場合は無視できないこともある。プロ野球の選手はシーズン
中にゴルフをやらないとか，洋弓と和弓なども同時期にはやらない方がよいな
どがある。

第４節　赤血球の機能と体内での鉄動態
─ 貧血および鉄欠乏状態という病態を理解するために ─

（１）赤血球の機能と造血

①　赤血球の機能

　われわれの体内には血液が流れていることは，当然だれもが知っている。そ
して血液の色が赤いことも，子どもの時に転倒してできた擦り傷によって学習
済みである。また，血液の色は直接血液を見ることなく観察することができる。
たとえば片手を高く上げ，もう一方の手を下げたまま20秒から30秒ほど待ち，
素早く両手を顔の前にもっていき観察すると，高く上げていた手は白っぽく，
低く下げていた手は赤っぽく見える。この色の違いはそれぞれの手の血液量の
差によって生じている。すなわち血液が多くある，下げていた方の手が赤く見
え，逆に血液量の少ない高くあげていた方の手が白っぽく見えるのである。こ
の血液の赤色にはヒトが生きていくうえで重要な働きを持っている物質が関係
している。

　赤色の血液を分類してみると液体成分と細胞成分に分けることができる（図
表７−36）。液体成分は血漿と呼ばれ，その91％が水で，そのほかにNa^+やK^+
などの電解質成分や，栄養物，代謝老廃物，血漿蛋白質によって構成されてい
る。そして細胞成分は赤血球，白血球，血小板で構成されていて，白血球は自
己と非自己を認識して非自己を排除する働きがあり，生体を防御する免疫機能
を有し，血小板は血液凝固に関係している。そして，この細胞成分のうち血液
の色が赤くなっている原因は，血色素であるヘモグロビン hemoglobin を含む
赤血球が赤色をしているためである。その大きさは直径約 8 μm（図表７−37）
であるが赤血球の大きさは一定ではなく，直径と数の関係をヒストグラムであ

図表7－36　血液の主要組成

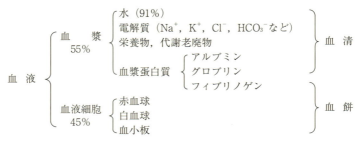

血液が凝固するとフィブリノゲンは細胞成分をまきこんで析出し、血餅をつくる。

出所：森本武利・彼末一之『やさしい生理学　改定第5版』南江堂、2005年、p.10。

図表7－37　正常赤血球の形態

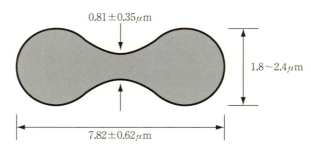

出所：平野正美監修『ビジュアル臨床血液形態学　改定第2版』南江堂、2004年、p.12。

らわすと正規分布の曲線が得られる（図表7－38）。また、赤血球は形状が非常に柔軟性にとんでいる。この赤血球の柔軟性は、われわれが生きていくためには必要不可欠である。なぜなら赤血球は毛細血管を通過し体内を循環しているが、毛細血管の多くの直径は4～10μmほどだからである。すなわち赤血球より小さな直系の毛細血管が多く存在していることになる。そのため、この赤血球の形状の柔軟性がなければすべての毛細血管内を移動することは不可能となり、血液が全身にいきわたることができなくなってしまう（図表7－39）。

　ヘモグロビンは赤血球中のタンパク質でその重量の34％を占めており、赤血球内に含まれるタンパクで考えると、その95％を占めている。血液中にヘ

図表7－38　Price-Jonesの曲線

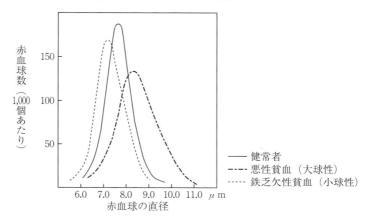

出所：小幡・高田・小西・外山・熊田『新生理学　第3版』文光堂，2000年，p.282。

図表7－39　赤血球の形態

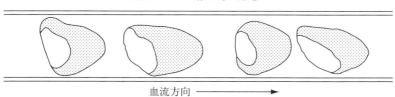

赤血球のパラシュート状変形。赤血球は大きく変形し，それ自身より細い毛細血管を通過する。

出所：森本・彼末，前掲書，p.12。

モグロビンは15g／dl（男性では14～18 g／dl，女性では12～16 g／dl）程度含まれている。そして，ヘモグロビンは赤血球の働きに非常に重要な役割を果たす。それは，ヘモグロビン1gあたり1.34mlの酸素と結合することができることである。このことによって血液は，肺から取り込んだ酸素を体の隅々まで運搬し細胞に供給することができる。このヘモグロビンと酸素の結合には，ヘモグロビンの構造が重要な役割を果たしている。ヘモグロビンは2本のα鎖とβ鎖からなる4量体で，各サブユニットはグロビン蛋白とヘム（鉄とポルフィリン）

図表7－40　ヘモグロビンの構造を示す模式図

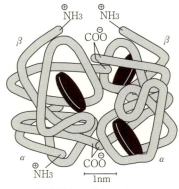

ヘムは円板として示してある。

出所：小幡・高田・小西・外山・熊田，前掲書，p.284。

からなっており，この構造が酸素との結合状態で変化し，組織の代謝によって生じるH$^+$，CO$_2$濃度などによって酸素親和性が変化して酸素の受け渡しが行われる（図表7－40）。酸素は各鎖（α鎖×2，β鎖×2）のヘムの中央に存在する二価の鉄イオンに可逆的に結合する。ヘモグロビンは，肺胞の毛細血管のように酸素分圧が高い場所では酸素と結合し，逆に酸素濃度の低い組織では酸素を放出する働きがある。このように，ヘモグロビンは酸素と結合した状態（オキシヘモグロビン）と結合していない状態（デオキシヘモグロビン）とがあるが，それぞれの色が異なり，オキシヘモグロビンは鮮紅色，もう一方のデオキシヘモグロビンは暗赤色となる。そのため，酸素を多く含む動脈血は鮮紅色であり，二酸化炭素を多く含んだ静脈血は暗赤色である。また，デオキシヘモグロビンの血中濃度がある一定濃度以上（5g／dl）になると，爪や唇が鮮やかな赤ではなく紫色となるチアノーゼとなる。ヘモグロビンの酸素親和性と比較し一酸化炭素（CO）に対する親和性は非常に高く，200倍以上である。このことからわかるように，火災でCOが発生すると，そのヘモグロビンに対する親和性が非常に高いことから，酸素が存在していたとしても酸素とヘモグロビンの結合が生じずにCOとヘモグロビンの結合が生じ，一酸化炭素中毒になる。

第 7 章　健康と運動　◎——　287

　また，赤血球には，酸素を運搬する以外にも 2 つ機能がある。その 1 つが二酸化炭素の運搬である。もう 1 つが水素イオン濃度（pH）の緩衝作用である。ヘモグロビンはH^+結合部位とアミノ酸残基を持っている両性蛋白質であるのでpHの緩衝作用があり，血液内のpHの恒常性維持に寄与している。

②　赤血球の造血

　赤血球の寿命は約120日であり，最終的には脾臓や肝臓，骨髄にある網目状の構造を通過できずにマクロファージに貪食され破壊される。つくられてから時間の経過が少ない新しい赤血球は形状の柔軟性があるためにこれらの網目状の構造を通過できるが，つくられてから時間が経過し老化の進んだ赤血球が破壊されるのは，その柔軟性が失われることによって網目状の構造を通過しにくくなることが原因として考えられる。

　このように赤血球には寿命があるので，減少した赤血球は補給されなくてはならない。補給される量は破壊される量と等しく，赤血球の寿命が120日とすると，血液の120分の 1 が 1 日の減少量となる。そのため，出血などの影響を考えなければ，体内を循環している赤血球の120分の 1 が 1 日の造血作用によって補給されていることになる。

　造血される部位は，胎生前半期とそれ以降では異なっている。胎生前半期では，肝臓と脾臓で造血を行っている時期がある。一方，出生後は骨髄が造血機能を担う。この出生後の骨髄による造血作用も，成長に合わせて変化がみられる。成人期までは脛骨や大腿骨なども造血機能がある。しかし，成人後のこの部位の骨髄は脂肪細胞にとって代わられ，黄色骨髄と呼ばれるようになり造血機能が消失する。骨髄で成人になる前と変わることなく造血機能を持つのは，頭蓋，椎骨，肋骨，胸骨，腸骨などで赤色骨髄と呼ばれる。

　この章の最初の部分で記載したように血液の細胞成分は 3 種類あり，それは赤血球，白血球，血小板であるが，このすべての血液の細胞成分は同じ造血幹細胞から分化する（図表 7 - 41）。造血には，ヘモグロビンに含まれる鉄，エリスロポエチン erythropoietin（EPO），ビタミンB_{12}などが重要な役割を持っている。鉄が不足すればヘモグロビンの材料不足となり，酸素の運搬に重要な役

図表7−41　造血幹細胞の分化

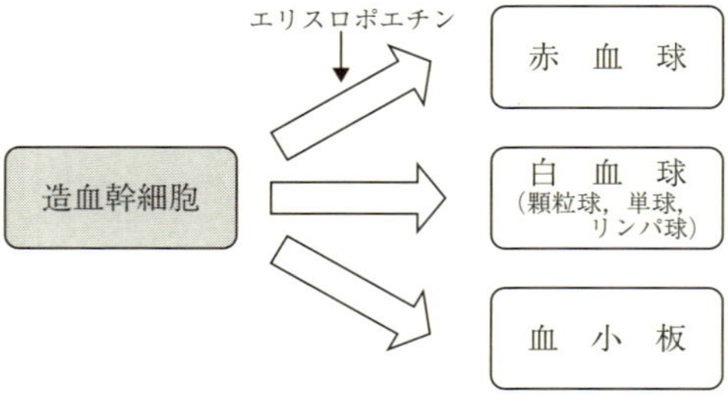

エリスロポエチン

造血幹細胞 → 赤血球
造血幹細胞 → 白血球（顆粒球，単球，リンパ球）
造血幹細胞 → 血小板

割をする血色素量が低下して，赤血球の大きさが通常より小さくなる低色素性小球性貧血となる。エリスロポエチンは腎臓で産生されるが，赤血球の成熟を促進する造血作用のある物質である。この物質は，組織が酸素不足になると腎臓から放出される。酸素濃度が低地より低い高山で生活すると，エリスロポエチンが多く産生され造血作用が促進されるために，血液中に赤血球量が増加する。そのため，マラソン選手や水泳選手などは酸素濃度の低い高地でトレーニングを行ったり，平地に低酸素室を作り，このなかで夜間過ごしたりして血液の酸素運搬能力を向上させようと試みている。この造血作用によって組織の酸素不足が解消されると，これ以上造血する必要はないと体が判断するフィードバック機構が存在し，エリスロポエチンの産生は抑制される。

　骨髄での造血作用であるが，長距離ランナーでは造血作用に変化をきたしているとの報告がある。この報告では18人のオーバートレーニング症候群に陥った長距離ランナーと18人の健常人の長距離ランナーを被験者として比較検討している。健常人の長距離ランナーでは中程度の骨髄細胞数の減少が18％で認められ，強度の骨髄細胞数の減少が3.5％であったのに対し，オーバートレーニング症候群に陥っていた長距離ランナーでは中程度の骨髄細胞数の減少が25％で認められ，強度の骨髄細胞数の減少が25％も認められたと報告されている。また骨髄ヘモジデリンhemosiderin量の減少はオーバートレーニング症候群と健常人ランナーの両群に観察されている。このようにランナーは骨髄機能の低下が推察され，その程度はオーバートレーニング症候群に陥っているランナーにおいて顕著であったと報告している。

第7章　健康と運動　◎—— 289

（2）鉄の吸収と体内での鉄動態

①　鉄の体内分布

　鉄は体内に成人男性で3〜4gあり，女性は男性より0.5〜1g程度少ない。体内に含まれる鉄の内訳（図表7－42）をみると，ヘモグロビンに含まれるものが最も多く70％弱，次に多いのが貯蔵鉄である。この貯蔵鉄は約23％の鉄を含む鉄蛋白複合体であるフェチリン ferritin や，約35％の鉄を含むヘモジデリン hemosiderin として肝臓や脾臓などに男性では1g程度，女性では0.5g程度が貯蔵されている。その他に体内で鉄が含まれるものに組織の機能タンパクであるミオグロビン myoglobin がある。ミオグロビンは筋肉内に存在し，構造がヘモグロビンに似ていることから筋肉内での酸素の運搬や貯蔵の働きを担っている。この酸素は，筋肉の収縮のエネルギーであるアデノシン3リン酸（ATP）の産生に利用されている。また，1g当たり1.25μgの鉄と可逆的に結合でき，鉄の輸送の働きがある蛋白質の血清トランスフェリンtransferrinなどがある。この体内にある鉄のうち，1日に排泄される量は成人男性ではわずか約1mgであり，その多くは体内で循環利用されている。

　食事によって鉄の摂取基準（図表7－43）が設けられており，男女とも成長期には成人より多くの鉄を必要とすることがわかる。さらに女性の場合は月経に伴う出血があり，鉄が体外に排出される量が男性より多い。このことによって鉄の摂取基準量は，生理がある場合は高めに設定されている。われわれが通常の食事によって摂取している鉄は，男性で8.2mg，女性で7.5mgである（図表7－44）。年齢別でみると男性で成長期に食事からの摂取量が摂取基準値より

図表7－42　鉄の体内分布（mg）

	成人男性	成人女性
総鉄量	4,050	2,750
ヘモグロビン	2,700	2,000
貯蔵鉄	1,000	450
組織の機能タンパク	350	300
血清トランスフェリン	3	3
血清フェリチン	0.3	0.1

出所：本郷・廣重・豊田監修『標準生理学　第6版』医学書院，2005年，p.499。

図表7－43　日本人の食事摂取基準2005年版

<鉄の食事摂取基準（mg／日）>

性　別	男　性			女　性			
年　齢	推奨量 (RDA)	目安量 (AI)	上限量 (UL)	推奨量（RDA）		目安量 (AI)	上限量 (UL)
				月経なし	月経あり		
0～5（月）母乳栄養児	－	0.4	－	－	－	0.4	－
0～5（月）人工乳栄養児	－	7.7	－	－	－	7.7	－
6～11（月）	6.0	－	－	5.5	－	－	－
1～2（歳）	5.5	－	25	5.0	－	－	20
3～5（歳）	5.0	－	25	5.0	－	－	25
6～7（歳）	6.5	－	30	6.0	－	－	30
8～9（歳）	9.0	－	35	8.5	－	－	35
10～11（歳）	10.0	－	35	9.0	13.0	－	35
12～14（歳）	11.5	－	50	9.0	13.5	－	45
15～17（歳）	10.5	－	45	7.5	11.0	－	40
18～29（歳）	7.5	－	50	6.5	10.5	－	40
30～49（歳）	7.5	－	55	6.5	10.5	－	40
50～69（歳）	7.5	－	50	6.5	10.5	－	45
70以上（歳）	6.5	－	45	6.0	－	－	40
妊婦（付加量）				＋13.0	－	－	－
授乳婦（付加量）				＋2.5	－	－	－

推奨量（RDA, Recommended Dietary Allowance）
　ある性・年齢階級に属する人々のほとんど（97～98％）が1日の必要量を充たすと推定される1日の摂取量。
目安量（AI, Adequate intake）
　ある性・年齢階級に属する人々が，良好な栄養状態を維持するのに十分な量。（特定の集団において不足状態を示す人がほとんど観察されない量。）
上限量（UL, Tolerable Upper Intake Level）
　ある性・年齢階級に属するほとんど全ての人々が，過剰摂取による健康障害を起こすことのない栄養素摂取量の最大限の量。

下回っていることがわかる。一方，女性では1歳から14歳の間で鉄の摂取が摂取基準値より不足している。15歳以上では通常の食事によって鉄の摂取はほぼ賄うことができるが，通常期より多くの鉄を必要とする生理期間中においては，食事からの摂取では不足していることがわかる。さらに妊娠期間中は胎児の成長や胎盤などで多くの鉄を必要とするため，鉄が欠乏する。鉄欠乏性貧血となった場合は，食事によって回復することは困難なため，鉄分が含まれた錠剤が医師から処方され鉄の不足分を補う。

　運動を日々行っている人は食事で望まれる摂取量が一般の人よりかなり多い。その量は男女とも一日当たり20～30mgで，一般人が通常の食事で摂取している鉄量は，男性で8.2mg，女性で7.5mgであることから，この3～4倍程度となる。そのため，アスリートと呼ばれるヒトたちは食事面で鉄分が多く含

第7章　健康と運動　◎── 291

図表7－44　栄養素等摂取量（1日当たり平均）－性・年齢階級別－

＜男　性＞

		総数	1～6歳	7～14歳	15～19歳	20～29歳	30～39歳	40～49歳	50～59歳	60～69歳	70歳以上	(再掲)20歳以上
調査人数	人	4,164	243	392	201	304	540	537	587	664	696	3,328
エネルギー	kcal	2,114	1,389	2,103	2,440	2,183	2,208	2,153	2,214	2,195	1,982	2,148
たんぱく質	g	76.2	48.8	75.3	87.5	76.7	76.6	75.8	80.5	80.9	74.8	77.7
うち動物性	g	42.0	28.1	44.1	52.4	43.0	42.0	41.8	44.4	43.1	39.3	42.1
脂質	g	59.4	43.8	69.6	78.2	66.3	65.1	60.6	61.1	55.3	47.8	58.2
うち動物性	g	30.5	22.4	38.3	42.1	33.2	33.0	30.9	30.2	27.5	25.1	29.4
炭水化物	g	291.7	195.9	286.1	333.6	300.2	299.3	290.4	296.8	306.7	289.1	296.8
食塩（ナトリウム×2.54／1,000)	g	11.4	6.5	9.8	11.7	11.4	11.3	11.7	12.6	12.6	11.9	12.0
カリウム	mg	2,398	1,571	2,356	2,329	2,181	2,204	2,266	2,518	2,742	2,650	2,468
カルシウム	mg	540	456	711	578	475	451	472	517	589	587	524
__カルシウム（通常の食品：再掲）	mg	536	451	703	577	474	450	468	512	584	579	520
__カルシウム（補助食品：再掲）	mg	2	0	1	0	1	1	2	3	3	5	3
__カルシウム（強化食品：再掲）	mg	2	4	7	1	0	0	2	3	1	3	2
マグネシウム	mg	262	158	238	248	241	250	257	279	301	284	273
リン	mg	1,076	744	1,140	1,192	1,030	1,042	1,046	1,115	1,158	1,078	1,085
鉄	mg	8.2	4.9	7.3	8.4	7.8	8.0	8.0	8.7	9.4	9.0	8.6
__鉄（通常の食品：再掲）	mg	8.2	4.8	7.2	8.4	7.8	8.0	7.9	8.7	9.3	8.9	8.5
__鉄（補助食品：再掲）	mg	0.0	0.0	0.0	0.0	0.0	0.0	0.1	0.0	0.1	0.0	0.0
__鉄（強化食品：再掲）	mg	0.0	0.0	0.0	0.0	0.0	0.0	0.0	0.0	0.0	0.0	0.0
亜鉛	mg	9.0	5.8	9.3	11.0	9.4	9.4	9.1	9.2	9.3	8.6	9.1
銅	mg	1.26	0.75	1.13	1.32	1.23	1.24	1.25	1.32	1.40	1.33	1.31
ビタミンA（レチノール当量）	μgRE	641	419	618	805	603	592	630	601	674	750	650
ビタミンD	μg	8.2	3.7	5.7	6.6	6.7	6.3	7.3	10.1	10.9	10.1	8.9
ビタミンE（α-トコフェロール当量）	mg-a-TE	8.4	4.9	6.7	9.3	7.9	7.4	8.1	9.5	9.1	9.9	8.8
__ビタミンE（通常の食品：再掲）	mg-a-TE	7.2	4.8	6.7	7.6	7.3	7.1	7.0	7.7	7.9	7.2	7.4
__ビタミンE（補助食品：再掲）	mg-a-TE	0.0	0.0	0.0	1.6	0.6	0.3	1.1	1.8	1.2	2.8	1.4
__ビタミンE（強化食品：再掲）	mg-a-TE	0.0	0.1	0.0	0.0	0.0	0.0	0.0	0.0	0.0	0.0	0.0
ビタミンK	μg	239	131	195	229	200	229	219	252	294	283	253
ビタミンB1	mg	1.36	0.61	1.28	1.42	1.39	1.23	1.25	1.42	1.44	1.71	1.42
__ビタミンB1（通常の食品：再掲）	mg	0.94	0.61	1.20	1.11	1.00	0.93	0.92	0.93	0.93	0.87	0.92
__ビタミンB1（補助食品：再掲）	mg	0.42	0.00	0.07	0.31	0.38	0.29	0.31	0.49	0.51	0.83	0.49
__ビタミンB1（強化食品：再掲）	mg	0.01	0.00	0.00	0.00	0.01	0.01	0.02	0.00	0.00	0.01	0.01
ビタミンB2	mg	1.45	0.91	1.38	1.75	1.43	1.34	1.39	1.62	1.57	1.50	1.48
__ビタミンB2（通常の食品：再掲）	mg	1.23	0.90	1.36	1.36	1.22	1.18	1.15	1.22	1.31	1.28	1.23
__ビタミンB2（補助食品：再掲）	mg	0.22	0.00	0.02	0.39	0.19	0.17	0.23	0.39	0.26	0.20	0.24
__ビタミンB2（強化食品：再掲）	mg	0.01	0.01	0.00	0.00	0.01	0.00	0.01	0.00	0.00	0.01	0.01
ナイアシン	mgNE	16.6	8.3	12.9	16.5	16.9	17.6	17.5	18.9	18.7	16.2	17.7
ビタミンB6	mg	1.65	0.74	1.12	1.68	1.63	1.38	1.59	1.78	1.83	2.25	1.78
__ビタミンB6（通常の食品：再掲）	mg	1.22	0.73	1.08	1.23	1.17	1.17	1.20	1.32	1.38	1.30	1.27
__ビタミンB6（補助食品：再掲）	mg	0.42	0.00	0.03	0.44	0.44	0.20	0.37	0.46	0.44	0.92	0.50
__ビタミンB6（強化食品：再掲）	mg	0.01	0.00	0.00	0.01	0.02	0.01	0.01	0.00	0.01	0.02	0.01
ビタミンB12	μg	7.8	4.2	6.0	7.5	7.1	6.8	7.6	8.6	9.6	9.2	8.3
葉酸	μg	306	162	246	290	277	283	288	322	367	369	325
パントテン酸	mg	5.85	4.23	6.39	6.78	5.59	5.69	5.62	5.88	6.20	5.91	5.85
ビタミンC	mg	105	55	83	108	92	85	87	115	135	131	111
__ビタミンC（通常の食品：再掲）	mg	91	51	72	75	77	73	75	98	121	119	98
__ビタミンC（補助食品：再掲）	mg	9	0	3	24	4	4	8	15	10	11	9
__ビタミンC（強化食品：再掲）	mg	5	4	9	9	10	7	4	2	3	1	4
コレステロール	mg	351	244	352	467	369	365	351	369	353	317	352
食物繊維総量	g	14.2	8.6	13.3	13.2	12.6	12.9	13.2	14.7	16.9	16.5	14.8
うち水溶性	g	3.4	2.2	3.4	3.3	3.0	3.1	3.1	3.5	3.9	3.9	3.5
うち不溶性	g	10.8	6.4	9.9	10.0	9.5	9.8	10.0	11.2	12.9	12.6	11.3
脂肪エネルギー比率	%	25.0	27.8	29.5	28.4	26.9	26.2	25.1	24.5	22.6	21.5	24.1
炭水化物エネルギー比率	%	60.5	58.2	56.1	57.1	58.9	58.9	59.6	60.0	62.5	63.4	61.3
動物性たんぱく質比率	%	53.3	55.7	57.5	58.6	53.5	52.8	53.4	53.2	51.5	50.4	52.3

（次ページ＜女性＞の表に続く）

（前ページ＜男性＞の表から続く）

＜女性＞

		総数	1～6歳	7～14歳	15～19歳	20～29歳	30～39歳	40～49歳	50～59歳	60～69歳	70歳以上	(再掲)20歳以上
調査人数	人	4,721	245	403	192	361	661	570	681	762	846	3,881
エネルギー	kcal	1,708	1,270	1,871	1,873	1,684	1,725	1,719	1,774	1,759	1,613	1,711
たんぱく質	g	64.2	44.7	67.7	68.3	62.9	62.5	63.1	68.1	69.1	62.5	64.9
うち動物性	g	34.4	25.9	39.1	40.4	34.8	32.8	34.0	35.9	36.0	32.0	34.2
脂質	g	51.3	42.2	63.2	65.4	55.6	54.4	53.9	52.7	47.8	40.7	49.9
うち動物性	g	25.3	22.4	34.1	33.1	27.2	26.3	26.4	24.6	23.4	20.0	24.2
炭水化物	g	239.7	174.7	251.6	245.4	223.2	235.4	233.1	248.2	256.7	244.1	242.3
食塩（ナトリウム×2.54／1,000）	g	9.9	5.9	9.0	9.5	9.4	9.6	9.9	10.8	10.9	10.4	10.3
カリウム	mg	2,225	1,455	2,145	2,052	1,913	2,018	2,088	2,425	2,613	2,401	2,290
カルシウム	mg	523	421	623	493	445	474	466	542	580	553	520
＿カルシウム（通常の食品：再掲）	mg	514	420	622	489	441	469	459	533	570	535	510
＿カルシウム（補助食品：再掲）	mg	5	1	1	0	0	3	4	6	8	12	6
＿カルシウム（強化食品：再掲）	mg	3	1	1	4	4	2	3	3	3	6	4
マグネシウム	mg	234	144	216	216	204	219	224	256	274	248	242
リン	mg	934	683	1,033	955	875	895	898	984	1,010	925	938
鉄	mg	7.6	4.5	6.6	7.2	7.1	7.5	7.1	8.3	9.0	8.1	8.0
＿鉄（通常の食品：再掲）	mg	7.5	4.5	6.5	7.2	7.0	7.0	7.0	8.2	8.7	8.0	7.8
＿鉄（補助食品：再掲）	mg	0.1	0.0	0.0	0.0	0.1	0.5	0.1	0.1	0.2	0.0	0.2
＿鉄（強化食品：再掲）	mg	0.0	0.0	0.1	0.0	0.0	0.0	0.0	0.0	0.0	0.0	0.0
亜鉛	mg	7.5	5.4	8.2	8.2	7.5	7.4	7.1	7.7	7.8	7.2	7.5
銅	mg	1.08	0.67	1.03	1.03	1.00	1.02	1.02	1.16	1.23	1.15	1.11
ビタミンA（レチノール当量）	μgRE	591	407	606	561	627	529	519	612	695	617	603
ビタミンD	μg	7.2	3.5	4.8	6.1	6.7	5.6	7.1	8.5	8.9	8.4	7.7
ビタミンE（α-トコフェロール量）	mg-α-TE	8.8	4.5	6.3	6.9	6.5	8.3	8.9	8.9	9.8	11.8	9.4
＿ビタミンE（通常の食品：再掲）	mg-α-TE	6.6	4.5	6.3	6.9	6.3	6.4	6.4	7.4	7.3	6.5	6.8
＿ビタミンE（補助食品：再掲）	mg-α-TE	2.1	0.0	0.0	0.0	0.2	1.6	2.4	1.3	2.5	5.2	2.5
＿ビタミンE（強化食品：再掲）	mg-α-TE	0.1	0.0	0.0	0.0	0.0	0.3	0.0	0.2	0.0	0.0	0.1
ビタミンK	μg	230	115	174	197	198	212	221	261	291	266	245
ビタミンB₁	mg	1.50	0.58	1.19	0.95	1.05	1.19	1.27	1.48	1.88	2.30	1.62
＿ビタミンB₁（通常の食品：再掲）	mg	0.81	0.58	1.09	0.89	0.80	0.78	0.80	0.82	0.84	0.74	0.80
＿ビタミンB₁（補助食品：再掲）	mg	0.68	0.00	0.10	0.05	0.25	0.40	0.45	0.65	1.02	1.55	0.81
＿ビタミンB₁（強化食品：再掲）	mg	0.01	0.00	0.00	0.01	0.00	0.01	0.02	0.00	0.01	0.01	0.01
ビタミンB₂	mg	1.46	0.82	1.33	1.27	1.39	1.41	1.28	1.56	1.57	1.76	1.52
＿ビタミンB₂（通常の食品：再掲）	mg	1.12	0.82	1.24	1.20	1.06	1.06	1.05	1.18	1.21	1.13	1.13
＿ビタミンB₂（補助食品：再掲）	mg	0.33	0.00	0.09	0.07	0.33	0.35	0.22	0.38	0.34	0.62	0.39
＿ビタミンB₂（強化食品：再掲）	mg	0.01	0.00	0.00	0.01	0.00	0.01	0.01	0.00	0.02	0.01	0.01
ナイアシン	mgNE	13.6	7.6	11.5	13.3	13.2	13.3	14.1	15.2	15.4	13.5	14.2
ビタミンB₆	mg	1.69	0.67	1.12	1.16	1.25	1.45	1.35	1.66	2.21	2.52	1.84
＿ビタミンB₆（通常の食品：再掲）	mg	1.04	0.67	0.98	1.01	0.95	0.96	0.99	1.12	1.21	1.10	1.07
＿ビタミンB₆（補助食品：再掲）	mg	0.64	0.00	0.14	0.13	0.29	0.48	0.34	0.54	0.98	1.41	0.75
＿ビタミンB₆（強化食品：再掲）	mg	0.01	0.00	0.00	0.01	0.00	0.01	0.01	0.00	0.02	0.01	0.01
ビタミンB₁₂	μg	6.4	3.4	5.6	5.2	6.5	5.2	5.7	7.4	8.0	6.9	6.7
葉酸	μg	292	158	236	249	259	253	262	328	363	337	308
パントテン酸	mg	5.12	3.82	5.80	5.34	4.84	4.89	4.83	5.31	5.51	5.10	5.12
ビタミンC	mg	120	55	79	91	105	95	112	144	159	142	130
＿ビタミンC（通常の食品：再掲）	mg	99	52	73	79	76	73	82	119	138	121	106
＿ビタミンC（補助食品：再掲）	mg	16	2	2	3	12	18	25	19	20	20	20
＿ビタミンC（強化食品：再掲）	mg	4	1	4	9	17	4	5	6	1	1	5
コレステロール	mg	299	234	334	382	317	296	311	309	297	265	296
食物繊維総量	g	13.7	8.1	12.4	12.1	12.1	12.5	12.5	15.2	16.6	15.3	14.3
うち水溶性	g	3.3	2.0	3.1	2.9	3.0	3.1	3.0	3.6	3.9	3.6	3.4
うち不溶性	g	10.4	6.0	9.2	9.2	9.0	9.4	9.4	11.6	12.6	11.7	10.9
脂肪エネルギー比率	%	26.5	29.2	30.2	30.8	29.1	27.9	27.9	26.4	24.1	22.3	25.8
炭水化物エネルギー比率	%	58.4	56.8	55.2	54.5	55.9	57.4	57.3	58.2	60.1	62.3	59.0
動物性たんぱく質比率	%	51.8	55.2	56.9	57.4	53.0	50.9	52.4	50.9	50.1	48.9	50.7

表中の「通常の食品」「強化食品」「補助食品」は次のとおりである。

通常の食品：通常の食品からの摂取

強化食品の強化分：通常の食品に強化されている部分からの摂取（例：カルシウム強化牛乳，鉄強化ヨーグルトなどの強化分）

補助食品：顆粒，錠剤，カプセル，ドリンク状の製品からの摂取

出所：「平成19年　国民健康・栄養調査結果」の概要の抜粋。

まれた食事を心がけることが重要である。

②　鉄の吸収

　鉄は１日当たり約１mg体外に排出されるので，その排出分を補うように吸収される量も約１mgである。体内に含まれる鉄が男性で３～４gであることから，１日に排出され吸収される量は全鉄量のわずか0.025～0.03％であり，鉄が閉鎖系で体内を移動していることがわかる。

　１日当たり１mg吸収される鉄は，消化管の小腸上部から体内に吸収される。この吸収される鉄は，ヘモグロビンやミオグロビンなどのヘム鉄と，非ヘム鉄があり，その状態によって吸収率が異なる。ヘム鉄は動物性の食事に多く含まれており，植物性の食品に多く含まれている非ヘム鉄より体内に吸収されやすい。そのため，鉄欠乏性貧血の改善のための食事には，食品内の鉄含有量だけでなく，そのヘム鉄と非ヘム鉄の比率も考慮に入れる必要がある。

　この鉄の体内への吸収率は，体内の鉄の量によって変化する。体内の鉄の量が十分であると鉄吸収率は低く，鉄欠乏性貧血であったり，鉄欠乏性貧血までとはいかなくても鉄が不足気味であったりすると，その吸収率が上昇することが鉄の放射性同位元素である59Feを用いた実験で明らかにされている（図表７−45）。

　小腸から吸収された鉄は，血清中のトランスフェリンTransferrinと結合して血管内を移動する。トランスフェリンは１分子当たり２つの鉄原子と結合することができる。この鉄とトランスフェリンが結合した複合体は骨髄に運ばれ，赤血球前駆細胞にあるトランスフェリンレセプターに結合する。このトランスフェリンレセプターには，鉄が結合していないトランスフェリンとは結合しない性質があるので，鉄と結合している鉄トランスフェリン複合体のみがトランスフェリンレセプターと結合し細胞内に取り込まれる。この取り込まれた鉄がミトコンドリアに運ばれてヘムが作られ，さらにヘモグロビンとなる。このように，トランスフェリンは体内の鉄輸送に非常に重要な働きを持っている。

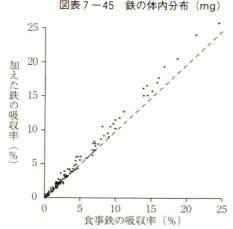

図表7－45　鉄の体内分布（mg）

食事中の鉄の吸収（intrinsic tag）は，外から加えた鉄の吸収（extrinsic tag）とほぼ等しい（ext：int 比較1.1）。

出所：内田立身『鉄欠乏性貧血』新興医学出版社，1996年，p.13。

（3）運動が鉄代謝に与える影響

① 物理的溶血

　衝撃などが体に加わる運動を長時間続けると，赤血球が物理的に崩壊し，赤血球からヘモグロビンが脱落することがある。この物理的溶血が生じる可能性の高い運動として，剣道，マラソン，バレーボールやバスケットボールなどが示唆されている。これらのスポーツは，共通して選手の足の裏にかなりの衝撃を受けるスポーツである。剣道では素足で強く踏み込む動作を，硬い床で繰り返す。マラソンの大会では2時間以上繰り返し固いアスファルトの上を走ることで強い衝撃を足の裏に受け，練習では大会以上の時間で足の裏に衝撃を受け続けることもある。この衝撃によって，足の裏に流れる赤血球が破壊されると思われる。このことによって崩壊した赤血球から，ヘモグロビンが血液内に排出される。この遊離したヘモグロビンは，タンパク質の一種であるハプトグロビン Haptoglobinと複合体を形成するものは体外に排出されないが，ハプトグロビンが枯渇し複合体形成できなくなると，ヘモグロビンが腎臓から尿中に排

出される。そして尿中に出るヘモグロビン尿症となり，鉄が体外に排泄される。

② 減　量

　ある種のスポーツでは，減量を行うことは多くの選手にとって不可欠である。たとえば，体重別で競技が行われる柔道，レスリング，ボクシングなどが減量を伴うスポーツとして挙げられる。このスポーツを行う競技者のなかには，減量に苦しむ者もおり，その場合には厳しい食事制限が課せられ鉄分不足に陥ることとなる。マラソン選手は体重制ではないが，好記録を目指す場合には減量が非常に重要である。女子のトップアスリートだと，１キロ脂肪を落とすとフルマラソンで８分タイムが向上するとまでいわれている。そのため，減量に苦しむ選手は食事が偏ってしまい，動物性の食品に多く含まれ体内への吸収率が良いヘム鉄の摂取不足となり，体内の鉄量が不足する。報告によれば，女子のアスリートは鉄分の摂取が低い傾向にあるとされていることから，女子アスリートが減量を行うときには，鉄分摂取を十分考慮に入れた減量の食事メニューを組むことが重要となる。

③ 鉄の吸収量低下

　運動を行うと，骨格筋が酸素やエネルギーを多量に消費するため，血液が骨格筋に多く流れるようになる。体内にある血液の総量は，短時間に変化しない。そのため血液の体内分布を，血管抵抗を変化させることによってシフトさせ，血液を必要としている部分に多く流す。このように骨格筋に多く血液が流れると鉄分を吸収する部位である小腸の血流が減少するため，鉄分の吸収が低下すると考えられている。また体内の鉄の量が十分であると鉄吸収率は低く，鉄欠乏性貧血であったり，鉄欠乏性貧血までとはいかなくても鉄が不足気味であったりすると，その吸収率が上昇するとことは述べた。ただアスリートの場合は，少し異なっていることが報告されている。アスリートの鉄欠乏が重症となると，小腸からの鉄の吸収が低下[2]することが示唆されているのである。

　そして，ストレスや疲労も鉄の吸収量低下に関与している。ストレスや疲労があると胃腸の働きが低下し胃酸の分泌が減少することによって鉄の吸収量低

下が引き起こされる。逆に，疲労も無くリラックスした状態だと胃酸の分泌が増加し，鉄の吸収量は増加する。

④ 出 血

競技スポーツを行っているアスリートには，非常に強い負荷のストレスを感じている者がいる。このようなストレスを感じているアスリートの消化器官に炎症などが引き起こされることがある。また，過度な練習を行うと消化器官の循環血液量の低下による出血，腎出血がおこり血尿となることがある。こうして体内の鉄量が減少することがある。特に減量を伴う，長距離や新体操などの女子選手では，強負荷の練習により生理が止まることがよく知られている。

⑤ 運動による筋肉内の血液還流量の増加に起因する赤血球の崩壊

ある程度の負荷がかかる運動を行うと骨格筋が発達し，その周りには毛細血管がよく発達する。運動を行うと，筋肉が発達すると同時に骨格筋内の血流量が増加する。そうなると，より多くの赤血球が毛細血管を通過し，赤血球が変形することとなり，赤血球が破壊される可能性が高くなる。鉄欠乏性貧血になると，赤血球は小球化し低色素となる。この赤血球は膜が脆弱となり，そのためさらに赤血球が崩壊し，ヘモグロビンが血液内に排出される。この遊離したヘモグロビンは物理的溶血のときと同様にハプトグロビンと複合体形成できなくなると，ヘモグロビンが腎臓から尿中に排出される。すなわち体外に鉄が排出され，体内の鉄量の減少を引き起こす。

⑥ 発汗による鉄の喪失

われわれは，スポーツを行うと多かれ少なかれ汗をかく。そしてこの汗の成分には鉄が含まれている。そのため発汗に伴い体外に鉄が排出されることになる。特に多量に汗をかくマラソン，炎天下で行うサッカーなどでは鉄の喪失は非常に多いと考えられるため，体内の鉄量の低下が問題となる。

⑦　骨格筋発達に伴う鉄需要の増大

　運動を行うと，骨格筋が発達する。その時に骨格筋内ではミオグロビンの合成が高まる。このミオグロビンには鉄が含まれているので，鉄需要が増大する。これは，骨格筋の発達を生じる成長期にも同様のことがいえる。そのため，日本人の食事摂取基準2005年版で示された食事による鉄の摂取基準は，男女とも成長期には成人より多くの鉄を必要としている。

参考文献

【第1章・第2章・第3章・第6章・第7章（1～3節）】

稲葉　裕・高橋華王監修『保健衛生とフィットネス』篠原出版新社，2006年。

SSF笹川スポーツ財団『スポーツライフ・データ2008』日本パブリシテイ，2009年。

厚生労働省監修『平成20年度　厚生労働白書』ぎょうせい，2008年。

厚生労働省監修『平成23年度　厚生労働白書』ぎょうせい，2011年。

講談社編集『家庭医学大辞典』講談社，1992年。

小坂橋喜久代編著『からだの構造と機能』学習研究社，2005年。

小室史恵監訳『高齢者の機能アップ運動マニュアル』有限会社ナップ，2005年。

財団法人日本体育協会監修『中高年のための運動プログラム』有限会社ナップ，2007年。

佐藤信一・外園一人『オリンピアの研究』歩兵出版，1969年。

佐藤祐造・竹内康治・田中富穂編集『テキスト健康科学』南江堂，2005年。

高井　茂編著『概説健康・スポーツ科学』八千代出版，2011年。

高井　茂監修『現代人の病気と健康』創成社，2013年。

テレビテキスト『きょうの健康』NHK出版，2009年4月号～2016年10月号。

トレーニング研究会編『レジスタンストレーニング』朝倉書店，1996年。

内閣府『平成20年版　国民生活白書』社団法人時事画報社，2008年。

日本糖尿病学会編『糖尿病食事療法のための食品交換表　第6版』文光堂，2005年。

船津和夫監修『ひと目でわかる健康診断』小学館，2010年。

法研『6訂版　家庭医学大全科』，2015年。

ホームメディカ編集委員会『家庭医学大辞典』小学館，2008年。

水野・木下・渡辺・木村共著『体育史概説』杏林書院，1977年。

文部科学省編『平成15年度　文部科学白書』独立行政法人国立印刷局，2004年。

【第4章・第5章】

安藤寿康『心はどのように遺伝するか』講談社ブルーバックス，2000年。

伊藤絵美『認知療法・認知行動療法カウンセリング　CTBカウンセリング　初級ワークショップ』星和書店，2005年。

「NHKスペシャル　女と男　最新の科学が読み解く性　第一回」NHKエンタープライ

ズ。

大川匡子「時間生物学の診断，治療，予防への応用」『時間生物学』12（2），2006年。

小澤瀞司・福田康一郎総編集，本間研一・大森治紀・大橋俊夫編集『標準生理学　第7版』医学書院，2009年。

加藤伸司・中島健一編著『社会福祉士養成テキストブック　13　心理学』ミネルヴァ書房，2007年。

川上憲人「こころの健康についての疫学調査に関する研究」2004～2006年度厚生労働科学研究費補助金（こころの健康科学研究事業），総合研究報告書，1-21，2007年。

河野友信・石川俊男編集『ストレスの辞典』朝倉書店，2005年。

『暮らしと健康』2008年4月号，2009年5月号，保健同人社。

ケリー・マクゴニガル『スタンフォードのストレスを力に変える教科書』大和書房，2015年。

厚生労働省「うつ対策推進方策マニュアル―都道府県・市町村職員のために―」。

渋谷昌三『面白いほどよくわかる心理学の本』西東社，2009年。

社団法人日本心身医学会HP（http://www.shinshin-igaku.com/）。

社団法人日本メンタルヘルス研究センター（http://utu-yobo.com/）。

鈴木晶夫・春木　豊「躯幹と顔面の角度が意識性に及ぼす影響」『心理学研究』62，378-382，1992年。

鈴木　誠・山岸みどり・阿部和厚・池田文人「北海道大学におけるAO入試マニュアル」J. Higher Education and Lifelong Learning 10，2002。

高橋祥友・竹島　正編集『自殺予防の実際』永井書店，2009年。

タル・ベン・シャハー『ハーバードの人生を変える授業』大和書房，2015年。

丹治　順・吉澤修治編『脳の高次機能』朝倉書店，2001年。

津村俊充・山口真人・南山短期大学人間関係科編『人間関係トレーニング　第2版』ナカニシヤ出版，2005年。

中澤　潤編『よくわかる教育心理学』ミネルヴァ書房，2008年。

中原雄二『薬物乱用の科学』研成社，1999年。

日本スポーツ心理学会編『最新　スポーツ心理学　その軌跡と展望』大修館書店，2004年。

春木　豊『動きが心をつくる』講談社現代新書，2011年。

伏木　亨『人間は脳で食べている』ちくま新書，2005年。

「平成27年における薬物・銃器情勢　確定値」警察庁。

星野欣生『人間関係づくりトレーニング』金子書房，2002年。

前田　均・切池信夫編著『薬物依存Q&A』ミネルヴァ書房，2006年。

森本武利・彼末一之『やさしい生理学　改定第5版』南江堂，2005年。

YOMIURI ONLINE　石川善樹の「続けたくなる健康法」（https://yomidr.yomiuri.co.jp/）。

Biddle, S. J. H., The feel-good factor. In S. J. H. Biddle & N. Mutrie (Eds.), Psychology of physical activity: Determinants, well-being and interventions. New York (UK): Routledge. 2001, 167-201.

Fumoto, M. et al., Ventral prefrontal cortex and serotonergic system activation during pedaling exercise induces negative mood improvement and increased alpha band in EEGm. *Behavioural Brain Research*, 2010; 213: 1-9.

International Society of Sport Psychology. Physical activity and psychological benefits: A position statement. The Sport Psychologist 6: 1992, 199-203.

James, W., Psycology: Briefer Course, Henry Holt, 1892. （今田　寛訳『心理学（上）』『心理学（下）』岩波文庫，1993年）

Mohri, Y. et al., Prolonged rhythmic gum chewing suppresses niciceptive response via serotonergic descending inhibitory pathway in human. *Pain*, 2005; 118: 35-42.

Rivkin, I.D. et al., The effects of expressive writing on adjustment to HIV. *AIDS and Behavior*, Vol.10, No.1, January 2006.

Rosenthal, R. & Jacobson, L., Pygmalion in the classroom and pupil's intellectual development. New York: Holt, Rinehart & Winston, 1968.

Smyth, J.M. et al., Effects of writing about stressful experiences on symptom reduction in patients with asthma or rheumatoid arthritis: a randomized trial.

Takahashi, H., Fujimura, Y., Hayashi, M., Takano, H., Kato, M., Okubo, Y., Kanno, I., Ito, H., Suhara, T., Enhanced dopamine release by nicotine in cigarette smokers: a double-blind, randomized, placebo-controlled pilot study. Int J Neuropsychopharmacol. 2008 May; 11(3): 413-7.

Tamir, D.I., Mitchell, J.P., Disclosing information about the self is intrinsically rewarding. Proc Natl Acad Sci USA, 2012 May 7.

Valins, S., COGNITIVE EFFECTS OF FALSE HEART-RATE FEEDBACK, Journal of personality and social psychology, Vol.4, No.4, 1966, 400-8.

【第7章（4節）】

春日井敦夫・小笠原正志・伊藤　朗「運動が尿・汗糞中鉄排泄および鉄出納に及ぼす影響」『体力科学』41，530-539，1992年。

伏木　亨・柴田克己・吉田宗弘他「運動とミネラル」『スポーツと栄養と食品』朝倉書店，

33-52. 1996年。

屋代彰子・清野完治「女子運動部学生における鉄欠乏性貧血について」『九州女子大学紀要』26，53-59，1990年。

Brune, M., Magnusson, B., Persson, H. et al., Iron losses in sweat. Am. J. Clin. Nutr., 43, 438-443, 1986.

Ehn, L. E., Iron status in athletes involved in intense physical activity. Med. Sci. Sports Exer., 12, 61-64, 1980.

Erichner, E. R., Runner's macrocytosis: a clue to footstrike hemolysis. Runner's anemia as a benefit versus runner's hemolysis as a detriment. Am. J. Med., 78 (2), 312-315, 1985.

Gutteridge, J. M. C., Roweley, D. M., Copper and iron complexes catalytic for oxygen radical reactions in sweat from human athletes. Clin. Chem. Acta., 145, 267-273, 1985.

Hallberg, L., Food iron absorption. In Iron, pp. 116-133 [JD Cook, editor]. New York: Churchill Livingstone, 1980.

Newhous, I. J. and Clement, D. B., Iron status in athletes: an update. Sport. Med., 5, 337-352, 1988.

Shiraki, K., Yamada, T. and Yoshimura, H., Relation of protein nutrition to the reduction of red blood cells induced by physical training. Jap. J. Physiol., 27, 413-421, 1977.

Vellar, O. D., Studies on sweat losses of nutrients. Iron content of whole body sweat and its association with other sweat constituents, serum iron leavels, hematological indices, body surface area, and sweatrate. Scand. J. Clin. Lab. Inves., 21, 157-167, 1968.

Vellar, O. D., Studies on sweat losses of nutrients II. The influence of an oral iron load on iron content of whole body cell-free sweat. Scand. J. Clin. Lab. Inves., 21(4), 344-346, 1968.

Wishnitzer, R., Eliraz, A., Hurvitz, N. et al., Decreased bone marrow cellularity and hemosiderin in normal and overtrained runners. Harefuah. 118(2), 74-8, 1990.

索　引

A-Z

A ソ連型 …………………162
A 香港型 …………………162
ACE 阻害薬 ………………65
ADP ……………………250
ALT（GPT）……………105
AMP ……………………250
ARB ………………………65
AST（GOT）……………105
ATPase（分解酵素）………267
BCG ……………………150
―――接種 ………………169
BMI ………………………11，12
Bq（ベクレル）……………61
B 型肝炎 ………51，106，171
C 型肝炎 ………51，106，172
―――治療薬
　（テラビック）……………173
CD4 陽性細胞 ……………158
ChE（コリンエステラーゼ）
………………………………105
COPD（慢性閉塞性肺疾患）
………………………3，99，130
CT（断層写真）……………46
―――検査 …………62，82
DOT（直接服薬確認法）…143
DV（ドメスティック
　バイオレンス）…………183
EPA 製剤 …………………69
EPI（拡大予防接種計画）
………………………………150
FF（fast twitch, fatigable）
………………………………269
FG（fast twitch glycolic fiber）
………………………………270
fMRI ……………………207
FOG（fast twitch oxidative
　glycolic fiber）…………270
FR（fast twitch, fatigue
　resistant）………………269
Gy（グレイ）………………61
HbA1 c ……………………89
HDL ………………………66
HIV ………………………206
―――ウイルス……………157
―――キャリア……………158

iPS 細胞（人口多能性幹細胞）
………………………………116
LDL ………………………66
MRI ………………………82
―――検査 ………………62
NSAID …………………104
S（slow twitch）…………269
SARS（重症急性呼吸器
　症候群）…………………153
SO（slow twitch oxidative）
………………………………270
Sv（シーベルト）…………61
TCA 回路 ……254，256，258
t-PA（アルテプラーゼ）…81
WHO（世界保健機関）……12，
　64，147，150，164，178
X 線検査 …………………62

ア

アイソメトリック …………15
―――トレーニング……272
悪性リンパ腫 …………55，57
悪玉 ………………………66
アクチン…………………266
―――分子………………265
足 …………………………294
アシドーシス……………254
アスピリン……………72，104
アセチルコエンザイム A
　（CoA）……………254，256
アセチルコリン…………267
アテネの教育……………223
アデノシン 1 リン酸（AMP）
………………………………250
アデノシン 3 リン酸（ATP）
………………………250，289
アデノシン 2 リン酸（ADP）
………………………………250
アテローム梗塞……………79
アマチュアリズム………232
アミノ酸…………………246
アミラーゼ………………107
アミロイド β たんぱく……131
アルツハイマー症………131
アルドステロン…………208
アンジオテンシン II………208
異化………………………249

胃潰瘍……………………103
胃ガン ……………………41
息切れ……………………100
意識障害…………………140
胃食道逆流症……………105
イソロイシン……………246
依存症……………………215
依存性乱用薬物 ……212，214
痛みの悪循環………………14
1 型糖尿病 ………………86
一過性虚血発作……………79
遺伝的要因………………179
イトラコナゾール………141
違法薬物…………………179
イマチニブ……………56，141
胃もたれ…………………102
医薬分業…………………145
インスリン…………86，107
―――注射 ………………94
―――抵抗性 ……………88
―――療法 ………………86
インターバルトレーニング
………………………………262
インターフェロン………172
隠匿領域（hidden area）…185
院内感染…………………163
インパルス………………197
インフォームドコンセント
………………………………34，60
インフルエンザ
……………100，149，162
―――ウイルス…………134
―――迅速診断キット…163
ウイルス性肝炎…………170
ウィンタースポーツ……242
ウェイトトレーニング
………………………92，237
ウォーキング…………69，240
ウォームアップ…………243
うつ………………………177
―――症状………………132
―――状態 ……101，125
うつ病 …125，198，200，261
―――の理解……………178
運動器症候群………………8
運動系財産 ………276，279
運動センス………………275

303

運動単位……………………267
運動と酸素…………………259
運動と心臓…………………263
運動の学習…………………277
運動の効果…………………235
運動の転移…………………282
運動負荷試験 ………………74
運動量と仕事………………279
運動療法……22, 24, 92, 99,
101, 113, 198
エアコン……………………118
エアロビクスダンス………242
エイズ（AIDS）……144, 157
─────患者………………158
─────抗体検査…………161
─────発症………………159
エキセントリックトレー
ニング……………………272
エキソサイトーシス………212
エコノミークラス症候群 …85
エゼチニブ……………………69
エネルギーの貨幣…………251
─────ATP………………250
エミール……………………228
エリスロポエチン…………287
エルロチニブ…………………47
横紋筋………………………264
応用行動分析モデル………201
オキシトシン………………218
オキシヘモグロビン………286
お薬手帳……………………143
オーバートレーニング……288
オーバーユース ………………16
オピオイド……………………58
オペラント条件づけ………201
オールアウト………………260
温熱療法………………………24

カ

加圧……────────………275
─────トレーニング……274
外傷性くも膜下出血………247
回転性めまい………………120
開頭クリッピング術 ………81
海馬…………………………131
回復…………………………246
開腹手術 ………………35, 42
開放領域（open area）…185
外来血圧………………………63
カウンセラー………………205
カウンセリング……………127
化学放射線療法 ………………38
化学療法 …………31, 37, 56
かかりつけ薬剤師…………143

角運動量保存………………279
核酸アナログ………………172
覚せい剤 ……………212, 213
覚醒手術………………………59
喀タン細胞診…………………45
角膜感染症…………………117
過食症………………………136
ガス交換効率………………195
ガス交換能…………………262
風邪…………………………149
家族療法……………………137
肩……………………………16
────こり……………………17
学校教育……………………231
学校体育……………………227
活動電位…………197, 267
家庭血圧………………………63
カテコールアミン…………263
カテーテル……………………72
─────治療…………………73
体をつくる元素……………249
カリウム……………………113
カルシウムイオン…………267
カルシウム拮抗薬 ……65, 72
カルシウム剤………………141
加齢黄斑変性………………115
加齢性難聴…………………122
ガン……33, 130, 216, 235
眼圧…………………………114
ガン遺伝子……………………32
肝炎ウイルス…………………51
肝炎訴訟……………………173
寛解後療法……………………56
寛解導入療法…………………56
間欠性は行……………………84
緩衝作用……………………287
感情理論……………………181
慣性の法則…………………279
感染経路……………………148
感染症……………134, 147
肝臓…………………………105
─────ガン…………………51
寛大効果……………………183
眼内レンズ…………………114
ガン発生メカニズム ………33
γ－GTP……………………105
ガン免疫療法…………………40
季節性感情障害（冬季うつ病）
……………………………201
喫煙習慣……………………216
ぎっくり腰……………………22
基底細胞ガン…………………59
機能性ディスペプシア……102
逆流性食道炎………………105
吸エルゴン反応……………252
臼蓋形成不全…………………23

急性骨髄性白血病 …………56
急性すい炎…………………107
急性憎悪……………………102
共役…………………………252
胸腔鏡手術 ……………35, 45
狭心症…………………………70
矯正体操……………………243
共通代謝経路……254, 255
局所的流行（endemic）…152
拒食症………………………136
筋収縮………………………265
近世以降の身体観…………227
筋線維……………264, 267
近代オリンピック誕生……232
近代学校体育………………228
緊張型頭痛…………………124
筋痛性脳脊髄炎（ME）…134
筋肉の構造…………………263
筋紡錘………………………197
空気感染……………………149
口癖（セルフトーク）……190
グーズムーツ………………228
首……………………………13
クーベルタン男爵 …232, 233
くも膜下出血………80, 133
グリコーゲン………………253
グリコヘモグロビン ………89
クリゾチニブ …………………47
グルカゴン…………………107
クールダウン………………244
クレアチニン………………111
クレアチンリン酸系………257
経頭蓋磁気刺激（TMS）…200
系統的脱感作法……………203
頸動脈狭窄症………83, 84
血圧…………63, 235, 262
血液検査……………………111
血液のガン ……………34, 55
結核………………149, 167
─────予防法……………147
血管性認知症………………132
血管内皮細胞………………240
血管年齢……………………241
─────改善………………235
血腫…………………………80
血小板………………………283
血清トランスフェリン
transferrin………………289
結石…………………………109
血栓除去療法…………………81
血中グルコース……………254
血中濃度……………………142
げっぷ………………………105
ケトアシドーシス……………86
解熱薬………………………104
ゲフィチニブ …………………47

索　引　◎── 305

健康寿命……………………1
健康増進法…………………4
健康日本21 …………………4
言語障害…………………132
原発性アルドステロン症 …66
原発性脳腫瘍……………58
けん板断裂 …………16, 17
減量………………………295
コイル塞栓術 ……………81
抗うつ薬……………127, 198
抗HIV薬…………………160
抗ガン剤……36, 37, 47, 48
交感神経活動……………194
高血圧………65, 110, 263
抗血小板薬………………104
膠原病……………………111
高次脳機能障害…………133
高照度光療法……………200
向心力……………………279
光線力学的治療
　（光線力学的療法）…37, 45
酵素………………………250
行動療法…………………201
高尿酸血症………………95
更年期うつ………………129
更年期障害………………129
光背効果（ハロー効果）…183
後発白内障………………114
高齢化……………………29
コカイン…………………212
呼吸筋……………………194
呼吸法（プラーナーヤーマ）
　…………192, 193, 195
国民病……………………167
心の風邪…………………178
こころの健康……………177
腰…………………………19
五十肩……………………16
古代オリンピック …222, 225
古代ギリシャ……………221
古代の身体観……………221
骨格筋……………263, 296
骨粗鬆症 ……8, 101, 136,
　235, 238
古典的条件づけ…………202
コーピング………………177
　・モデル………………204
コルヒチン………………99
コレステロール …………66
ゴーレム効果……………184
コンセントリックトレー
　ニング…………………272
コンタクトレンズ………118

　　　　　サ

再酸化……………………261

最大酸素摂取量…………262
最適年齢…………………276
再犯者率…………………213
細胞質……………………254
サイレントストーン……109
ザナミビル（リレンザ）…165
サプリメント……………245
サルコペニア……………239
酸化のリン酸化反応……254
酸化反応（内呼吸）………259
参加モデリング…………204
産後うつ症状
　（マタニティブルー）……128
酸素………………………254
　――摂取能力…………259
　――摂取量……………261
　――負債………………261
死因別病気………………29
ジェイコブソン…………196
シェイピング……………202
ジェネリック医薬品
　（後発医薬品）…………144
自家移植…………………58
紫外線 ……………………33
ジカ熱……………………152
子宮ガン…………………54
子宮頸がん………………30
　――ワクチン …………54
糸球体毛細血管…………110
持久力……………………262
自己開示…………………186
自己消化…………………108
自己知覚…………………198
自殺………125, 175, 177
脂質………………………253
　――異常症……………68
視床下部…………………219
自然放射線………………61
持続的トレーニング……262
失明………………………115
死点………………………260
自動化……………………280
自動思考…………………204
シナプス…………………212
ジフテリア………………150
脂肪………………………249
社会学習理論モデル（social
　learning theory model）
　…………………………204
視野欠損…………………115
重粒子線…………………42
　――治療………………36
出血………………………296
受動喫煙……………47, 100
受動免疫…………………149
シュピース………………228

馴化………………………203
松果体……………………201
小細胞型ガン（小細胞ガン）
　………………………34, 46
小児糖尿病 ………………86
小児用肺炎球菌…………150
正味の酸素量……………254
静脈血栓塞栓症…………84
ジョギング…………69, 240
除菌治療……………44, 104
食事療法……………101, 112
食道ガン…………………54
食の欧米化…11, 29, 87, 109
食物感染…………………149
食物繊維…………………48
食物と代謝経路…………253
女子選手…………………296
ジョセフ…………………185
初頭効果…………………182
ジョハリの窓……………185
徐脈性不整脈……………76
自律神経…………………194
　――失調症……………126
新型インフルエンザ……165
親近効果…………………182
心筋梗塞…………………70
神経性胃炎………………102
神経伝達物質……………126
神経ブロック…………15, 27
心原性脳梗塞……………79
腎硬化症…………………111
進行ガン ……………34, 42
人工肛門…………………50
新行動S-R仲介理論モデル
　…………………………202
人工内耳装置の原理………123
心身症……………………180
新生血管…………………117
新生児聴覚スクリーニング
　…………………………123
腎臓………………………110
　――移植………………113
　――ガン………………52
心臓病………………71, 263
心臓リハビリテーション …73
身体的依存………………214
伸張性動作………………274
伸展反射…………………243
心拍出量…………………261
心拍数……………………262
心不全……………………74
心理調査用紙……………180
心理療法…………………137
水圧………………………241
随意筋…………………194, 263
水系感染…………………149

水素イオン ……………258, 287
膵臓……………………………107
　──移植………………………94
　──ガン………………………52
水素伝達系……………………254
膵島（ランゲルハンス島）…86
　──移植………………………94
水分補給………………………245
水分・ミネラル補給…………245
スイミング…………………69, 241
スウェーデン体操……………228
スキナー箱……………………201
スキル………………237, 279
　──に含まれる要素
　……………………………275
スタチン…………………………69
頭痛（筋緊張性頭痛）
　……………………………123, 180
ステレオタイプ………………184
ステント…………………………72
ストーマ…………………………53
　──装具………………………50
ストラック……………………180
ストレス…………………108, 121,
　127, 134, 175, 177, 179,
　189, 295
ストレス解消…………………207
　──方法……………………212
ストレス軽減効果 …212, 216
ストレスコーピング
　……………………………189, 190
ストレッサー…………………189
ストレッチ……………………243
　──体操………………………21
スパイロメーター……………100
スパルタの教育………………221
すべり学説……………………265
スペンサー, H.………………231
スポーツ……………227, 229
　──禁止令…………………230
　──障害………………………16
　──傷害予防…………243, 272
　──心臓……………………263
　──スキル…………………275
　──頭部外傷………………247
　──マンシップ
　……………………………228, 229
刷り込み現象…………………209
するスポーツ…………………225
制圧プログラム………………152
性格……………………………179
正常眼圧………………………114
精神療法………………127, 198
成長ホルモン…………………274
生物学的感染…………………149
生理……………………………296

世界的流行（pandemic）…152
セカンドインパクト…………247
セカンドオピニオン …34, 60
脊柱靭帯骨化症…………………14
石灰化…………………………109
赤筋……………………………269
赤血球………………283, 284
　──の機能…………………283
　──の造血…………………287
接触感染………………………162
摂食障害………………………135
セルフトーク…………………190
セロトニン………126, 199
センサー………………………197
漸進的筋弛緩法 …195, 203
ぜんそく………………………101
全体構造と部分構造…………281
善玉……………………………67
前庭神経炎……………………122
先天性難聴……………………123
前立腺ガン…………30, 53
騒音性難聴……………………123
早期発見……………38, 40
双極性障害……………………129
装具療法…………………………26
造血幹細胞………………………55
　──移植………………………56
造血作用………………………288
相互作用………………………139
総ビリルビン…………………105
ソーシャル・ネットワーキン
　グ・サービス（SNS）……205
速筋……………………………269
外呼吸………………254, 259
ソーンダイク…………………201

タ

体育………………228, 231
第一印象………………………182
ダイエット………107, 109
大細胞ガン………………………46
対人関係療法…………………137
対人認知………………………182
大腸ガン…………………………48
大動脈解離…………11, 83
大動脈瘤…………………………83
大脳皮質………………………194
タウたんぱく…………………132
立ちくらみ……………………120
タバコ…………………………215
　──と発ガン…………………46
多発性骨髄腫………55, 58
短縮性動作……………………274
炭水化物………………………249
胆石………………108, 109
胆のう…………………………108

　──ガン………………………52
タンパク質……249, 253, 284
　──制限……………………112
チアノーゼ……………………286
知育・徳育・体育……………231
遅筋……………………………269
チトクローム系………………254
注意力低下……………………132
中心化傾向……………………183
中心型と末梢型…………………45
中世以降の身体観……………227
中性脂肪…………………66, 67
超音波検査（エコー検査）
　……………………………62
超回復…………………………274
超高齢化社会……………………1
調剤薬…………………………139
直接感染………………………149
沈黙の臓器……………………105
椎間板ヘルニア…………………14
痛風………………………………95
　──腎…………………………97
つくり笑い……………………197
ツベルクリン反応検査………169
定期接種………………………150
低酸素室………………………288
定常状態（セカンド
　ウインド）………………260
デオキシヘモグロビン………286
適応障害………………………129
テクニック……………………275
鉄………………………………287
　──欠乏性貧血
　……………………………290, 293
　──の吸収…………………293
　──の摂取基準量…………289
　──の体内分布……………289
デノボガン………………………48
転移……………………………42
　──性脳腫瘍…………………58
点眼薬………………114, 118
電気けいれん療法（ECT）
　……………………………200
電子伝達系……………………254
電磁波………………33, 61
同化……………………………249
統合失調症………129, 203
動作イメージ…………………279
同時接種………………………151
糖質………………112, 253
　──制限食……………………11
動静脈血中酸素含有較差…261
透析治療………110, 112, 113
糖尿病………110, 114, 238
　──合併症…………………89
　──神経障害…………………91

索　引　◎── 307

———腎症………………90, 111
———性網膜症……………116
———の食事療法…………91
———網膜症…………………90
動物由来の感染症…………156
動脈硬化………11, 70, 88,
　91, 101, 111
動脈瘤…………………………82
特徴的フォーム……………281
特定健康診査………………5, 7
毒力……………………………148
突発性難聴…………………122
トップアスリート …276, 295
ドナー（臓器提供者）……94
ドーパミン
　………199, 209, 210, 217
———トランスポーター
　……………………………212
ドーピング …………225, 232
トマス・アーノルド………228
ドライアイ…………………117
トラウマ……………………206
トラブル……………………191
トランスフェリン…………293
鳥インフルエンザ…………165
トリプシン…………………107
トリプタン…………………125
トレーニング効果…………273
トロポニン…………………266
トロポミオシン……………266

ナ

内呼吸………………………254
内視鏡手術 ………35, 41, 48
ナショナリズム……………228
生ワクチン…………………151
難病……………………………137
———対策要綱……………137
2型糖尿病……………………87
ニコチン……………213, 215
2次予防 ………………………40
ニトログリセリン …………72
乳ガン…………………………54
乳酸……………………………257
ニューロン…………………267
尿検査………………………111
尿酸値…………………………95
尿中のタンパク量…………111
任意接種……………………150
妊娠糖尿病……………………95
認知機能低下………………131
認知行動変容モデル………204
認知行動療法（CBT）
　………………………137, 204
認知症………………………130
———サポーター…………133

認知療法……………………127
ネコの問題箱………………201
熱けいれん…………………244
熱失神………………………244
熱射病………………………244
熱中症………………………244
熱疲労………………………244
粘膜下層………………………42
ノイラミニターゼ …164, 165
脳梗塞…………………………79
脳挫傷………………………247
脳支配………………………268
脳出血…………………………80
脳腫瘍…………………………58
脳しんとう…………………247
脳卒中…………………………78
———ケアユニット
　（SCU）………………………82
———リハビリテーション
　……………………………82
脳動脈瘤………………………80
能動免疫……………………150
脳ドック………………………82
脳皮質の興奮レベル………268
ノルアドレナリン …126, 199

ハ

肺炎…………………………101
バイオプシー法……………269
背外側前頭前野（DLPFC）
　……………………………200
肺ガン…………………………45
肺塞栓症………………………84
肺性心………………………101
肺年齢………………………100
肺のガス交換………………259
バイパス手術（バイパス
　治療）………………72, 73
廃用性症候群…………………82
パーキンソン症状…………132
拍動量………………………261
白内障………………………114
暴露法………………………203
破砕療法……………………110
麻疹…………………………150
破傷風………………………150
バセドー……………………228
パーソナリティー障害……129
バソプレッシン……………216
発エルゴン反応……………252
発汗による鉄の喪失………296
白筋…………………………269
白血球………………………283
白血病…………………………55
パフォーマンス……………275
パブリックスクール………228

バランステスト……………248
ハリー………………………185
バリン………………………246
判断力低下…………………132
パンデミック………………165
万能幹細胞 …………………94
反復練習……………………279
非アルコール性肝炎
　（NASH）……………………106
ピグマリオン効果
　（教師期待効果）…………184
非ステロイド系消炎鎮痛薬
　（NSAID）…………………103
非ステロイド抗炎症薬 ……99
ビスホスホネート……58, 141
ビタミン……………………249
———E…………………………107
ヒトパピローマウイルス
　…………………33, 54, 150
ヒブ（インフルエンザ菌b型）
　……………………………150
皮膚ガン ……………………59
飛蚊症 ………………116, 117
非ヘム鉄……………………293
飛沫感染……………………162
百日咳………………………150
ヒヤリ・ハット……………142
病原体………………………148
表皮内ガン……………………59
微量元素……………………249
ビリルビン…………………109
ピルビン酸 …………256, 258
疲労……………………246, 254
ピロリ菌………………44, 103
頻脈性不整脈…………………76
不安障害……………………129
フィードバック ……186, 277
フィブラート系 ……………69
フィラメント………………264
風疹…………………………150
フェアプレイ………………228
フェイント…………………281
不活性ワクチン……………151
副交感神経活動……………194
腹腔鏡手術………35, 43, 109
副作用………………………139
腹痛（過敏性腸症候群）…180
婦人科ガン…………………54
不随意筋……………………263
不整脈 …………………………75
物質依存症…………………129
物理的溶血…………………294
物理療法………………………26
浮動性めまい………………120
プライオメトリック
　トレーニング……………272

プラグマティズム…………231
プラス思考 ………190, 191
プラチナ製剤 …………47
フラッディング…………203
浮力…………241
プリン体…………95, 113
プロ化…………226
分化型…………41
分子標的薬 …37, 47, 48, 56
文章（筆記）療法…………205
閉塞性動脈硬化症…………84
ペインクリニック…15, 26
βエンドルフィン …216, 261
β―カロチン（ビタミンA）
　…………246
β‐酸化…………254
β遮断薬…………66
ヘッドホン難聴…………123
ヘマグルチニン…………165
ヘム鉄…………293
ヘモグロビン…246, 254,
　269, 283, 284, 289, 293
ヘモジデリン hemosiderin
　…………289
ヘルニア…………14
変異…………165
変形性股関節症…………23, 238
変形性ヒザ関節症 …………24
片頭痛…………124
便潜血検査…………48
扁桃体…………178, 202, 218
便秘…………140
膀胱ガン…………52
放射性同位元素…………293
放射線…………33
　――治療 …31, 35, 45
　――抵抗性ガン …………36
　――と医療 …………61
　――療法 …………31, 48
報酬系（快楽中枢）…………209
法定雇用率…………138
飽和脂肪酸 …………11
補酵素…………250
ポジトロン断層撮影法…………215
保存的治療法…………22
ポリオ…………150
ポリープ…………48
ポリフェノール…………246

マ

マイケル・クルーガー…………198
マイナス思考…………189
マクロファージ…………287
マシーントレーニング…………272
マスターモデル…………204
マズロー…………215
マンガ…………180
慢性骨髄性白血病 …………56
慢性糸球体炎…………111
慢性腎臓病…………110
慢性膵炎…………108
慢性疲労…………246
　――症候群 …134, 135
慢性腰痛…………21
ミオグロビン…269, 289, 296
ミオシン…………266
　――分子…………264
未知領域（unknown area）
　…………185
ミトコンドリア
　…………254, 259, 293
ミネラル…………249
未分化型…………34, 41
観るスポーツ…………225
無月経…………136
無酸素過程…………254
無酸素（解糖）系…………257
メタボリックシンドローム
　…………6, 72, 98
メディカルチェック…………243
メニエール病…………121
めまい…………119
メラトニン…………201
メラノーマ…………59
毛細血管…………111
盲点領域（blind area）…………185
網膜剥離…………117
物忘れ…………131
モーメント…………279

ヤ

薬害エイズ裁判…………161
薬物性胃腸障害…………140
薬物治療…………24, 26, 93,
　99, 101, 112, 113, 115,
　127, 198
ヤーン…………228
有きょく細胞…………59
有酸素運動
　…………92, 99, 239, 259
有酸素過程…………254
有酸素（酸化）系…………257

有酸素トレーニング…………262
ユベナーリス…………225
溶解療法…………110
腰痛…………19
欲求5段階説…………215
ヨーガ …………193, 243
予防 …………38
予防接種…………150, 163
　――法…………150
4種混合…………150

ラ

ラクナ梗塞 …………79
ラスボーン女史…………243
ランナーズハイ…………261
ランニング中毒…………261
力積…………279
利尿薬 …………66
リパーゼ…………107
リハビリテーション…………275
リバビリン（抗ウイルス薬）
　…………172
流行（epidemic）…………152
良性発作性頭位めまい症…121
リラクセーション法…………192
リング…………228
リンパ節…………50
ルソー…………228, 231
ルールの遵守…………230
レーザー光線…………37
レーザー照射…………118
レーザー療法…………115
レジスタンストレーニング
　…………272
レーシック…………118
レニン阻害薬…………65
レビー小体型認知症…………132
レペティッショントレーニ
　ング…………262
恋愛…………217
ロイシン…………246
ロコチェック …………10
ロコモティブシンドローム
　…………8, 235
ロボット手術…………35
ローマの身体観…………224

ワ

ワルファリン…………141

《著者紹介》

高井　茂（たかい・しげる）担当：第1・2・3・6・7章
　　1952年生まれ。
　　東京理科大学（工業化学科）卒。
　　日本大学大学院文学研究科教育学専攻修了（文学修士）。
　　専門　運動スキル，運動生理学，体育教育学。
　　現職　東京理科大学基礎工学部教授（体育学）。
　　著書　『保健衛生と健康スポーツ科学』篠原出版新社，
　　　　　『現代人の病気と健康』創成社，『テキスト健康科学』南江堂　他

中井　定（なかい・さだむ）担当：第4・5・7章
　　1973年生まれ。
　　京都工芸繊維大学（応用生物学科）卒。
　　大阪大学大学院医学研究科前期課程修了（保健学修士）。
　　名古屋大学大学院医学研究科修了（医学博士）。
　　専門　ストレス科学，健康スポーツ科学。
　　現職　東京理科大学基礎工学部准教授（体育学）。

（検印省略）

2017年5月20日　初版発行　　　　　　　　　　略称－健康科学

教養の健康科学

著　者	高井　茂 中井　定
発行者	塚田尚寛

発行所　東京都文京区　　**株式会社　創 成 社**
　　　　春日2-13-1
　　　　電　話 03（3868）3867　　　ＦＡＸ 03（5802）6802
　　　　出版部 03（3868）3857　　　ＦＡＸ 03（5802）6801
　　　　http://www.books-sosei.com　　振　替 00150-9-191261

定価はカバーに表示してあります。

©2017 Shigeru Takai　　　組版：でーた工房　印刷：エーヴィスシステムズ
ISBN978-4-7944-8078-1 C3037　製本：宮製本所
Printed in Japan　　　　　　落丁・乱丁本はお取替えいたします。

―――――――――― 創成社の本 ――――――――――

教 養 の 健 康 科 学	高 井　　　茂 中 井　　　定	著	3,000円
ケースで学ぶ国連平和維持活動 ― PKO の 困 難 と 挑 戦 の 歴 史 ―	石 塚 勝 美	著	2,100円
国 際 PKO と 国 際 政 治 ― 理 論 と 実 践 ―	石 塚 勝 美	著	2,300円
アメリカに渡った「ホロコースト」 ―ワシントンDCのホロコースト博物館から考える―	藤 巻 光 浩	著	2,900円
グローバリゼーション・スタディーズ ― 国 際 学 の 視 座 ―	奥 田 孝 晴	編著	2,800円
国 際 学 と 現 代 世 界 ―グローバル化の解析とその選択―	奥 田 孝 晴	著	2,800円
市民のためのジェンダー入門	椎 野 信 雄	著	2,300円
リメディアル世界史入門	宇 都 宮 浩 司	編著	2,100円
黒アフリカ・イスラーム文明論	嶋 田 義 仁	著	3,700円
小 さ な 変 革 ―インドシルクという鎖につながれる子どもたち―	ヒューマン・ライツ・ウォッチ 金谷美和・久木田由貴子 (特活)国際子ども権利センター	著 監訳 訳	1,800円
新・大学生が出会う法律問題 ―アルバイトから犯罪・事故まで役立つ基礎知識―	信州大学経法学部	編	1,600円
大学生が出会う経済・経営問題 ―お金の話から就職活動まで役立つ基礎知識―	信州大学経済学部 経 済 学 科	編	1,600円
よ く わ か る 保 育 所 実 習	百 瀬 ユカリ	著	1,500円
実 習 に 役 立 つ 保 育 技 術	百 瀬 ユカリ	著	1,600円
よ く わ か る 幼 稚 園 実 習	百 瀬 ユカリ	著	1,800円

（本体価格）

―――――――――――――――― 創 成 社 ――――